太陽醫生

更免疫、
更年輕、
更聰明、
更長壽、
更苗條的陽光療法

林慶旺
著

序文

世界上最使人驚奇和敬畏的，就是頭頂上的太陽——伊曼努爾．康德（Immanuel Kant，一七二四年～一八〇四年），德國古典哲學創始人。

讓生命中的每一天都沐浴在陽光下

健康、長壽和性福是曬出來的，太陽光的神奇連西方「醫學之父」希波克拉底（Hippocrated）、東方醫學「醫神」中國唐朝孫思邈、「護士之母」英國佛羅倫斯．南丁格爾（Florence Nightingale）、美國太空總署（NASA）以及十位諾貝爾獎得主：一九〇三年諾貝爾醫學獎丹麥醫生尼爾斯．黎貝里．芬森（Niels Ryberg Finsen）、一九〇五年諾貝爾醫學獎「細菌學之父」德國著名細菌學家羅伯特．柯霍（Robert Koch）、一九二八年諾貝爾化學獎德國化學家阿道夫．溫道斯（Adolf Windaus）、一九三七年諾貝爾醫學獎匈牙利生化學家森特．吉爾吉（Szent Gyorgyi）、一九六二年諾貝爾醫學獎「DNA之父」美國分子生物學家詹姆斯．華生（James D. Watson）、一九六五年諾貝爾醫學獎法國微生物學家安德烈．米歇爾．洛夫（Andre Michel Lwoff）、一九九八年諾貝爾醫學獎美國生物化學家費瑞．穆拉德（Ferid Murad）、「威而鋼之父」美國藥理學家路易斯．伊格納羅（Louis J.Ignarro）、美國生物化學家羅伯．佛契哥特（Robert Francis Furchgott）、二〇〇九年諾貝爾醫學獎美國分子生物學家伊莉莎白．布萊盆博士（Elizabeth Blackburn）都驚嘆不已。

其中，一九六二年諾貝爾醫學獎得主美國分子生物學家詹姆斯．華生，曾經在十一年前，也就是二〇一〇年四月一日偕同夫人一起訪問台灣四天，進行「科學之旅」，分享他在生命科學領域的經驗與所學。這位生命科學的巨擘，DNA雙螺旋結構（DNA double helix structure）發現者，被譽為「DNA之父」。DNA雙螺旋結構的發現是二十世紀最為重大的科學發現之一，和相對論、量子力學一起被譽為二十世紀最重要的三大科學發現。今年已經九十三歲高齡的華生博士指出，曝曬陽光可以保護DNA端粒（Telomere），防止DNA端粒的降解。人類隨著身體的老化，DNA端粒的長度會慢慢縮短，最終因損傷過度而死亡。陽光可以延長DNA端粒的長度，從而延長壽命。

除此之外，以「發現端粒和端粒酶（Telomerase）如何保護染色體」這項成果，而獲得二〇〇九年諾貝爾醫學獎的美國分子生物學家伊莉莎白．布萊盆博士研究發現：熱狗、冷凍食品、含糖飲料這類加工食品會傷害端粒，新鮮、未經加工處理的天然食物，則對端粒有益。因為新鮮、未經加工處理的天然食物，大多經過太陽光的長期曝曬。更令世人矚目的是，美國國土安全部（United States Department of Homeland Security，DHS）以及美國食品暨藥物管理局（U.S.Food and Drug Administration，FDA）的生物學家均已實驗證實，太陽光可以殺死新型冠狀病毒（COVID-19）。

台灣是世界上大腸癌發生率最高的國家，大腸癌已連續十三年蟬聯十大癌症之首，一般認為，大腸癌與飲食不正常有關，事實上，根據美國和日本醫學專家的說法，還有一個很重要的危險因子，太少曬太陽也會增加大腸癌的風險，尤其是冬天，但多數人都忽略了。

此外，台灣近視率高居全球之冠，視網膜剝離（Retinal Detachment）比率也高居全球第一，近視年齡過早是主因，不僅小學生、國中生的近視率排名世界第一，就連台灣民眾總體近視率，也排名世界第一，儼然成為近視王國，最主要的關鍵因素就是，太少曬太陽。讀者或許不知道，曬太陽時皮膚接受陽光中紫外線的照射來合成一氧化氮。一氧化氮是科學界的明星分子，可以治療心血管疾病、陽萎、增強性慾，最有名的是促成了威而鋼的發明。

那麼，究竟要怎樣更健康科學的曬太陽，以及為什麼曬太陽會使人更年輕、更聰明、更長壽、肥胖變苗條、冷淡變熱情，書中將一一加以說明。例如：不能穿著長袖長褲、擦抹防曬霜、隔著玻璃、戴帽子、戴太陽眼鏡曬太陽。閱讀完本書你就會恍然大悟！

你我都有機會活到天年，只是每個人的想法不一樣而已。榮華花間露，富貴草上霜。人生百年，猶如一瞬，唯有讓生命中的每一天都沐浴在陽光下，才能健健康康的享受玫瑰人生。

目錄

Chapter 1

宇宙的主宰者太陽

「凡是有太陽光的地方，就存在太陽崇拜。」——英國人類學家愛德華．博內特．泰勒爵士（Sir Edward Burnett Tylor，一八三二年～一九一七年）

Chapter 2

每天十五～三十分鐘，快樂似神仙

「陽光是人類的光電池，也是最好的生物營養素。沒有陽光，就沒有健康。」——一九三七年諾貝爾醫學獎得主森特．吉爾吉（Szent Gyorgyi，一八九三年～一九八六年，匈牙利生化學家）

Chapter

3

〇歲到一百二十歲都需要陽光

「面色紅潤的健康之神在陽光裡生活，在大海裡游泳，在野外呼吸著清新的空氣。」——愛默生（Ralph Waldo Emerson，一八〇三年～一八八二年，美國哲學家）

Chapter

4

排斥陽光，你死得更快

「生命的真正意義在於能夠自由地享受陽光。」——列夫・托爾斯泰（Leo Tolstoy，一八二八年～一九一〇年，俄羅斯最偉大的作家）

Chapter

1

宇宙的主宰者太陽

「凡是有太陽光的地方，就存在太陽崇拜。」

——英國人類學家愛德華·博內特·泰勒爵士
（Sir Edward Burnett Tylor，一八三二年～一九一七年）

人類最早的治病靈丹——太陽光

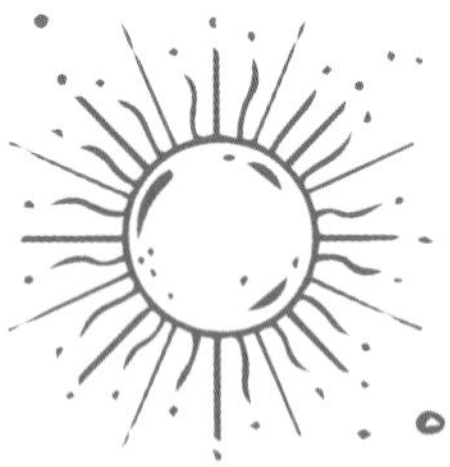

人類最早塑造的神是太陽神，最早的崇拜是太陽崇拜。中國、印度、埃及、希臘和南美的馬雅等眾多古文明，都有崇拜太陽的傳統，這種崇拜在上古時期相當普遍。被世人稱為人類學之父的英國人類學家愛德華・博內特・泰勒爵士（Sir Edward Burnett Tylor）曾說：「凡是有太陽照耀的地方，均有太陽崇拜存在。」

自古以來，人們一直用各種各樣的形式尊崇太陽。許多古文明把太陽尊為唯一的上帝，崇尚武力的亞述人就是最好的例子，他們認為陽光的照射使他們成為戰無不勝、攻無不克的民族。古埃及人在室內使用不同顏色的玻璃，讓太陽光透過不同色澤的玻璃照射人們的身體，他們深信如此可以治療疾病。

古希臘人認為，曝曬陽光是保持健康的好方法，因此在高山上建造日光浴城，利用紫外線治療肺結核。同時古代人的農耕生產，特別是稻作生產，對陽光的需求尤其強烈，希望多得到太陽的光和熱，讓人們飽食終日永保健康，自然而然就對太陽產生了敬畏的心裡，觸發了崇拜太陽的衝動。

古人崇拜太陽，必然會仔細觀察太陽，研究太陽的運行。黎明時分，太陽升起，光芒四射，自然界一片生機、活力。黃昏時太陽落下，光芒被遮，黑夜降臨，自然界一片死寂。宇宙萬物就是在太陽的升與降之間變化著，自然而然地，太陽就成為宇宙的主宰者。

不管是狩獵時代、農耕時代，當東方泛白，曙光乍現，古人就外出狩獵和耕作，整個白天都在太陽光的曝曬下勞動筋骨，傍晚太陽西下之後，隨即返回洞穴、草屋，點燃篝火休養生息。日復一日，年復一年，完全配合太陽的運行，也就是晝夜節律來生活作息。可想而知，那個年代的人，應該沒有所謂的睡眠障礙，甚至是失眠問題。

五千年前，古埃及、印度和中國已經開始利用太陽光治療或輔助治療一些疾病。西元前約三千年，古埃及人第一個發現太陽光對人體有好處。西元前一五〇〇年的印度醫學文獻，描述了一種將草藥與自然陽光結合起來的療法，以治療無色素的皮膚區域。經過遠古時代不斷的積累，二千五百多年之前，古希臘偉大的醫學家與哲學家帕門尼德斯

（Parmenides）說：「給我一個曝曬陽光，讓身體發熱的機會，我可以治癒一切的疾病。」

古希臘人認識到太陽能量對生命與健康相當重要，他們把「醫療之神」的桂冠戴在太陽神阿波羅（Apollo）的頭上。「西方醫學之父」希波克拉底（Hippocrates，西元前四百六十年～前三百七十年）在《希波克拉底誓言》（Hippocratic Oath）的第一句就提到：「我以醫神阿波羅及諸神的名義起誓。」希波克拉底還說：「醫學生應該研究季節氣候對病人身心的影響。」

希波克拉底和羅馬帝國皇帝朱利安（Julian）的私人醫生奧里巴修斯（Oribasius），用太陽光治療疾病，包括治療水腫以及腹部和腎臟的疾病。希波克拉底在他的出生地希臘愛琴海的科斯島（Kos）創建了健康大寺院，正式把日光療法用於醫療，並加以說明：

「陽光的光和熱可以對所有的創傷、尤其是暴露的骨折、破傷風有療效。」

「若期待筋骨強壯的話，日光浴是絕對有必要的，且春夏秋冬曝曬陽光時，必需是陽光直曬，但身體虛弱的人，一定要注意夏季不可過度曝曬，曝曬時主要是曬背部。」

「脂肪性肥胖的人，盡量赤身裸體曝曬陽光。」

「人在四十歲～六十歲之間最容易發生中風，發生黃疸的時候，如果肝變硬，那麼預後（醫學名詞，指根據病人當前的狀況來推估未來病人經過治療後可能的結果）是不良的。人死亡前，指甲發黑，手腳發冷，嘴唇發青，鼻子變尖，眼窩深陷，眼睛模糊，太陽穴下凹，耳朵發冷內縮以及耳垂扭曲變形，臉部皮膚乾硬緊繃，臉色蒼白或晦暗，太陽光對這些病症都有預防的效果。」其中對垂危病人面容的具體描述，被後人稱為「希波克拉底面容」（Hippocrate face）。

古希臘歷史學家希羅多德（Herodotus，西元前四八四年～四二五年）被稱為「歷史之父」，是世界上第一位歷史學家，就曾指出日光浴療法（Heliotherapy）在幫助病人恢復健康方面所發揮的作用。此外，希羅多德調查了西元前五二五年參加過埃及和希臘戰爭的死者的遺骨，發現埃及人的頭骨很硬，即使用石頭敲擊也幾乎不會出現裂痕，禿頭的情況很少。然而，希臘人的頭骨只要用小石塊敲擊，就很容易出現裂痕甚至穿孔，而且禿頭的情況也很普遍。他解釋出現這種差異的病因是，埃及人喜歡戶外生活，平時不戴帽子，沐浴陽光的機會多，而希臘人喜歡呆在屋裡，即使外出也戴著帽子，沐浴陽光的機會較少。

兩千五百年前的古希臘雅典，西方哲學的奠基者蘇格拉底（Socrates，西元前四六九年～前三九九年）有一位弟子安提斯泰尼（Antisthenes），被公認為犬儒主義的創始人，犬儒（Cynicism）一詞，簡單地說就是「像狗一樣的知識分子」，他們宛如是希臘版丐幫，袒胸露乳，披著麻袋，赤足而行，乞討為生，住在木桶中。但最著名的犬儒主義者是安提斯泰尼的弟子第歐根尼（Diogenes），第歐根尼將犬儒學派發揚光大且紅極一時。犬儒學派趣聞軼事很多，他們直接透過自身的行為方式，向世人傳播自己的哲學思想。

第歐根尼和亞歷山大大帝（Alexander the Great）有這麼一段軼事流傳千古：有一天，亞歷山大在名流群臣的簇擁下，降尊臨卑來到了居住在木桶中的哲學怪人第歐根尼面前，當時第歐根尼正裸露上半身坐在破木桶裡曝曬太陽光。亞歷山大上前自我介紹：「嗨，你好，我是國王亞歷山大，請問我能為你做點什麼？我保證會兌現你的願望。」然而，第歐根尼卻對亞歷山大大帝的權勢不屑一顧，他回答說：「嗯，麻煩你走開點，別擋住我的陽光。」偉大的亞歷山大大帝頓時覺得自己相形見絀，亞歷山大大帝後來說：「我若不是亞歷山大，我寧願是第歐根尼。」事實上，在第歐根尼的眼裡看來，權力、財富不過是過眼雲煙，只有陽光才是永恆。

西元六五二年，被華人譽為「藥王」、「醫神」的中國唐朝孫思邈在《千金方》初生出腹論提到：「宜時見風日，若都不見風，則令肌膚脆軟，便易中傷。皆當以故絮衣之，勿用新綿也。凡天和暖無風之時，令母將兒於日中嬉戲，數見風日，則血凝氣剛，肌肉牢密，堪耐風寒，不致疾病。」由此可知，在當時就已經發現陽光對於預防疾病的功效。

一八一六年，被稱為「護士之母」的英國佛羅倫斯．南丁格爾（Florence Nightingale）把參加過克里米亞戰爭的受傷人員抬到屋外，利用太陽光療傷，發現療效不錯。一八五八年，她回到英國之後，靠戰爭體驗帶給她的啟示，積極改善倫敦醫院病房的採光設施。一八七七年，英國科學家唐斯．布朗（Dutch Downs Brown）利用陽光的紫外線照射，進行殺滅枯草桿菌（Bacillus subtilis）、芽孢菌（Bacillus）的實驗，證實陽光具有殺菌能力。

一八八三年，丹麥醫生尼爾斯．黎貝里．芬森（Niels Ryberg Finsen）是世界上第一個設計了和太陽光線一樣，可以發射連續光譜的碳弧燈的人，他用碳弧燈來治療病人取得了預想的效果。一八九三年，尼爾斯．黎貝里．芬森利用光線治療天花的實驗首次獲得成功，實驗的結果表明：光譜中不同性質的光線對人機體的作用各不相同。光譜中高折射的紫端光線（紫外線），使天花病人皮膚起水泡、發高燒，而光譜的另一端低折射的紅外線則促進天花痊癒。因此，利用紅外線照射治療天花病人的面部，就能夠保護他們的面容完整。從這一實驗中，他還發現有些光線具有較強殺菌功能。

一八九五年，他利用陽光治療尋常性狼瘡及皮膚病獲得成功，為尋常性狼瘡患者重新帶來了生命的希望，因而獲得一九〇三年諾貝爾醫學獎，是世界上第一個獲得諾貝爾醫學獎的臨床醫生，被後人稱為「紫外線治療之父」。

芬森在丹麥哥本哈根大學（University of Copenhagen）醫學院就學期間，就開始關注太陽光對生命和健康的影響，因為他罹患尼曼匹克症（Niemann-Pick disease，一種脂質代謝異常的遺傳疾病，過量的脂類累積於病人的肝臟、腎臟、脾臟、骨髓等，甚至腦部，而造成這些器官的病變），一直想知道陽光對他的病情是否有幫助。在一次偶然的機會中，他發現一隻喜歡曬太陽的野狗好像在利用陽光治療身上的皮膚病，難道陽光中有什麼人類所不知道的東西存在嗎？這種東西對人體也有益處嗎？腦中浮現一連串的疑問，於是，他也開始曬太陽，神奇的是病情竟然開始好轉，芬森開始專心研究太陽光對人體的影響。他發現陽光中不同波長的光線，對身體的影響也各不相同。太陽光譜中的藍光、紫光以及紫外線等高折射率的光（又稱為化學性光線，波長很短），雖然有較強的殺菌作用，但穿透能力強，容易刺激、傷害身體的器官組織，尤其是皮膚，而太陽光譜中低折射率的紅光和紅外線屬於熱射線（波長較長），能夠產生比較明顯的熱效應。

因結核病（Tuberculosis，又稱 TB）的研究獲得一九〇五年諾貝爾醫學獎的「細菌學之父」德國著名細菌學家羅伯特・柯霍（Robert Koch）發現，太陽光對引起肺結核的結核桿菌（Tubercle bacillus）具有絕對的殺傷力。

一九二八年，德國化學家阿道夫．溫道斯（Adolf Windaus）因其在膽固醇領域的研究成果，而獲得諾貝爾化學獎。阿道夫．溫道斯發現，膽固醇可以經幾個步驟後轉化為維生素D3。膽固醇最早是從膽結石中提煉出來的，它是一種不飽和化合物，在整個人體中都存在，分子中包含二十七個碳原子、四十六個氫原子、一個氧原子。它在自然界中普遍被發現，它的單一醇類，在某種程度上，能夠酯化（Esterify）為不同的脂肪酸。雖然它大量集中在腦部，但在人類血清中發現的含量展現出很大的不同。高含量的膽固醇會匯集在肝臟中並造成損害。溫道斯之後證明了類固醇與維生素D的關係，他用波長二四八奈米～三一三奈米（nm）的紫外線，照射麥角固醇（Ergosterol，又稱為麥角甾醇）得到了維生素D。麥角固醇是從真菌類（Fungi）酵母與麥角菌（Claviceps purpurea）中發現的一種植物固醇（Phytosterol），在紫外線照射下可被轉化為維生素D2。它是酵母和真菌細胞膜的組成部分，功能與動物細胞膜中的膽固醇相同。對於素食者來說，麥角固醇是唯一的維生素D食物來源。一九三七年，溫道斯發現動物的皮膚裡有7-去氫膽固醇（7-dehydrocholesterol）。而陽光裡的紫外線照射到我們的皮膚時，就會把7-去氫膽固醇轉化成維生素D。

一九三七年諾貝爾醫學獎得主匈牙利生化學家森特・吉爾吉（Szent Gyorgyi）指出，我們人體所有的能量都源自太陽的光線。當太陽光照射到人體器官細胞，會刺激人體器官細胞產生動能，促進細胞新陳代謝的生化反應，活化與代謝相關的酵素或是荷爾蒙，由此可見太陽光對人體健康的重要性。

一九六五年諾貝爾醫學獎得主法國微生物學家安德烈・米歇爾・洛夫（Andre Michel Lwoff），在多次的實驗中證明，曝曬陽光讓身體發熱，的確是治病的靈丹。

在中國古代浩如煙海的文化典籍中，《山海經》一直是令人癡迷的奇書，記錄了天地山河，奇珍異獸，神話傳說。夸父是《山海經》中記載的巨人，立志追尋陽光，不料壯志未酬身先死，半路渴死於西方大漠，是太陽崇拜的經典神話故事。數以千計的北方候鳥，往往每年進行幾千英里的長途飛翔，只為了追尋陽光。宇宙萬物為了生存與繁衍，都需要不斷地從大自然中獲取能量，而這些能量，歸根究底都來自於太陽光。正如當代物理學家美國哥倫比亞大學教授布賴恩・格林（Brian Greene）在他的著作《宇宙的琴弦》（The Elegant Universe）一書中所說：「地球上的生命全靠太陽光生存。」中國最古老的醫典《黃帝內經・素問》第一章上古天真論中說：「上古之人，其知道者，法於陰陽，和於術數，食飲有節，起居有常，不妄作勞，故能形與神俱，而盡終其天年，度百歲乃去。」這是老祖宗告訴我們健康長壽的基本方法。

事實上，陽光是所有生物，包括人類在內，之所以能在世上生存與成長，最重要、也是最基本的條件。如果一個人陽氣嚴重不足，就如同植物沒有陽光的照射，很快就會乾枯。因為，自然的陽光具有紅、橙、黃、綠、藍、靛、紫七種非常均勻的波長和能量的可見光，以及紫外線和紅外線這兩種不可見光，在這樣的光源照射之下，才能使我們的身心均衡發展，生命得以持續下去。

太陽光可殺死新型冠狀病毒（COVID-19）

根據全球第一家通訊社，同時也是世界第三大通訊社（僅次於美國美聯社和英國路透社）法國法新社報導，二〇二〇年四月二十三日，美國國土安全部（United States Department of Homeland Security，DHS）在白宮新聞簡報會中，向總統川普提出「研究紫外線輻射如何破壞新型冠狀病毒」研究摘要，引發熱議。美國國土安全部「科學技術局」（Science and Technology Directorate）前任副局長威廉・布萊恩（William Bryan）表示：「截至目前為止最令人振奮的觀察是，太陽光對殺死新型冠狀病毒有強大的效果，不論是在地面或空氣中，病毒在室內和乾燥條件下存活最久。當溫度和濕度升高時，尤其是在陽光直射下，病毒會失去效力。在陽光直射下，病毒死亡最快。實驗精準地模擬了自然的太陽光，照射太陽光時，氣溫維持在攝氏二一～二四度、濕度二〇％時，無孔光滑表面像是門把、不鏽鋼等，其表面上的新型冠狀病毒病毒量半衰期為十八小時。但當濕度升高至八〇％時，病毒的半衰期只剩下六小時，如果再加上陽光，就只剩下二分鐘。研究人員在模擬病毒透過飛沫傳播的狀況下發現，在黑暗房間中，病毒可存活約一小時，但如果曝曬在陽光下，只能存活約九十秒。」

聽完布萊恩的相關報告後，美國總統川普隨即當場提出他的想法：「這是一個來自傑出實驗室的建議，如果陽光可以殺死新型冠狀病毒，那真是一件很棒的事情。大家出去曬曬太陽吧，好好享受一下陽光！」川普總統建議嘗試用強力紫外線照射的方法，來治療新型冠狀病毒感染者。

記者要求進一步解釋研究用的是哪種紫外線類型時，監督實驗的國土安全部S&T COVID-19團隊負責人生物學家勞埃德．霍夫（Lloyd Hough）說：「研究用的光譜，模擬夏季六月一日中午時刻，日正當中，在中緯度地點（比如大西洋中部、北緯四十度的地方）海平面上會出現的那種自然太陽光。更具體地說，這種光接近國家大氣研究中心（National Center for Atmospheric Research，NCAR）對流層（Troposphere）效應，紫外光與可見光（Tropospheric Ultraviolet and Visible）輻射模型預測，六月二日中午在北緯四十度海平面會出現的光線波長，大約在二百八十～四百奈米（nm）之間。」霍夫所形容的光線，僅包含長波以及中長波紫外線，即UVA與UVB這兩種太陽光中，可穿透大氣層的紫外線成分，而不是UVC。

這項實驗是在馬里蘭州的國家生物防衛分析與對策中心（National Biodefense Analysis and Countermeasures Center）進行，美國國土安全部發言人說，實驗是在不銹鋼表面的模擬唾液飛沫上進行，這項研究近期將交由同儕審查並公布在科學期刊。美國國土安全部表示，研究結果仍在接受嚴謹的科學審查，然而分享在測試中發現的最新資訊，是至關重要的。哥倫比亞大學醫學中心（Columbia University Medical Center）放射學研究中心（Center for Radiological Research）主任布瑞納（David Brenner）表示，因為太陽光中的紫外線多數屬於UVA，UVA波長較長，會導致皮膚曬黑與老化。另一方面，短波的UVC則輕易就能讓動物與病毒細胞的基因物質變形，因此廣泛用於殺菌燈上，但地球大氣層有過濾機制，因此不會出現在陽光之中。

布瑞納本身也在研究另一個稱為「遠紫外線C」（Far-UVC）的光譜，遠紫外線C可在未穿透人類皮膚的情況下殺死微生物。美國食品暨藥物管理局（FDA）文獻裡有一篇經過同儕審查的論文顯示，SARS-CoV-1 病毒（也就是引發二〇〇三年SARS疫情的病毒）

對紫外線A（UVA）沒有反應，但的確對紫外線C（UVC）有反應。二〇一九年新型冠狀病毒（COVID-19）的病毒名為SARS-CoV-2。布瑞納表示，可以合理假設，所有冠狀病毒對光線的反應方式大致相同。

二〇二〇年六月，美國陸軍生物化學家荷西－路易士・賽格里潘帝（Jose-Luis Sagripanti，現已退休，擁有病毒學、生物化學博士學位）、美國食品暨藥物管理局（FDA）生物學家大衛・萊特爾博士（C.David Lytle，現已退休），在大約有六十年歷史的美國著名期刊《光化學和光生物學》（Photochemistry and Photobiology）發表研究論文，強調中午時分（十二點～一點）只要曝曬十一～三十四分鐘的陽光，太陽的紫外線就可以使九〇％以上的新型冠狀病毒（COVID-19）失去活動力。而且，濕度和溫度較低的城市、地區，新型冠狀病毒的活性將會更高。不過，這兩位科學家認為，陽光並不會顯著的影響新型冠狀病毒的傳播（感染力），因為陽光雖然可以殺死物體表面或是空氣中裸露的新型冠狀病毒，但是一旦病毒處於被感染者鼻腔的黏膜或是口腔中的黏液中時，陽光就無法使病毒失去活動力。

在他們的研究中，將世界各地城市一年中紫外線照射以及相應病毒活性進行對比，經模型計算，判斷陽光在新型冠狀病毒大流行的發生、傳播以及持續時間中的作用。該方法已在伊波拉病毒（Ebola Hemorrhagic Fever）以及拉薩熱病毒（Lassa virus）的應用中得到驗證。

研究結果發現，世界上大多數人口稠密的城市中，在夏季正午陽光持續照射十一～三十四分鐘後，九〇％以上的新型冠狀病毒會被殺死。

相比之下，到了冬季，大多數城市陽光輻射不足，在十二月至隔年三月期間，病毒會在戶外的物體表面存活一天或更長時間。

新型冠狀病毒的生存能力較強，但這種病毒對於紫外線輻射十分敏感。而太陽光中含有大量紫外線，近年來的科學研究顯示，紫外線的光子（Photon）能量很強，能量高於病毒的DNA（去氧核糖核酸）或RNA（核糖核酸）的分子結構中，關鍵的有機物化學鍵結合能（Binding energy），可使其斷裂而被光解，從而可以消滅病毒或促使病毒無法再分裂。

二〇二〇年七月，有一篇發表在medRxiv（醫學網站）上的研究表明，太陽的紫外線A（UVA）水平與新型冠狀病毒的死亡率呈反比，太陽的紫外線A降低新型冠狀病毒死亡率的原因與皮膚釋放一氧化氮有關。研究人員分析太陽的紫外線A輻射，能促使皮膚中儲存的一氧化氮釋放出來，然後動員循環系統，引起血管擴張和血壓下降，使心血管和新陳代謝受益於太陽的紫外線照射。由於心腦血管疾病和代謝性疾病會增加新型冠狀病毒的死亡風險，任何太陽的紫外線照射機制引發的這些風險因素一旦改善，都將有望降低新型冠狀病毒的死亡率。太陽的紫外線A除了可以讓皮膚釋放一氧化氮，降低體重和新型冠狀病毒的死亡風險，還會增加血清素水準，讓人感到快樂。而關於一氧化氮，在過去二十多年間，已有超過六萬項與它有關的研究出現，它也已經被發現可以協助免疫系統抵抗細菌和病毒。

過去，世界上發生了許多流行病，譬如其他類型的冠狀病毒（如SARS和MERS）分別於二〇〇二年和二〇一二年大流行，根據美國約翰·霍普金斯大學（The Johns Hopkins University）系統科學與工程中心的統計數據顯示（截至二〇二〇年九月二十二日），新型冠狀病毒（COVID-19）的全球死亡率平均為三·一%，比起其他類型的冠狀病毒，死亡率減少了十幾倍。陽光中的紫外線輻射是環境中病毒的主要剋星，科學家對懸浮在大氣中的病毒進行模擬實驗，陽光的擴散（散射）部分，可能仍具有太陽直接輻射施加的消滅病毒約五〇%的功效。在沒有陽光的情況下（許多溫帶地區的冬季室內），受污染環境中的病毒會持續存在相當長的傳染性風險。相反地，當陽光充足時，即使在陰涼處，陽光對病毒的殺滅也會相當迅速地進行。

這波新型冠狀病毒大流行，人類付出了非常慘痛的代價，世界銀行估計，一場全球大流行可能造成數兆美元的經濟損失。根據世界衛生組織（WHO）的最新統計，全世界確診者超過一億六千萬人口，死亡人數已接近三百五十萬人，美國的確診人數超過三千三百萬人，死亡人數已超過六十萬人，全球第一。根據美國約翰．霍普金斯大學統計，二〇二〇年是美國歷史上最悲慘的一年，死亡人數首次超越三百五十萬人，美國疾病管制與預防中心（Centers for Disease Control and Prevention）表示，美國人口的平均預期壽命將會下降三年，從七八．八歲減為七五．八歲，這是第二次世界大戰以來的最大跌幅，新型冠狀病毒成為繼心臟病和癌症之後，美國人的第三大死因。

因此，美國的頂尖科學家莫不相繼投入相關的科學研究，殫精竭慮試圖找到殺滅新型冠狀病毒的方法，就像前文提到的，美國國土安全部S&T COVID-19團隊的實驗以及美國生物化學家荷西－路易士．賽格里潘帝博士、生物學家大衛．萊特爾博士的科學研究所顯示的，太陽光的確可以殺死新型冠狀病毒，然而，陽光雖然可以殺死物體表面或是空氣中裸露的新型冠狀病毒，不過一旦病毒進入被感染者的鼻腔黏膜或是口腔中的黏液時，陽光就無法使病毒失去活動力。因此，在這一波大流行期間，我們除了盡量外出曬太陽，享受一下陽光之外，還是應該經常戴口罩，勤洗手，以防萬一。

新型冠狀病毒疫情肆虐全球，但亞洲人對新型冠狀病毒的抵抗力，顯然高於歐美民眾。亞洲地區（東亞和東南亞）人口占世界人口的三〇％，但一年來亞洲死於新型冠狀病毒的人數，僅占全球染疫死亡人數的二・四％。亞洲是新型冠狀病毒最早爆發的地區，但亞洲地區的感染率和死亡率都遠低於歐美國家。除了嚴重急性呼吸道症候群（SARS）、中東呼吸症候群冠狀病毒感染症（MERS-CoV）之外，還有其他同類性質的病毒在亞洲地區流行多年。

二〇二一年初，法國第一家日報《回聲報》（Les Echos，於一九〇八年創立）駐東京記者報導了日本多家大學的病毒學專家與美國病毒專家，成立了「新型冠狀病毒特別小組」，對上述議題加以研究並提出看法。其中，日本東京大學教授兒玉龍彥（Tatsuhiko Kodama）對五百多名感染新型冠狀病毒患者的血清樣本進行了檢測，赫然發現在所有病人的樣本中，都檢測出一種特殊的抗體。這種特殊的抗體是人體在第二次接觸同一種病毒時才可能產生，因此認為，亞洲民眾在以前就曾經遭受類似的新型冠狀病毒攻擊，而出現了免疫基因。研究的焦點是人類白血球抗原（human leukocyte antigen，HLA），也就是編碼人類的主要組織相容性複合體（MHC）的基因，具有監督人類免疫機制的功能，這一功能因人種而異。

二〇一八年諾貝爾醫學獎得主，日本病毒專家本庶佑（Tasuku Honjo）指出，該細胞系統對病原體的鑒定產生關鍵作用。事實上，全球某些地區的居民對某一種病毒擁有免疫能力，這早已是不爭的事實，法國巴黎巴士德研究院（Institut Pasteur，迄今為止共有八位科學家於此機構獲得諾貝爾醫學獎）的科學家指出，非洲國家的居民抵禦新型冠狀病毒、瘧疾的能力，遠遠超過歐美國家的居民。

目前全球已經有好幾種新型冠狀病毒疫苗開始接種了，而且尚有十幾種疫苗正在研發中，其中一項關於卡介苗的臨床實驗，格外引人注意：二〇二〇年全球知名的科學月刊《Science》專文報導，德國、英國、荷蘭、澳洲四個國家，正進行透過注射抗結核病疫苗——卡介苗（BCG），試圖達到預防新型冠狀病毒的實驗。美國約翰・霍普金斯大學彭博公共衛生學院的研究人員指出，全面施打卡介苗的國家，新型冠狀病毒死亡率顯著較低，例如台灣、日本、韓國、新加坡、泰國、越南、葡萄牙。相反的，卡介苗施打率不高的國家，例如巴西、英國、法國、義大利、印度、俄羅斯、西班牙、美國，受到新型冠狀病毒的影響更為嚴重。卡介苗接種可能某種程度上阻止了新型冠狀病毒的傳播。台大公共衛生學院也指出，新型冠狀病毒大流行，台灣感染人數少，可能跟施打卡介苗有關。事實上，台灣已經參與哈佛大學的跨國研究計畫，找了一千五百位六十五歲以上的人進行研究，希望瞭解卡介苗對預防新型冠狀病毒的幫助。

哈佛醫學院副教授鄧尼斯．福斯特曼（Denise Faustman）博士表示，卡介苗可能有助於人類增強對結核桿菌以外的其他細菌或病毒的免疫反應，終致引起「脫靶效應」（off-target effect）。世界衛生組織（WHO）表示，目前正在進行兩項相關的臨床實驗，主要是在研究第一線的醫護人員接種卡介苗之後，對新型冠狀病毒的預防效果究竟如何。

台灣國產的新冠疫苗之所以遲遲無法上市，主要原因是國內疫情控制的還不錯，只能在沒有風險的人群、沒有病毒攻擊的情況下，進行一、二期臨床試驗。但是，到了臨床試驗第三期，一定要有很高的最新感染率，大量的病例，才能檢驗疫苗的保護效果。台灣已經沒有這個條件，只能到國外去開展第三期臨床試驗。從安全性來講，醫學是講究科學根據的，只有通過試驗，才能獲悉安全性的高低，這就取決於臨床試驗了多少人，試驗了多長時間。台灣施打的AZ疫苗（AstraZeneca），總體保護有效率七〇%，儲藏和運輸保存的環境都是在攝氏溫度二～八度，但是美國的輝瑞疫苗（Pfizer）、莫德納疫苗（Moderna）總體保護有效率九五%，它要求的是攝氏零下二〇～七〇度，這一點大多數國家做不到。

中國科興生物研發的克爾來福（CoronaVac）是一種滅活疫苗，由已殺滅的病原體製成，主要通過其中的抗原誘導細胞免疫的產生。莫德納和輝瑞的疫苗都屬於信使核糖核酸（mRNA）疫苗，使用的是RNA疫苗原理，抽取病毒內部分核糖核酸編碼蛋白製成疫苗。信使核糖核酸疫苗是一種新型傳染病的疫苗，指導你的身體細胞製造一種對身體無害的蛋白質，以啟動針對新冠病毒的免疫反應，當你接觸到新冠肺炎病毒時，身體的免疫反應會產生抗體，使你得到保護。這種疫苗不攜帶任何活的病毒，因此你並不會因接種疫苗，而感染新冠病毒。輝瑞（Pfizer）和莫德納（Moderna）生產的疫苗，是由三十年來一直致力於信使核糖核酸研究的美國賓夕法尼亞大學（University of Pennsylvania）兩位教授卡塔琳．卡里科（Katalin Kariko）博士與德魯．魏斯曼（Drew Weissman）博士授權製造，這兩位教授非常有可能獲得今年（二〇二一年）的諾貝爾化學獎或是醫學獎。

美國國家過敏和傳染病研究所所長安東尼．佛奇（Anthony Fauci）博士，在談到mRNA疫苗時說：「它已經在改變COVID-19，而且也正在改變其他疫苗。」至關重要的是，mRNA與以前所見的疫苗不同。醫生可以注入mRNA來指示細胞短暫地製造該病毒的一部分，而不是向體內注入一種病毒。科學家已經知道，二十年來任何冠狀病毒的關鍵特徵是，其表面上存在刺突蛋白（spike protein），該蛋白可將其自身注射到人類細胞中，它是mRNA疫苗的脂肪靶標。中國科學家於二〇二〇年一月發布了肆虐武漢的冠狀病毒的基因序列，美國科學家從中國研究人員提供的大量遺傳數據中，分離出該病毒的刺突蛋白。輝瑞／BioNTech和莫德納／美國國家衛生研究院的科學家，在短短兩天內就設計出mRNA疫苗，兩者都由被稱為mRNA的遺傳物質組成，包裹在由脂肪混合物製成的氣泡中，並將其攜帶到將要進入的細胞中，指導人類細胞產生冠狀病毒的刺突蛋白。免疫系統會看到這種蛋白質，將其識別為外來生物，並學會攻擊冠狀病毒。

俄羅斯是全世界第一個宣布註冊研發供公眾使用的新冠疫苗的國家，並以一九五七年蘇聯發射的人類第一顆衛星命名——衛星五號（Sputnik V）。「衛星五號」疫苗的免疫程式與英國研發的AZ疫苗（AstraZeneca）類似。它用一種完全無害的感冒型病毒作為載體，將一小部分冠狀病毒注入人體。人體通過這種方式，安全地接觸到病毒的部分遺傳密碼，學會應對，卻不會有生病的風險。

AZ疫苗是由牛津大學和一家英國與瑞典跨國製藥和生物技術公司阿斯特捷利康（AstraZeneca）的團隊開發和生產。世界衛生組織在其關於阿斯特捷利康（AZ）疫苗的建議中提到：考慮到現有證據，世衛組織建議將AZ疫苗用於六十五歲以上的人。然而，AZ疫苗臨床試驗的大多數參與者年齡在十八～五十五歲之間。在老年人群疫苗的效力無法評估。AZ疫苗不是莫德納（Moderna）和輝瑞（Pfizer-BioNTech）的信使核糖核酸

（mRNA）疫苗，而是腺病毒載體（Adenovirus Vector）疫苗，它使用黑猩猩常見的無害感冒病毒作為轉運機制。該疫苗將嚴重急性呼吸系統綜合症冠狀病毒二型（SARS-CoV-2）的表面蛋白轉運至人類細胞，從而觸發針對冠狀病毒的免疫反應。在罕見、可能致命的血液凝塊（血栓）個案，導致歐洲一些國家停止AZ疫苗注射後，美國國家衛生研究院（NIH）就阿斯特捷利康公司在美國發布不完整的臨床試驗結果，發表了前所未有的公開譴責：該公司刻意使用過時的數據，美化臨床試驗數字，傷害民眾對科學的信賴。

二〇二一年四月二日，擔任美國國家過敏和傳染病研究所（NIAID）所長已經逾三十六年，拜登總統的首席醫療顧問安東尼·佛奇（Anthony Fauci）博士（自美國總統羅納德·雷根以來，他一直是後續每位美國總統的首席醫療顧問）說，阿斯特捷利康公司的AZ疫苗在推出以來，一直存在問題，美國可能不需要AZ疫苗。佛奇在接受路透社（Reuters）採訪時說，即使阿斯特捷利康的AZ疫苗獲得美國食品暨藥物管理局（FDA）的批准，美國已經確保有足夠的疫苗劑量來照顧三億多的美國人口，因此美國可能不需要AZ疫苗。值得注意的是，AZ疫苗尚未在美國獲得批准。美國早先訂購的三億劑AZ疫苗，將轉送世界衛生組織的全球取得機制COVAX，幫助開發中國家。

此外，二〇二一年四月七日，歐盟藥品管理局（European Medicines Agency，EMA）

的安全委員會承認，由阿斯特捷利康公司與英國牛津大學（Oxford University）合作開發的新冠肺炎（COVID-19）AZ疫苗，有極低機率導致接種者出現血栓症狀，但仍重申施打該疫苗「利大於弊」。EMA執行董事愛摩爾·庫克（Emer Cooke）女士表示，已特別註明在接種AZ疫苗的二週內，「有極低可能性出現血栓和血小板減少的症狀」，高風險族群則是六十歲以下的女性。在歐洲地區接種AZ疫苗約二千五百萬人中，共八十六例出現血栓症狀、十八例不幸死亡。英國已宣布，三十歲以下的年輕人為安全起見，將改為施打莫德納、輝瑞疫苗。在整個歐洲，除了英國之外，一些國家和地區已決定僅向老年人提供AZ疫苗，德國和法國分別允許超過六十歲和五十五歲的人接種，至於其他國家，該疫苗仍未被批准使用。這項最新的發展，可能會對發展中的國家和中低收入國家產生巨大的影響，因為這些國家正透過世界衛生組織的全球取得機制COVAX，獲得AZ疫苗。AZ疫苗可謂命運多舛，接種後造成血栓甚至死亡的消息接連不斷，儘管醫療機構和政府給予了安全保證，但歐洲人似乎對AZ疫苗越來越不信任。由於疑慮未能完全消除，歐盟藥品管理局，已悄悄將它更名為Vaxzevria。

台灣買了五〇五萬劑莫德納疫苗，買不到輝瑞疫苗，其實不必太在意，因為美國洛杉磯時報（Los Angeles Times）報導了莫德納及輝瑞兩種新冠疫苗的比較。在三期臨床試驗中，對亞裔及六十五歲以上的長者而言，莫德納疫苗效果更好！輝瑞疫苗對亞洲人有效率只有七四．四％，而莫德納疫苗對亞洲人有效率高達一〇〇％。

為了將施打莫德納疫苗的真實感受告訴台灣同胞，筆者特別預約了莫德納疫苗的注射。不到五秒鐘就完成了，並沒有被針紮到的刺痛感。一位女性服務人員拿了一瓶礦泉水給我，要我在觀察區等待十五分鐘再離開。每個座位後面都有一個計時器，十五分鐘一到，計時器響起，服務人員交給我一張注射卡，隨即離開。二十八天之後，施打第二劑，還是同一個地點，過程也都一樣。兩劑打完身體並無任何異樣，既無疼痛感也沒有發燒、頭痛、關節痛，一切如常。雖然說每個人的體質不同，不能一概而論，但莫德納疫苗跟輝瑞疫苗的安全性，普遍獲得全美九四％的民眾肯定。莫德納疫苗在美國進行跨種族、多年齡層的實驗，超過三萬人參與，結果顯示有九五％防護力。台灣同胞大可不必擔心莫德納疫苗，放心去打吧！何況，全球有近十種變種的新冠病毒，正在虎視眈眈的伺機而動。

由於所有COVID-19疫苗的臨床試驗都排除了懷孕的人，過去美國疾病管制與預防中心（CDC）因缺少充分的安全數據，不建議孕婦接種疫苗；但是相對於一般民眾，孕婦染上新冠肺炎的重症風險較高，CDC研究人員在調查了美國三萬五千多名孕婦在懷孕期間，接種了輝瑞(Pfizer)或莫德納(Moderna)疫苗的反應後，二〇二一四月二十一日在「新英格蘭醫學雜誌」(New England Journal of Medicine)發表最新研究報告；初步數據顯示，輝瑞及莫德納的新冠肺炎疫苗，對孕婦而言是安全的；這是CDC首次建議孕婦接種疫苗。與由包裹在脂質小氣泡中的mRNA組成的mRNA疫苗不同，AZ疫苗和嬌生疫苗使用失活的腺病毒作為載體，將DNA攜帶入體內。科學家懷疑，腺病毒載體可能是引發某些人罕見的血栓反應的原因。國際衛生學教授，美國約翰．霍普金斯大學彭博公共衛生學院免疫研究中心主任，醫學博士露絲．卡倫（Ruth Karron）認為，五十歲以下的女性應優先接受mRNA疫苗，妊娠中期或妊娠晚期才進行疫苗接種是理想的選擇，因為這是在所有胎兒器官完全形成，也是最大的抗體從母親轉移到胎兒的時候。

二〇二一年五月六日，在美國華盛頓舉行的年度世界疫苗大會（World Vaccine Congress）上，美國莫德納（Moderna）疫苗被評選為世界最佳新冠肺炎疫苗（COVID-19）。此外，莫德納疫苗也獲得了「最佳疫苗新技術／新平台」獎。

歐盟（二十七個會員國）限制施打AZ疫苗的情況

停止施打的國家
丹麥
拉脫維亞
荷蘭
挪威
年齡限制的國家
法國(55歲以上)
比利時(55歲以上)
德國(60歲以上)
芬蘭(65歲以上)
立陶宛(65歲以上)
瑞典(65歲以上)
西班牙(65歲以上，醫療人員、公務人員不受年齡限制)
冰島（70歲以上）

國際上幾款新冠疫苗比較

開發藥廠	疫苗種類	有效性	劑量	保存溫度	價格	副作用
Pfizer/BioNTech（輝瑞與BioNTech生技公司合作）美國/德國	信使核糖核酸疫苗mRNA	95%	2劑	-70℃	批發每劑約20美元（約新台幣560元）	接種部位酸痛、頭痛、疲倦、發燒
Moderna（莫德納與美國國家衛生研究院（NIH）合作）美國	信使核糖核酸疫苗mRNA	95%	2劑	-20℃	零售每劑約50-60美元（約新台幣1400-1680元）	接種部位酸痛、頭痛、疲倦
Janssen（嬌生）美國	腺病毒載體	72%	1劑	2~8℃	約10美元（約新台幣286元）	接種部位腫痛、發燒、疲倦、頭痛、肌肉酸痛
AstraZeneca/Oxford（阿斯特捷利康與牛津大學合作）英國	腺病毒載體	70.4%	2劑	2~8℃	零售約3-5美元（約新台幣84-140元）	接種部位酸痛、發燒或發冷
Novavax（諾瓦瓦克斯）美國	重組蛋白疫苗	89.3%	2劑	2~8℃	約16美元（約新台幣448元）	接種部位酸痛、頭痛、疲倦
中國科興克爾來福（CoronaVac）	滅活病毒	50%~90%	2劑	2~8℃	約13.6美元（約新台幣390元）	接種部位酸痛、頭痛、疲倦
俄羅斯衛星五號（Sputnik V)	病毒載體	50%~90%	2劑	2~8℃	約10美元（約新台幣286元）	接種部位酸痛、頭痛、疲倦

人類回不去的37℃

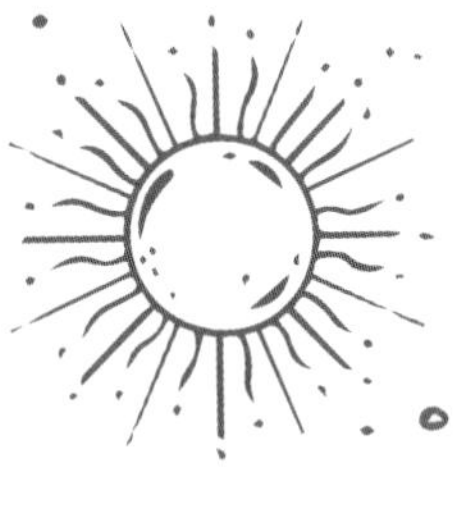

你知道正常的體溫是多少嗎？36.5℃～37℃左右。但是，近年來，許多科學家都認為，人類的體溫正不斷的下降中。一百七十年前，人類還不知道正常的標準體溫到底是多少。直到一八五一年，德國醫師卡爾．雷因霍爾德．奧古斯特．維德利希（Carl Reinhold August Wunderlich，一八一五年～一八七七年），在東德第一大城萊比錫市（Leipzig）收集了二萬五千人的腋下體溫數據，這些體溫數據從36.2℃～37.5℃不等。維德利希取中間值，確定了人體溫度大約為37℃（98.6℉）的標準數值。這項數據一直延續至今，已經一百七十年之久，維德利希也被譽為「臨床體溫計之父」。

一個多世紀以來，37℃一直被當做人類健康的標準體溫。大家經常使用的家庭體溫計，可以在 37℃處看見一個明顯的標記，提醒我們那就是正常的體溫。人的體溫並非恆定，一天之中會上下波動，研究顯示，淩晨二～五時體溫最低，最容易引發心血管疾病、胃腸潰瘍、氣喘等疾病。下午五～七時體溫最高，其變動範圍約在 0.5℃～1℃之間，女性平均體溫較男性高 0.3℃。二〇一七年，英國的一項研究，針對三萬五千名英國成年人，二十五萬次體溫記錄，發現平均體溫為 36.6℃（97.9℉）左右。而二〇一九年的一項研究表明，美國人（居住在加利福尼亞州帕羅奧圖市（Palo Alto））的正常體溫約為 36.4℃（97.5℉）。

二〇二〇年一月七日，美國史丹佛大學（Stanford University）醫學院傳染病學教授朱莉・帕森奈（Julie Parsonnet）博士和她的團隊，在國際知名科學期刊《eLife》發布了一項研究成果，《eLife》是由二〇一三年諾貝爾醫學獎得主蘭迪・韋恩・謝克曼（Randy Wayne Schekman）主編。研究團隊統計了美國的相關數據，發現自工業革命以來，美國人的平均體溫持續下降，將近二百年來下降了 0.4℃，從 37℃降到 36.6℃。通過對比不同歷史時期的數據，研究人員發現，二十一世紀出生的男性平均體溫比十九世紀初期出生的男性低 0.59℃。二十一世紀出生的女性平均體溫比十九世紀九十年代出生的女性低 0.32℃。醫學研究早已證實，體溫通常和基礎代謝率掛鉤，體溫每上升 1℃，基礎代謝率將提高一三%，人體免疫能力則提高五〇〇～六〇〇%，也就是五～六倍。體溫降低1℃，身體的免疫力就會下降三成，基礎代謝率大概下降十二%，會加速老化、熱量消耗緩慢，身體不但不容易瘦下來，還容易發胖。所以，一旦你的體溫下降1℃，你可能會比別人更容易感冒、過敏，或是出現其他不適的症狀。

日本醫學博士石原結實指出，日本人的平均體溫在過去五十年間下降了大約1℃。許多慢性疾病如糖尿病、肺炎、心肌梗塞與腦中風等，都是低體溫所導致的結果。另外，癌症從一九八一年起，就一直是日本的第一大死因。石原結實認為，體溫低正是誘發惡性腫瘤的原因之一。科學家發現，35℃的低體溫是癌細胞最喜歡的溫度。相反地，若是連續待在39.3℃的環境十天，癌細胞就會死亡。中醫有一種說法「百病起於寒」，身體冰冷代表體內的血液循環能力差。人體大約有六十萬億個細胞，血液的任務就是向這六十萬億個細胞輸送營養和氧氣，並帶走二氧化碳等廢物。血液中的白血球具有免疫功能，白血球可以識別體內的異物，並且迅速製造出幾千種抗體，找尋並破壞入侵的異物。

美國加州大學聖塔芭芭拉分校（University of California，Santa Barbara，UCSB）人類學教授邁克爾．古爾文（Michael Gurven）博士於二〇二〇年十月二十八日在科學期刊《科學進展》（Science Advances）發表的最新研究顯示，先前分析超過三萬五千人的二十五萬次體溫紀錄，得出的結論是英國人的平均體溫為36.6℃，比正常體溫37℃要來得低。這個現象不僅限於發生在英、美等已開發國家，科學團隊對生存於玻利維亞亞馬遜雨林曼尼奎河（Maniqui）流域的原始部落齊曼內人（Tsimane，約有一萬六千名，散居在一百多個亞馬遜盆地沿河的村子裡），進行十六年的追蹤研究，分析五千四百八十一名齊曼內部落的青少年和成年人，進行了一萬七千九百五十八次溫度測量，發現從二〇〇二年～二〇一八年，經過十六年的時間，平均體溫下降了0.5℃。

該項研究開始於二〇〇二年，當時齊曼內人的平均體溫為37℃。十六年過後平均體溫已經下降到36.5℃，當中女性平均體溫為36.53℃，男性為36.57℃，以每年0.3℃持續下降。邁克爾．古爾文坦言，目前無法得知為何在原始部落與現代城市之間的人類，會發生同樣的體溫下降現象。發達國家的民眾體溫為36.4℃，與工業化時代相比降幅為一點六%。事實上，早在二〇一七年三月，邁克爾．古爾文博士就和美國加州大學爾灣分校（University of California, Irvine，UCI或UC Irvine）心臟病學教授葛列格里．托馬斯（Gregory Thomas）博士及美國新墨西哥大學（University of New Mexico，UNM）人類學教授希勒德．卡普蘭（Hillard Kaplan）博士，聯名在國際權威科學期刊《柳葉刀》（The Lancet）發表一項研究報告，他們在齊曼內人身上發現了世界上最健康的心臟。齊曼內人幾乎沒有出現動脈阻塞的徵兆，即使是年紀相當大的人身上也沒有發現。齊曼內部落的老人活到八十歲高齡，血管年齡和五十多歲的美國人差不多，而且冠狀動脈粥樣硬化（Atherosclerosis）盛行率只有美國的五分之一。

研究人員曾經在二〇一四年七月～二〇一五年九月間，訪問八十五個齊曼內部落，一共對七〇五名四十～九十四歲成人的心臟進行電腦斷層掃描，以測量冠狀動脈硬化程度，以及記錄體重、年齡、心率、血壓、膽固醇、血糖和發炎指數。根據掃描結果，高達八五％齊曼內人沒有心臟病風險，十三％有低風險，僅三％有中度或高風險。這些現象一路持續到老年，三分之二的七十五歲以上老人沒有風險，中或高風險者只占八％，這是有史以來從未發現，全球最低的血管老化水準。和齊曼內人相比，對六千八百一十四名四十五～八十四歲美國成人的電腦斷層掃描結果發現，只有十四％的美國人無心臟病風險，高達一半有中度或高度風險，兩者相差一萬八千里。

為什麼齊曼內人擁有全世界最健康的心臟？為什麼血管栓塞很難在齊曼內人身上見到呢？研究人員經過觀察，下了這樣的結論：

一、儘管吃的食物種類不豐富，但他們體內並不缺少對健康至關重要的微量元素，被稱為心臟、心血管「守護神」的鉀、鎂、硒元素遠遠高出美國平均值；能降低三高（高血糖、高血壓、高血脂）和心血管疾病風險的膳食纖維則是美國的兩倍。他們的食物中飽和脂肪含量很低，吃的很天然。大多吃「神造」的食物，很少吃人造的食品。神造的就是大自然賜予的，人造的就是違背自然規律，這種東西大自然本來沒有，人類硬把它造出來。雖然加工食品很方便，但也為人類帶來了健康問題。比如炸雞腿、炸雞翅、漢堡、熱狗、薯條、霜淇淋、可樂等碳酸飲料。

二、齊曼內人每天都裸露上半身在戶外活動，曝曬陽光，超過六十歲的老人每天步行一萬五千步。男性平均一天走一萬七千步，女性平均每天也要走一萬六千步。

這項研究由美國國家衛生研究院（NIH）、美國國家醫學研究所（NIA）、美國國家科學基金會（NSF）資助。

全球首屈一指的美國約翰．霍普金斯大學（Johns Hopkins University）醫學院的研究證實，在27℃～40℃之間，溫度每升高1℃，就有六％的真菌會失去感染宿主的能力。這也就是為什麼有上萬種真菌，可以感染爬行動物和兩棲動物等變溫動物，然而能夠威脅人類和其他哺乳動物的，卻只有區區數百種。從伊波拉病毒、SARS病毒、MERS原型病毒到肆虐全球已經十八個月的新型冠狀病毒，都有個共通點：病毒幾乎都是起源於蝙蝠。我們所知道的百毒之王蝙蝠，攜帶了上百種對人類而言，可能會致命的病毒，卻能安然無恙，其中最關鍵的原因就在於蝙蝠40℃體溫，這使得蝙蝠成為一個「長期發燒體」。

至今為止，科學家從蝙蝠身上找到了四千多種病毒，其中狂犬病毒、SARS病毒、伊波拉病毒的自然宿主都是蝙蝠。蝙蝠成為「病毒超級散播者」，最關鍵的原因就是蝙蝠的超高體溫，讓病毒很難適應，因而不會發病。同時作為群居動物，病毒會隨時交叉感染，一隻蝙蝠就可能同時攜帶多種病毒。除此之外，蝙蝠還擁有永久免疫的免疫系統。人類的免疫系統只有在偵測到侵入體內的異物時，才會反應，而蝙蝠身體內的免疫系統會觸發一種稱為干擾素-α（Interferon-α）的信號分子，該信號分子號令其他免疫細胞在病毒入侵之前「主宰戰場」。而且，蝙蝠的干擾素-α是持續激活的。也就是說，蝙蝠身體內特殊的免疫系統，讓病毒可以和細胞「共生」。這就是為什麼蝙蝠帶毒卻不發病，通過飛行在哺乳動物之間四處傳播病毒，一旦與人類發生接觸，便可能將致命的病毒傳播給人類。

人類的大量傳染性疾病都來自於動物的傳染病中，人畜共患病的動物源疾病有六〇%，其中一部分來自野生動物（包括蝙蝠、黑猩猩、土撥鼠等）。比如：愛滋病、鼠疫、SARS、伊波拉等。但是，蝙蝠的生存環境和人類生存的環境差異很大，蝙蝠又何以能將病毒大量傳播給人類呢？這就需要依賴傳播的中間宿主了。一些和人類密切接觸的野生動物，可能充當人和蝙蝠之間的「仲介者」。譬如：嚴重急性呼吸道症候群（SARS）

透過果子狸、中東呼吸症候群（MERS）透過駱駝、伊波拉病毒（Ebola virus）透過大猩猩和黑猩猩、馬爾堡病毒（Marburg）透過埃及果蝠、亨德拉病毒（Hendra virus，HeV）也是透過埃及果蝠。儘管如此，這些病毒在最終進入人類體內後，仍然具有極強的毒性和致命性。

當我們的體溫下降到 37℃以下時，就意味著人體的免疫系統對抗細菌、病毒的能力在下降。正常而言，我們每天都會面對大量的細菌、病毒，就算外部有真菌、細菌或病毒不小心入侵人體，在體溫高的情況下，血流速度加快，淋巴球（lymphocyte）就能更加迅速地製造出抗體來對抗、攻擊入侵的真菌、細菌和病毒。反之，基礎代謝率低，體溫下降，血液流速放緩，淋巴球的工作效率也隨之遞減。這種情況下的淋巴球，很難在第一時間發現體內的異物，這就給予病毒可乘之機，導致身體容易感染病毒、細菌，從而引發疾病。

事實上，作為免疫系統的第一號殺手，淋巴球的作用不僅僅是抵禦外部病毒和細菌的攻擊，它還能監測體內的癌細胞，及時把癌變細胞趕盡殺絕。有科學家認為，近年來癌症發病率上升，和人體體溫下降存在著一定的關係。似乎意味著我們的免疫系統，可能每天會漏掉千百個癌細胞，使其可以瘋狂的繁殖。科學家估計，我們的身體中有成千上萬數不清的病毒，大多數病毒耐冷不耐熱，在 0℃以下的溫度也能存活下來。相反地，大多數病毒於 55℃～60℃的溫度下，幾分鐘或十幾分鐘即被消滅。病毒並不具備一個完整的細胞，只是由遺傳物質和一些蛋白質組成。自新型冠狀病毒爆發以來，醫學專家一再提醒大家，用肥皂勤洗手或是用酒精消毒雙手，這是因為肥皂分子（Soap molecule）會破壞病毒外層的脂肪層（adipose layer）或稱為外鞘。一旦病毒鞘被破壞，病毒就無法再產生作用。酒精可以溶解病毒表面的蛋白膜（membrane protein），這樣裡面的基因鏈（gene strand）就失去活性，沒辦法感染人類。紫外線消滅病毒則是利用紫外線的能量穿透病毒的蛋白膜，直接作用於病毒的遺傳物質。

體溫變化是一百多年的漫長變化，即便體溫持續走低，也都是自我適應機制，一種人類適應自然環境的生理機制。從中醫的角度來看，這就是典型的現代人陽氣不足的表現，而在西醫中則被稱為體溫下降。一百多年以來，人類藉助於科技的快速發展，過慣了舒適的生活，殊不知我們也在不知不覺中，付出了無形的代價，那就是體溫呈現了下降的趨勢。這微小的 0.5～1℃的下降，讓我們的免疫系統欲振乏力，也影響了對抗細菌、病毒的能力。人發燒的過程，實際上也正是免疫系統正在對抗病毒、細菌的過程。

隨著歲月流逝，人的基礎代謝率下降，在這一波新型冠狀病毒全球大流行的當下，我們是否應該好好思考一下，如何避免體溫的下降趨勢，尤其是身體狀況不佳的人，手腳冰冷的男性、女性，若能養成每天曝曬十五～三十分鐘的太陽、泡泡熱水澡，多多攝取太陽光曝曬的食物，以增加體內的陽氣，提升體溫，重新尋回人類正在消失的這0.5℃的體溫。

天然的藍色小藥丸

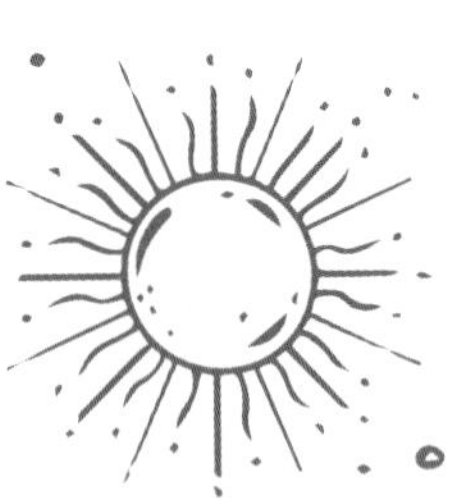

一說到藍色小藥丸，大家就會想到威而鋼（VIAGRA），二十三年來，全世界已銷售了三億顆的威而鋼，成功地讓全球一億五千萬男性告別了陽萎。至今為止，全球每天仍然有超過三千萬人在持續服用。

其實，威而剛的研發成功完全是一場「無心插柳，柳成陰的美麗錯誤」，似乎也應驗了南宋傑出愛國詩人辛棄疾的名詩：「眾裡尋他千百度，驀然回首，那人卻在，燈火闌珊處。」二十多年前，美國輝瑞（Pfizer）藥廠的研發人員，正在試驗一種治療心血管疾病的藥物，遺憾的是，人體實驗的臨床效果並不好，研發人員向受試者索回剩餘的藥物時，竟然沒有受試者願意交回來。研發人員滿心疑惑，進一步詢問才知道，臨床試驗的藥物，意外治癒了男性受試者的陽萎，重振了男人的雄風。這是一則多年以來，流傳在醫學界的趣聞。

不過，威而剛理論的發明人美國生物化學家費瑞．穆拉德（Ferid Murad）博士，卻是親口這麼說：「當時原本是在進行心血管疾病的人體臨床實驗，沒想到男性受試者看到漂亮的正妹護士，陰莖竟然瞬間自然勃起。」這個現象令他和另外兩位研究夥伴，美國藥理學者路易士．伊格納羅博士（Louis J.Ignarro）、美國生物化學家羅伯．佛契哥特博士（Robert Francis Furchgott），眼睛為之一亮，靈光一閃。於是，轉而研究男性勃起功能障礙，也間接促成威而剛的問市。穆拉德博士還特別強調，這是真實的故事，並沒有開玩笑。

簡單為讀者介紹一下威而鋼的藥效原理，讓更多的人明白。威而鋼是一種有效且選擇性的環磷酸鳥苷（cGMP）特異性第五型磷酸二酯酶抑制劑（phosphodiesterase type 5 inhibitor），也稱為PDE5，後者是在陰莖海綿體中代謝環磷酸鳥苷的主要同功酶（Isozyme／Isoenzyme）。環磷酸鳥苷是一氧化氮的第二信使，是陰莖平滑肌鬆弛和血管舒張的主要傳輸介質（Transmission medium）。陰莖主要是由左右兩條陰莖海綿體及下方一條尿道海綿體所構成，當性興奮時，威而鋼能在海綿體內產生一氧化氮（NO），一氧化氮進一步活化環磷酸鳥苷，使海綿體平滑肌鬆弛，其內動脈擴張，大量血液注入海綿體，陰莖瞬間勃起。

一九九八年三月，威而剛被美國食品暨藥物管理局（FDA）正式批准上市，同年十二月，上述三位偉大科學家：美國生物化學家費瑞．穆拉德博士、美國藥理學者路易士．伊格納羅博士、美國生物化學家羅伯．佛契哥特博士，因發現一氧化氮充當心血管系統的信號分子，而被授予一九九八年諾貝爾醫學獎，他們三位也被譽為「威而剛之父」。

瑞典斯德哥爾摩卡羅林斯卡學院（Karolinska Institutet）的諾貝爾評審委員會說：「這三位諾貝爾醫學獎得主在十一年前（一九八七年）的研究證實，硝酸甘油酯（Nitroglycerin，又稱硝化甘油）裡的一氧化氮成分可做為心臟血管系統的信號分子，具有鬆弛平滑肌、防止動脈硬化、抵抗傳染和調節血壓等多重作用。一氧化氮生物作用的鑑定令人驚訝，原因有幾個：一氧化氮主要被認為是有害的空氣污染物，從汽車發動機和其他燃燒源釋放到大氣中。此外，它是一個簡單的分子，與調節許多生物學事件（常見的生物學事件很多，比如食物中毒、藥物過敏、流感、性病、皮膚病、基因缺陷）的複雜神經傳導物質（neurotransmitter）和其他信號分子完全不同，除了一氧化氮之外，尚無其他氣體在人體內充當信號分子。他們三位的結合發現了一種全新的機制——人體血管鬆弛並變寬。」

一九七七年，穆拉德博士發現，硝酸甘油酯和幾種相關的心臟藥物可誘發一氧化氮的形成，而這個無色無味的氣體可增加人體血管的直徑。佛契哥特博士和伊格納羅博士以此為基礎深入研究。大約在一九八〇年，佛契哥特博士證明了血管內皮或內壁中的細胞，會產生未知的信號分子，他將其命名為內皮源性舒張因子（EDRF）。該分子發出信號，使血管壁中的平滑肌細胞鬆弛，從而擴張血管。伊格納羅博士的研究獨自於一九八六年進行，確定EDRF為一氧化氮。一九九二年，伊格納羅博士在《新英格蘭醫學雜誌》（The New England Journal of Medicine）上發表了一項研究，首次揭示一氧化氮是引起陰莖勃起和性興奮的神經傳導物質。這些發現促成了抗陽萎的藥物威而鋼問世。不過諷刺的是，一百二十五年前死於心臟病的諾貝爾（Alfred Nobel）本人，生前拒絕主治醫生的建議服用硝酸甘油酯，當初諾貝爾要是知道他發明的炸藥中，主要成分硝酸甘油酯所含的一氧化氮，能夠擴張血管、防止動脈硬化、治療心臟病、心絞痛，也不至於英年早逝（六十三歲），或許還可以多活好幾年。

這三位一九九八年諾貝爾醫學獎得主，除了羅伯・佛契哥特博士不幸於二〇〇九年過世（九十三歲）之外，費瑞・穆拉德博士多次接受行政院國科會邀請到台灣講學。穆拉德博士長期關注並協助台灣生物醫藥科技的發展，對於我國生物科學、醫學及生理學的發展，貢獻卓著。穆拉德博士選擇我國具有中醫與西醫學系的「中國醫藥大學」，進行三項人體實驗研究計畫，包括：一氧化氮生髮技術，可促進毛囊生長，改善生髮問題；一氧化氮加速傷口癒合技術，可協助長期臥床病患，解決褥瘡的問題；一氧化氮增加血液末端流量的技術，可協助糖尿病患者，解決血管末端因堵塞產生麻癢的問題等。

另外一位，路易士．伊格納羅博士也曾經多次到台灣演講，介紹一氧化氮養生法，每一次都造成轟動，因為他會苦口婆心地忠告前來聽講的民眾，心血管疾病就是不健康的生活形態造成的！並且分享他的生活點滴。伊格納羅博士神采奕奕地在演講中指出，想要徹底告別心血管疾病，必須先從改變不良的生活習慣開始。他自己更是身體力行，不但在飲食與運動上有嚴格的紀律，每天也一定睡滿八小時。伊格納羅博士透露：「我六十四歲開始跑馬拉松，參加過洛杉磯馬拉松比賽，四十二公里的路程，花了將近六小時，現在我雖然又老了幾歲，反而只要四小時又八分鐘就跑完了。」現代人多半會以「工作那麼累，都沒時間休息了，怎麼可能運動？」來當作藉口，伊格納羅博士卻反駁：「世界上比我更忙的人應該不多，可是我每天幾乎都花一、兩個小時，穿著背心和短褲，運動曬太陽。」這位「威而鋼之父」建議，不管你生活有多忙碌，工作有多累，你都應該每週至少曝曬三次太陽，每次至少十五～三十分鐘，就可以增加體內一氧化氮的含量，享受精彩的玫瑰人生。

近年來，越來越多的七十、八十歲老人參加各種運動和比賽，活出健康的老年。英國一位叫約翰・斯達布魯克（John Starbrook）的八十七歲老人，二〇一八年參加倫敦馬拉松賽（約四十二公里），成為倫敦馬拉松賽史上年紀最大的參賽者。英國籍印度人法魯賈・辛格（Fauja Singh），出生於一九一一年四月一日，今年已經一百一十歲，很多人都問他，長壽的祕訣到底是什麼？辛格用實際行動告訴大家：沐浴在陽光下跑馬拉松。二〇〇三年，九十三歲的辛格跑出五小時四十分鐘的佳績，完成多倫多馬拉松賽，創造了九十歲以上老人跑馬拉松的世界最快紀錄。二〇一一年十月十六日，一百歲的辛格在多倫多馬拉松賽上跑完全程，成為世界上跑完馬拉松全程的最老參賽選手。二〇一三年二月二十四日，一〇一歲的辛格在香港馬拉松賽上，跑完十公里賽程後，宣布退隱，英國女王伊莉莎白二世授予他大英帝國勳章。

「魚是最好的蛋白質來源！」現為加州大學洛杉磯分校（University of California, Los Angeles，UCLA）名譽教授的伊格納羅博士（八十歲）分析，魚類的不飽和脂肪酸比較高，不容易堵塞血管，是很理想的肉類食物。他發現，真正緩和心絞痛症狀的，其實是硝酸甘油酯（硝化甘油）在體內分解之後產生的一氧化氮。一氧化氮宛如人體血管的清道夫，可以軟化血管壁、消除血管中的斑塊以及沉澱在血管壁的膽固醇，膽固醇雖然可以增加男性荷爾蒙，但會影響一氧化氮的生成。一氧化氮有擴張血管、增加血液流量的功能，可以讓人體的血液循環增快十倍。而在往後的研究，伊格納羅博士又發現人類血管內的細胞會分泌一氧化氮，以維持血管的正常運作，不過人體一氧化氮含量會隨著年齡增加而下降，三十歲的時候達到高峰，五、六十歲之後只剩下五〇％。

伊格納羅博士強調，一氧化氮並非只有壯陽效果，一氧化氮在人體扮演傳遞重要訊息和調節細胞功能的角色，具威力極強的抗氧化劑功能，有助於減緩身體內部老化速度。還可舒張、擴大血管，預防導致心臟病突發及中風的血栓，同時調節血壓，降低心臟病發和中風的機率。如果人體缺乏一氧化氮，對健康會有很大衝擊，可能導致各種重大疾病，提高中風、心血管疾病、糖尿病及阿茲海默症的罹患率。

伊格納羅博士分析，健康的成年人體內會自動產生微量的一氧化氮，以維持正常的生理需求，一旦缺乏一氧化氮，就會對健康造成很大的衝擊。多吃一氧化氮含量高的水果類，例如紅石榴、西瓜、紅葡萄、蘋果、奇異果、香蕉、黑莓、藍莓等。含有精氨酸、瓜氨酸、花青素等抗氧化劑的食物，例如魚類、豆類、花生、核桃、穀物、堅果類、黑巧克力等。尤其是曝曬太陽可以幫助產生、保護心血管及維持正常生理機能，特別是性需求的關鍵元素：一氧化氮。

一氧化氮是人類已知的「最迷人的分子」，宛如升起在科學上空的瑰麗明星，令人神往。一九九二年，一氧化氮被全世界最權威的學術期刊《科學》（science）雜誌評選為「年度明星分子」。二十世紀七十年代以來，已經有超過十萬篇一氧化氮研究論文發表。越來越多的研究表明，一氧化氮在治療心血管疾病和許多其他重大的慢性疾病中，具有重要的作用。

一氧化氮的主要生理功能，包括對心血管系統、免疫系統、循環系統、中樞神經系統和泌尿生殖系統的作用。人體除了眼角膜、指甲之外，凡是有血液的地方，就有一氧化氮存在。一氧化氮是調節血液迴圈（體循環）的重要元素，血液迴圈受阻，會引發人體各種疾病，因此人體的亞健康狀態及各種疾病，很多都與體內一氧化氮的調節有關。人體一氧化氮含量保持平衡，對於改善、預防相關疾病，具有相當重要的作用，特別是國外已經有很多使用一氧化氮治療心腦血管疾病的案例。

《美國國家科學院院刊》（Proceedings of the National Academy of Sciences of the United States of America，PNAS USA），曾經刊載美國馬里蘭州約翰·霍普金斯大學醫

學院，泌尿外科教授醫學博士亞瑟．伯奈特（Arthur L. Burnett）等人的研究報告，表明一氧化氮對於維持陰莖的勃起，具有關鍵性的作用。三十多年前，科學家們研究確定了一氧化氮為啟動陰莖勃起的小分子。陰莖的性刺激，刺激了陰莖海綿體，使之釋放一氧化氮，從而使陰莖中正常狀態下收縮的平滑肌鬆弛。血液灌注進入，並且擴張被肌肉包繞著的陰莖海綿體組織，使之如同氣體充入氣球一樣地勃起。伯奈特博士認為，一氧化氮扮演了維持陰莖勃起的角色。他仔細觀察研究了在陰莖血管內皮細胞和陰莖海綿體組織中發現，被稱為一氧化氮合成酶（NOS）的化學物質。他採用大鼠做實驗，給予大鼠陰莖十五秒鐘的輕微電流刺激，結果發現能促使其產生的活性一氧化氮合成酶數量增加四〇％，表明該合成酶是維持陰莖勃起所必需的。

另一方面，伯奈特博士發現陰莖海綿體產生的一氧化氮合成酶，似乎並未在維持陰莖勃起中起作用。因為在實驗中，如果缺乏內皮型一氧化氮合成酶（eNOS），陰莖就無法維持勃起，如果僅僅是缺乏神經性一氧化氮合成酶，則不存在這方面的問題。因此，伯奈特博士認為，神經性一氧化氮合成酶引發了陰莖一開始的勃起，隨後再由內皮型一氧化氮合成酶來維持勃起狀態。

伯奈特博士認為，女性生殖器中也含有內皮型一氧化氮合成酶，所以該項研究結果，對於男性和女性的性功能障礙治療，都有相當的幫助。除此之外，許多疾病也會影響到內皮細胞，如高膽固醇就可能干擾一氧化氮合成酶，並因而造成男性陽萎。

事實上，伯奈特博士曾經對相當於男性陰莖的女性陰蒂勃起進行研究。他發現人類女性的陰蒂，有一氧化氮合成酶的存在：陰蒂海綿體比陰蒂頭有較大量的神經型一氧化氮合成酶（nNOS），而陰蒂頭則有較大量的內皮型一氧化氮合成酶。這個發現果然和男性陰莖不謀而合，男性陰莖海綿體充血勃起的主要媒介，是由神經型一氧化氮合成酶所製造的一氧化氮。

神經型一氧化氮合成酶分布在神經系統中，它合成的一氧化氮可調節神經、傳導信號，如參與包括學習、記憶在內的多種生理過程，並且具有調節腦血流量的作用。在一些周邊神經系統中，發揮神經傳導物質的作用，調控腸、胃等器官的功能等。有研究表明，一些神經退化性疾病的發生和一氧化氮有關，若一氧化氮過少，往往會導致老年癡呆症。

一氧化氮曾經是一個普通的分子，一度是一種沒有用的氣體，甚至被認為是汽車廢氣、環境污染物。那是一段灰姑娘的歲月，如今烏鴉搖身一變，已經成為人人追求的鳳凰了，一氧化氮這個「科學界的明星分子」，正在開啟新的里程碑。人們總覺得「渾身充滿陽光氣息」看不見，摸不著，虛無縹緲，其實它一點都不虛，它直接影響體內一氧化氮合成酶的產生。人若有好心情，體內就會正常釋放一氧化氮的功能酶，只要人體內的一氧化氮保持在非常好的水準上，自然就會健康長壽了。

一氧化氮為人類生存不可或缺的分子，人體內凡有血液的地方就有一氧化氮，它是健康的信使，也是調節血液循環的重要元素。全球頂尖的科學家已經證實，「一氧化氮」能有效預防心腦血管疾病、糖尿病、癌症，提高睡眠品質，幫助男性恢復勃起功能，增強性慾，延長女性生育能力，並改善受孕能力。在某些情況下，勃起無力是由於神經末梢產生的一氧化氮較少所致。

英國愛丁堡大學（University of Edinburgh）皮膚學教授理查．韋勒博士（Richard Weller）帶領團隊，歷經三年追蹤了美國二千個地區、三十四萬人的血壓狀況，並根據年齡和皮膚類型等進行調整。研究結果清楚地表明，生活在陽光充足地區的人血壓較低，原因非常簡單：皮膚接受陽光照射所致。這項新研究發表在《美國心臟協會雜誌》（Journal of the American Heart Association）上。關於這項研究的TED（知名的網路平台）演講，已經被觀看了超過二百萬次，韋勒博士在演講中指出：

「澳大利亞人的心臟病比英國人少三分之一，心臟病發作、心力衰竭和中風的死亡人數更少，究竟是什麼原因造成的差異呢？當然是陽光了。我非常興奮地發現，皮膚會產生一氧化氮。一氧化氮是自然界中十種最小分子之一，可以自由地穿過細胞膜，其半衰期只有幾秒鐘，是有機體中廣泛存在的信號分子。這是一個非常簡單的分子，一個氮和一個氧，它們緊密地結合在一起，它不僅出現在心血管系統中，也出現在皮膚中。這是怎麼回事？在皮膚中怎麼會有大量的一氧化氮儲存，一氧化氮是一種氣體，一釋放出來，幾秒鐘就消失了，但是它可以變成另外一種形式的一氧化氮：硝酸鹽（NO_3）、亞硝酸鹽（NO_2）、亞硝基硫醇（RSNO），而且它們更穩定。

我確信人類的皮膚上儲存了大量的一氧化氮，陽光會啟動這些一氧化氮，並將它們從皮膚中釋放出來，而且它們的數量比血液循環中的高出十倍。皮膚科醫生總是對人們說：『您得了皮膚癌，這是由陽光引起的，不要曬太陽。』實際上，我認為更重要的資訊是，陽光既有好處，也有風險。是的，陽光是引起皮膚癌的主要風險因素，但是心臟病導致的死亡人數比皮膚癌高一百倍。」

韋勒博士說：「整天呆在戶外曬太陽對我們來說很正常，一百五十年前，人類幾乎完全生活在戶外。皮膚可以利用陽光來製造一氧化氮，人體曝曬在陽光下時，會自行合成一氧化氮。離陽光充足的赤道越遠，高血壓、心臟病、中風的患病率和總死亡率越高，即便在陽光較弱的月份，這一比例也會上升。」韋勒博士讓接受實驗的醫學院學生不塗防曬霜，在夏日陽光下曝曬三十分鐘後，他們體內的一氧化氮水準上升，血壓下降。一氧化氮增加時，會明顯降低交感神經的活性與血壓，而中風與心臟病都是高血壓患者的併發症。

飲食中的硝酸鹽是哺乳動物體內一氧化氮的重要來源，綠色多葉蔬菜和一些根類蔬菜（例如甜菜根）中，含有較多的硝酸鹽。哺乳動物攝入這些食物時，經過舌頭表面共生的兼性厭氧細菌（facultative anaerobe）的作用，亞硝酸鹽會在唾液中濃縮約十倍。吞嚥下去之後，亞硝酸鹽與胃中的酸和還原性物質（如抗壞血酸鹽，ascorbate）反應，生成較高濃度的一氧化氮。這種機制被認為是對吞嚥食物的一種滅菌，並維持胃黏膜血管的擴張性。汗液中含有的硝酸鹽，可在微酸性環境和皮膚表面共生菌（commensals）作用下，經亞硝酸鹽還原為一氧化氮，亞硝酸鹽在陽光下發生紫外線光解生成一氧化氮。這種機制被認為是一種保護皮膚免受真菌感染的方式。

除此之外，英國南安普敦大學（University of Southampton）和愛丁堡大學合作的研究發現，適度曬太陽，可以讓部分一氧化氮經由皮膚進入循環系統，進而擴張血管，降低血壓。研究人員表示，人體皮膚含豐富的一氧化氮及其分解物，一氧化氮具有使血管放鬆的作用，最有名的例子就是讓陰莖血管放鬆，以利陰莖血管充血勃起。

美國《皮膚病學研究期刊》（The Journal of Investigative Dermatology）認為，陽光

之所以能夠降低血壓，是因為當皮膚暴露在陽光下的時候，血管中會釋放出一氧化氮。一氧化氮是人體內的「信使分子」，當內皮要向肌肉發出放鬆指令，以促進血液流通時，就會產生一氧化氮分子，這些分子很小，很容易就能穿過細胞膜。血管周圍的平滑肌細胞接收信號後舒張，使血管擴張，降低血壓。但是，至少要持續曬二十分鐘陽光，血管才會釋放出一氧化氮。

儘管在英國每年因為皮膚癌死亡的人數有兩、三千人，然而英國生物學學者還是建議英國人多曬曬太陽，因為英國皮膚癌患者的平均壽命，比英國人的平均壽命多五年。二〇二〇年公布的資料顯示，英國人的平均壽命為八一．〇五歲。

二〇二〇年最新的資訊，日本人平均壽命為女性八七．四五歲，男性八一．四一歲，均刷新最高紀錄，也是連續八年平均壽命延長。但日本人並非全球最長壽，根據日本厚生勞動省的數據，二〇二〇年香港女性和男性的平均壽命為八八．一三歲及八二．三四歲，繼續蟬聯全球第一。另外，內政部統計，台灣人的平均壽命為八〇．九五歲，其中男性為七七．七歲、女性為八四．二歲，皆創下歷年新高，與全球平均壽命比較，我國男、女平均壽命分別高於全球平均水準七．五歲和九．二歲。以六都而言，台北市平均壽命八三．九歲最高。

全球壽命較長的國家和地區，平均壽命（平均歲數）統計表如下：

國家和地區	平均壽命	男性	女性
香港	85.23	82.34	88.13
日本	84.43	81.41	87,45
新加坡	83.77	81.43	86.11
瑞士	83.70	81.87	85.53
西班牙	83.53	80.92	86.15
澳大利亞	83.45	81.53	85.38
義大利	83.39	81.30	85.49
法國	82.11	78.76	85.47
加拿大	81.73	79.69	83.78
紐西蘭	81.53	79.71	83.35
挪威	81.30	79.22	83.38
南韓	81.29	77.95	84.63
英國	81.05	79.20	82.90
中華民國	80.95	77.70	84.20
美國	78.90	76.40	81.40

Chapter

2

每天十五～三十分鐘，快樂似神仙

「陽光是人類的光電池，也是最好的生物營養素。沒有陽光，就沒有健康。」

——一九三七年諾貝爾醫學獎得主森特·吉爾吉（Szent Gyorgyi，匈牙利生化學家，一八九三年～一九八六年）

陽光是人類最好的醫生

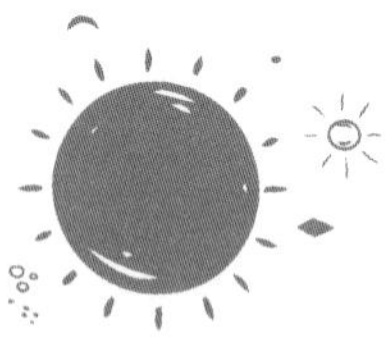

英國倫敦帝國科技及醫學院（Imperial College of Science, Technology and Medicine）大約在一百年前就曾經聲稱，太陽光是人類最好的醫生。

希拉・拉坦・馬內克（Hira Ratan Manek）一九三七年出生於印度波達瓦德（Bodhavad），畢業於喀拉拉大學（University Of Kerala），現年八十四歲。這位印度傳奇老人從小就對古代凝視太陽的方法感興趣，這是個古老而被遺忘的健康養生法，二千五百年前的印度人、埃及人、希臘人和馬雅人深諳箇中奧妙。在過去二十六年的時間裡，希拉・拉坦・馬內克只吃過八、九次固體食物，完全依靠凝視陽光和飲水來維持生命，這種現象被科學家以他的名字命名為HRM現象。一九九五年，他在印度南部卡利卡特

（Calcut）由印度草藥醫學的醫療專家指導，進行了二百一十一天的首次禁食，僅靠凝視陽光和飲水為生。二〇〇〇年，在印度西北第一大城阿默達巴德（Ahmedabad），由二十一位醫生和科學家組成的國際團隊指導下禁食了四百一十一天，完全依靠凝視陽光和飲水來維持生命。一年多沒有卡路里攝入，而他在四百一十一天內，體重減掉了十九公斤。該團隊由印度神經學家蘇德赫．沙阿博士（Sudhir Shah）、印度醫療協會主席沙阿博士（K.K. Shah）和美國愛因斯坦醫學中心（Albert Einstein Medical Center）精神病學名譽主席摩利．普雷斯曼博士（Maurie D.Pressman）領導。案例研究在科學上具有B級證據的水準（意味著無需 CC-TV 控制就可以進行永久的人為監督），並發表在《古吉拉特醫學期刊》（Gujarat Medical Journal）上。

二〇〇一年，希拉．拉坦．馬內克向美國太空總署（NASA）毛遂自薦，而美國太空總署希望透過研究HRM現象，解決長時間太空飛行中，太空人生命的維持和食品的保存問題，因而邀請馬內克前往美國接受科學驗證。科學驗證由美國太空總署資助，在賓夕法尼亞大學（University of Pennsylvania）和美國賓州費城的托馬斯．傑佛遜大學（Thomas Jefferson University）醫學院，二十多位博士級科學家監視之下，對馬內克進行了每週七天，每天二十四小時，只依靠眼睛凝視太陽獲得的能量以及飲水，禁食了一百三十天的科學驗證。這個科學醫療團隊想要觀察和檢查馬內克的視網膜（retina）、松果體（pineal gland）和大腦，因此由大腦方面的權威，美國神經科學家安德魯・紐伯格博士（Andrew Newberg）（曾受邀在一部引人入勝、鼓舞人心的有關量子物理學的紀錄片《我們到底懂什麼？》（What the Bleep Do We Know？）中解說，其中的真實性可以和現代粒子物理學的創始人、加州理工學院物理學教授、一九六九年諾貝爾物理學獎得主默里・蓋爾曼（Murray Gell-Mann）所說的「基本粒子物理學」媲美）和研究松果體的權威喬治・C・佈雷納德（George C Brainard）博士領導，結果發現馬內克大腦的灰質（Gray matter）體積增加。灰質的體積是衡量大腦健康狀況的核心指標，大腦中的灰質在成年後開始減少，而且往往在認知功能障礙症狀出現之前，就開始減少，而灰質的減少則與阿茲海默症和其他相關的癡呆有關。神經元（neurons）也相當活躍並未減少，事實上在我們的大腦中，有約八百五十億到一千億個神經元，科學家計算出人類一出生便擁有約八百五十億個神經元，事實上隨著年齡的增長，這個數字逐漸減少。八十歲以後，我們將失去三〇％的神經元。

托馬斯・傑佛遜大學醫學院的科學家測量馬內克大腦的松果體，結果為8×11公厘（mm），比一般人的5×5公厘，幾乎增加了一倍。人類的松果體非常細小，長度為五～八公厘，寬度三～五公厘，重量一百二十～二百毫克，是位於大腦深處的一個小小內分泌腺體。松果體的成長在兒童時期，大約七～八歲達到巔峰，如果松果體受損，就會出現早熟的現象，並且隨著年齡的增加而萎縮下來。有趣的是，女性的松果體比男性稍微大一些，或許這就是世界各國女性的平均壽命比男性高的原因。

留下名言「我思故我在」的法國著名哲學家笛卡兒（Rene Descartes）堅決相信：「人類的靈魂是由松果體所控制」，而印度的神祕主義者相信：「松果體是人類的第三隻眼」。馬內克更深信松果體是人類神祕的第三隻眼，可以透過冥想、打坐、靜心，由體內的能量激發、活化它的原始功能，捕捉肉眼看不見的不可見光，不需經過瞳孔、水晶體、視覺神經的傳導，直接在腦海中形成影像。一般人都相信自己雙眼所看到的事物，所謂眼見為憑，看不見的就不相信。其實，世界上早已經有不少人透過上述的方式，開啟了他們的第三隻眼，才真正瞭解到什麼叫大開眼界。大腦的松果體是透過眼睛來感應光線，當光線進入瞳孔到達視網膜的時候，眼睛內部的視網膜會藉由視覺神經，將訊息傳達到視交叉上核（suprachiasmatic nucleus）。更重要的是，松果體白天會分泌上皮胺素（Epithalamin），可以激活人體細胞的端粒酶，顯著增加五十歲～八十歲年齡層的人血液細胞端粒的長度，讓接近更年期的婦女，仍然能夠懷孕跟生產，避免細胞分裂停止跟人體老化。然而，隨著年齡增長，松果體逐漸萎縮，分泌的上皮胺素就會不足，導致衰老。令人驚奇的是，馬內克用眼睛凝視陽光的科學驗證顯示，他的松果體不但沒有萎縮，反而增大了幾乎一倍。

馬內克凝視陽光三個月後，身體疾病開始消失。凝視陽光三十分鐘（第一百八十天）時，所有的太陽光顏色都會到達大腦內部的松果體。科學家對某些疾病的痊癒，歸因於身體和大腦中所缺乏的特定顏色光（具體取決於疾病）。例如，綠色光治療肝臟疾病、紅色光治療腎臟疾病、黃色光治療心臟疾病等等，所有人體器官和系統，都會對太陽光的不同顏色做出反應。美國太空總署因而認為：眼睛凝視陽光，陽光的七種可見光：紅、橙、黃、綠、藍、靛、紫，具有生物上的治療作用，也建議多多食用各種不同顏色的食物。

凝視太陽是一種既古老又神祕的健康養生法，選擇一天中最低的紫外線指數時間（日出和日落），將陽光逐漸引入您的眼睛。馬內克說，實踐有一些規則，首先眼睛凝視太陽的前後一小時不要進食，要喝大量的水，不可以配戴太陽眼鏡或者是隱形眼鏡。必須在日出後或日落前一小時內進行，以免損傷眼睛。其次，您必須赤腳接觸土壤（沙地或泥土地），第一天只凝視太陽十秒鐘，從第二天開始每天增加十秒鐘。請記住，在日出或日落的第一天是十秒鐘，此後每天增加十秒鐘。一直到第二百七十天，眼睛凝視太陽四十五分鐘為止，整個看太陽的儀式就完成了，從此一生不用再看太陽。如果對太陽光敏感，可以先閉上眼睛看太陽，習慣之後再睜開雙眼，眼睛凝視太陽的四周也可以。看太陽的時候用舌尖頂著上顎，唾液自然會增加，這樣你就會不斷吞下唾液，導致生津的現象。看太陽時身體盡量放鬆，不要說話，看完太陽後，閉上眼睛一到兩分鐘，等光影消失了再離開。

日復一日，當您已經進展到第九十天（三個月）時，或許會對眼睛是否能夠凝視太陽十五分鐘產生懷疑，但請不要懷疑。如果您看電視三個小時，那麼您肯定可以凝視太陽十五分鐘，因為電視的輻射強度遠遠大於日出或日落時的太陽輻射。凝視太陽持續十五分鐘會發生什麼情況？穿過人眼的太陽光將使下視丘束（Hypothalamus tract）帶電，這是視網膜後面通向人腦的途徑。當大腦透過此途徑獲得能量時，大腦就會被激活。當您凝視太陽的時間達到三十分鐘（六個月）時，您將逐漸從疾病的桎梏中解脫出來，因為屆時太陽的所有可見光都將透過眼睛映入大腦。凝視太陽達到四十五分鐘（九個月）時，身體會放電，必須重新充電。接下來，停止注視太陽，您必須開始在地上（泥土地或沙地）赤腳行走四十五分鐘。輕鬆步行，無需快步行走、慢跑或奔跑。一天中任何方便的時間都可以，最好在陽光直射您的身體時進行，為期一年。

在赤腳行走過程中，大腦中心的一個重要腺體即松果體（第三隻眼）會被激活，每個腳趾都連接到特定的腺體，赤腳行走在泥土地或沙地上，就可以激活這些腺體。馬內克認為腳的大拇趾與松果體相關，第二個腳趾與腦下垂體（pituitary gland）相關，然後是下視丘（Hypothalamus），視丘（thalamus），最後是小腳趾與杏仁核（Amygdala）相關。近年來，杏仁核在醫學研究中變得越來越重要，杏仁核是大腦負責「情緒」的中心，它也是太陽能量的核心，在太陽光透過眼睛到達大腦的光合作用中，扮演重要的角色。當您赤腳行走時，您的體重會透過腳趾，刺激這五個腺體。

充電一年後，如果您希望增強免疫系統、增加記憶力，請繼續赤腳行走。赤腳行走時，陽光落在您的頭頂上，為您的大腦充電。大腦比最先進的電腦更強大，可惜的是，在這個「超級電腦」的大腦中，這些無限的能力，大部分處於休眠狀態，甚至醫學界也同意絕大多數的人，幾乎不使用大腦，即使是人類最聰明，像阿爾伯特・愛因斯坦（Albert Einstein）這樣的人，也只使用了大約三〇%的大腦。

以人體儲存太陽能的概念而言，太陽帶正電，地球帶負電，人的腳底是負極而人的眼睛、視網膜和松果體就是正極，當腳掌接觸地面，眼睛凝視著太陽時，人就好像電容器一樣，會讓太陽能儲存在身體裡。我們的生命能量究竟來自哪裡？現代科學研究似乎承認了來自太陽，因為馬內克將太陽光轉化成生命能量。發表在著名的《美國臨床營養雜誌》（American Journal of Clinical Nutrition）上的一項研究發現，即使在正常人中，仍然有高達二三％的人體能量不知道來自何處？因此認為，人的能量來源至今依然是科學上的一大謎團。

人類的身體永遠積存著二〇％的脂肪，如果你的身體已經知道只要有太陽光，便能夠有足夠的能量，那麼你的身體就會自動調節到只有一％的脂肪，你就能夠永遠保持苗條的身材，永遠也胖不起來。

這個太陽凝視法（Sun Gazing），透過凝視太陽光汲取能量，一生只需做九個月。三分之一的人做了三個月已經可以不用進食，只需喝水。另外，大部分的人做了三分之二的時間（半年），就不用進食。即使最不信的人，九個月後也真的不用進食了。希拉．拉坦．馬內克不但出版了書《living on sunlight》，並公開了有關『太陽凝視法』的操作方法，希望更多人知道有關資訊。馬內克聲稱自己已經掌握了其中的奧祕，只需要三個簡單必備的條件：（一）使身體升溫的陽光；（二）飲用足夠的水；（三）赤腳走在溫暖的土壤上。

現年八十四歲的馬內克已經在世界各地旅行了二十年，平均每年以不同語言進行三百場免費講座。全球知名的媒體大都報導或者播放過他的訪談和紀錄片。馬內克在美國、加拿大、英國和加勒比海地區進行了一百四十七次演講，全世界近五百家報紙都發表了有關他的文章。此外，許多電視頻道都播放過有關他的故事。

馬內克相信他的太陽凝視法，不僅能讓人生存下來，還能為人體提供各種能量和維生素。維生素A是眼睛健康所必需的，這是眼睛唯一需要的維生素。如果您凝視太陽，將提供您更好的視力。更神奇的是，七種顏色的太陽可見光可治癒各種疾病，如阿茲海默症、帕金森氏症、肥胖症，甚至癌症。他相信人類的大腦就像是一台休眠中的超級電腦，上天在大腦內部留下了無盡能量，只要被喚醒，我們的身體就會被治癒。

凝視太陽健康養生法：

1. 必須在日出後或日落前一小時內進行，以免損傷眼睛。凝視太陽的前後一小時不要進食，要喝大量的水，不可以配戴太陽眼鏡或者是隱形眼鏡。
2. 您必須赤腳接觸土壤（沙地或泥土地）。
3. 第一天只凝視太陽十秒鐘。
4. 第二天開始每天增加十秒鐘。
5. 一直到第二百七十天，眼睛凝視太陽四十五分鐘為止。
6. 看太陽的時候用舌尖頂著上顎，唾液自然會增加，這樣你就會不斷吞下唾液，導致生津的現象。

7. 身體盡量放鬆，不要說話，看完太陽後，閉上眼睛一到兩分鐘再離開。

8. 如果對太陽光敏感，可以先閉上眼睛看太陽，習慣之後再睜開雙眼，眼睛凝視太陽的四周也可以。

曬太陽會使人更年輕、更聰明、更長壽、肥胖變苗條、冷淡變熱情

如果你想更年輕，那你就必須曝曬在陽光下，而且每天只需要十五～三十分鐘。不用塗防曬霜，這樣你的皮膚才會以一種漸進的方式習慣日曬，而不會受到氧化的危害。經常沐浴陽光的人，要比那些不曝曬陽光的同齡人，生理上更顯年輕，可減緩五年衰老。

曬太陽能夠幫助人體合成更多維生素D，促使白血球（Leukocyte，WBC）中每個染色體（Chromosome）末端的端粒長度保持較長，有助於延緩衰老。端粒是染色體的末端結構，它在細胞老化中具有關鍵性的作用。人們能夠通過健康的生活方式延長自己的端粒，甚至壽命，這是國際間許許多多科學家對數以萬計的研究進行分析的結論。

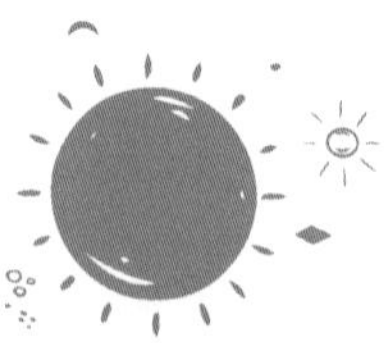

哈佛大學公共衛生學院（Harvard School of Public Health，香港李錦記家族二〇一六年四月捐贈二千一百萬美元，現在已經改名為哈佛大學陳曾熙公共衛生學院（Harvard T.H. Chan School of Public Health）的研究發現，血清中25-羥基維生素D（25-hydroxy vitamin D，25（OH）D）水平越高，端粒長度越長。哈佛醫學院（Harvard Medical School，簡稱HMS）調查數據分析了年齡和染色體端粒長度之間的關聯，結果發現，血清25-羥基維生素D水平在 50nmol／L 以上的中年人群（四十歲～五十九歲），其白血球染色體端粒長度明顯長過血清 25-羥基維生素D水平在 50nmol／L的老年人群。

英國倫敦大學國王學院（King's College London，簡稱 KCL）研究發現，血清維生素D濃度增高可延長女性白血球染色體端粒長度。他們研究了二千一百六十名十八～七十九歲女性，通過補充含有維生素D的營養素，測量白血球染色體的端粒，發現隨著維生素D濃度增高，白血球染色體的端粒長度明顯延長。

染色體末端端粒的長度在我們出生時是最長的，並且隨著年齡的增長而逐漸縮短。人類嬰兒時期，端粒長度大概在一萬bp（鹼基對 base pair，bp）左右，三十五歲時縮短為七千五百bp左右，六十歲時幾乎縮短了一半，只剩下四千八百bp左右了。美國分子生物學家伊莉莎白·布萊盆博士以「發現端粒和端粒酶如何保護染色體」這項成果，而獲得二〇〇九年諾貝爾醫學獎。伊莉莎白・布萊盆博士與美國加利福尼亞大學舊金山分校（University of California, San Francisco，簡稱 UCSF）精神病學系（psychiatry）的教授心理學家伊莉莎・埃佩爾（Elissa Epel）博士研究發現，端粒的長短和強健與否，是可以掌控的。

例如：熱狗、冷凍食品、含糖的飲料這類加工食品會傷害端粒，新鮮、未經加工處理的天然食物，則對端粒有益。

曾經在二〇一〇年四月一日偕同夫人一起訪問台灣四天的DNA雙螺旋結構發現者，一九六二年諾貝爾醫學獎得主美國知名分子生物學家詹姆斯・華生（James D. Watson）博士，今年已經九十三歲高齡。華生博士指出，空氣污染、吸煙、煩惱等會加速DNA端粒的降解，從而使之縮短，導致衰老加速；而曝曬陽光、心情愉快、吸入潔淨空氣等可以保護DNA端粒。同時他還發現大蒜、洋蔥等食物有保護DNA端粒的作用。

這位生命科學的巨擘於一九九〇年獲得美國國家衛生研究院（National Institutes of Health，NIH）的支援，主持人類基因體計畫，並在二〇〇三年解開人類基因體序列的密碼，轟動全球。研究表明，空氣污染、吸煙、心情煩悶、酗酒、缺乏運動、睡眠不足、食物中缺少DHA及EPA（重要的Omega-3脂肪酸）、輻射等均能加速細胞染色體端粒縮短。

正常體細胞每次分裂後，染色體端粒縮短，當進行性縮短達到一定程度時，細胞停止分裂，開始衰老、死亡。科學家通過對四百多人的血液樣本進行化驗後發現，決定壽命的因素取決於端粒的長度。不吸煙、攝入富含Omega-3脂肪酸的飲食、每天進行十五～三十分鐘的陽光曝曬、有氧運動等方式，可以延長端粒的長度，從而延長壽命。飲酒會損害與早衰和癌症相關的一些細胞。

義大利米蘭大學（Università degli Studi di Milano，UNIMI）研究發現，飲酒會導致DNA端粒受壓並發炎。隨著身體的老化，DNA端粒的長度會慢慢縮短，最終因損傷過度而死亡。保持樂觀情緒有助於保護DNA端粒，使之減慢縮短的速度，從而延長壽命。肥胖、吸煙是許多疾病的危險因素，檢測十八～七十六歲的一千一百二十二位白人婦女端粒長度發現，體質指數（BMI）≥三十的肥胖婦女，端粒長度比體瘦婦女（BMI≤二十）端粒長度短約二百四十bp（正常約三千六百六十bp）。如縮短五百五十bp，將變老九～十七年。英國倫敦聖托馬斯醫院（St Thomas' Hospital）研究人員檢測二千四百〇一對雙胞胎白血球中染色體端粒長度。結果發現，不運動者染色體端粒比積極運動者要短。調查顯示，每週只運動十五分鐘的人與每週運動三小時以上者相比，其端粒平均要短二百bp（鹼基對）。轉換成生物年齡，前者比後者衰老約十歲。

日本醫學博士宇都宮光明（Mitsuaki Utsunomiya）表示，男女各種荷爾蒙的分泌，都和陽光有著密不可分的關係。而且，負責內分泌系統的自律神經，也與陽光息息相關。

陽光可以擴張皮膚的微血管、促進血液循環、新陳代謝、活化皮脂腺（Sebaceous gland）和汗腺（Sweat gland）的功能。皮膚的代謝機能提高，對於增加肌膚潤滑度、回復彈性具有關鍵性的影響。陽光還可以促進基底細胞（Basal cell）的細胞分裂，使老化的角質層（Stratum corneum）自然剝落，生成更細緻的角質層。陽光本身具有神奇的細胞活化再生作用，可以修復受傷的細胞，使細胞活化再生，並促使真皮層（Dermis）內的膠原蛋白（Collagen）、彈性纖維蛋白（Elastin）和玻尿酸（Hyaluronic Acid）等物質生成。尤其是具有促進「表情肌」（Muscles of Facial Expression）的肌力再生機能，能有效預防因表情肌逐漸衰弱、乏力所引起的皺紋和鬆弛。

美國懷俄明大學（University of Wyoming）的研究報告也指出，陽光本身具有使細胞活化再生，並促使真皮層內的膠原蛋白、彈性纖維蛋白和玻尿酸等物質生成。紫外線雖然會使皮膚受損，但同時也會修護受傷細胞的DNA，刺激皮膚的新陳代謝，讓皮膚更加細緻嬌嫩。具有除皺、去斑、防鬆弛的神奇作用。當我們曝露在紫外線B（UVB）之下，造成皮膚細胞DNA受損時，紫外線A（UVA）會使細胞活化再生，還能有效預防皺紋和鬆弛。

七十歲以後，維生素D的合成效率只剩下年輕時的一半。特別是女性隨著年齡的增長，身體越來越需要維生素D，能夠不曬太陽嗎？懷孕和哺乳的婦女尤其需要曬太陽。

加拿大阿爾伯塔大學（University of Alberta）糖尿病研究所藥理學教授（Pharmacology professor from Diabetes Institute）彼得・萊特博士（Dr. Peter Light）帶領的研究團隊發現，人體皮膚底下的脂肪細胞對於陽光中的藍光刺激十分敏感，當脂肪細胞暴露在太陽下就會縮小、減少。它解釋了為何冬天人們體重會直線上升，總是特別容易肥胖，因為沒曬到太陽的脂肪細胞會儲存較多的脂肪，這同時也宣告了曬太陽真的能減肥，這項研究發表在英國的《科學報告》（Scientific Reports）期刊上。

除此之外，美國西北大學（Northwest University）的另一項研究發現，每天早晨曬二十～三十分鐘的太陽，就有助減肥。西北大學範柏格醫學院（Northwestern University Feinberg School of Medicine）神經學（Neuroscience）教授菲莉絲・錢（Phyllis C. Zee）博士解釋，這是由於陽光可以調節身體內在的生理時鐘和晝夜節律同步，所以能使體內的能量消耗平衡，若沒有獲得充足的陽光，會增加體重。而在早上八點～中午以前曬太陽二十～三十分鐘，能影響BMI值（BMI是根據一個人的體重和身高計算得出的比率）。白天曝曬陽光的時間、強度和持續時間與個人的體重有關。白天曬太陽的時間越早，個體的體重指數就越低。適度明亮的陽光曝曬的時間越晚，人的BMI越高。早晨曬太陽對體重的影響與個人的身體活動水平、熱量攝入、睡眠時間、年齡或季節無關，它約占一個人BMI的二〇%。

錢（Zee）博士強調：如果一個人在每天的適當時間沒有曝曬足夠的陽光，可能會使人體內的生理時鐘失去同步，此時生理時鐘會改變新陳代謝並導致體重增加。

此外，曬曬太陽就能治性冷感？太陽光簡直是一種春藥，能夠提高男性雄性激素（Androgenic Hormones）水平，增強性慾，提高精子質量。美國匹茲堡大學醫學院（University of Pittsburgh School of Medicine）教授安德里亞・法吉里尼（Andrea Fagiolini）博士曾經進行一項研究，性慾減退或是勃起障礙的患者，每天早上曝曬太陽光十五～三十分鐘，兩個星期之後，睪酮（Testosterone）水平從二・一毫微克／毫升，增加到三・六毫微克／毫升，性愛滿意度由於睪酮水平提高，而變得不一樣。主要原因是，受陽光照射在皮膚上所產生的維生素D所影響。身體內保持充足的維生素D，這會幫助你維持身體高水平的睪酮，進而提高性慾。

此外，曝曬陽光對提升女性體內黃體成長激素（Luteinizing Hormone，LH）水平極為重要。黃體成長激素水平太低，也是女性性慾減低的主要原因。奧地利格拉茲醫學大學（Medical University of Graz）的研究人員發現，體內睪酮的水平，會隨著維生素D含量的波動而變化。每年入秋後，人體內維生素D和睪酮的水平都會同步下降，並在來年三月降至最低。這與人們很少曝曬太陽有一定關係。研究還強調，每天曝曬太陽三十分鐘～一小時，體內睪酮便可增加六九%。

美國《紐約郵報》（New York Post）報導，巴西二十三歲辣模萊蒂西亞．馬丁絲（Leticia Martins），聲稱每天讓私密處曝曬一～二個小時的日光浴，就可以增加性慾。馬丁絲同時還在社交網路平台（Instagram，IG）附上自己於陽光下，穿著比基尼泳裝，張開雙腿的照片，讓不少網友大噴鼻血。馬丁絲說，女性私密處曝曬在太陽下好處多多，除了激發性慾，還能改善晝夜節律，夜夜睡好覺。

腦科學研究結果顯示，人腦由一百四十億個腦細胞組成，每個腦細胞可生長出二萬個樹枝狀的樹突，用來計算信息。人腦是個「超級電腦」，可儲存五十億本書的資訊，相當於世界上藏書最多的美國國會圖書館（一千萬冊）的五百倍，每天可以記住四本書的全部內容。大腦的潛能，幾乎接近於無限。可見必須時時刻刻提供足夠的營養，才能讓大腦保持最佳狀態。大腦喜歡經過陽光自然曝曬的新鮮食物。加工食品、冷凍食品，不僅有害健康，還會削弱智力。英國一項最新的研究顯示，飲食結構會影響一個人的智商。

曬太陽能激發腦細胞活力，促進腦細胞的生長發育和神經資訊的傳導，可以使大腦思維更加活躍，激發大腦潛能。也就是說，讓人變聰明的祕訣就是曬太陽，因為陽光能促進神經生長因子（Nerve Growth Factor Receptor），使神經纖維（Nerve Fiber）增長。二〇一八年五月，中國科學技術大學生命科學學院和化學與材料科學學院合作，通過單細胞質譜、光遺傳、分子生物學、電生理及動物行為學等技術，發現太陽光照射後可增強動物學習和記憶能力的機制。這項研究成果發表在美國《細胞》（CELL）雜誌上。研究人員在神經元中發現了一種化學分子——尿刊酸（Urocanic Acid）。這種分子正如其名，最初是在狗尿裡分離提取出來的。研究人員發現人類和動物在被陽光照射後，皮膚和血液中的尿刊酸會增高。皮膚中的尿刊酸具有吸收紫外線的能力，可以抵擋紫外線對皮膚的損傷。血液中的尿刊酸被認為可以在肝臟中代謝成谷氨酸（Glutamic Acid），然後結合體內的遊離氨（Free Ammonia），產生一定的排毒作用。

那麼，尿刊酸出現在大腦中，是否也與陽光照射有關係呢？研究人員首先對小老鼠進行紫外線照射，然後再對小老鼠腦內多個腦區的神經元內物質變化進行分析。通過實驗，果然在照射過紫外線的小老鼠神經元裡發現了尿刊酸，證實腦中的尿刊酸是由陽光照射皮膚產生的。事實上，人體有許多不同種類的氨基酸（Amino Acid），這些氨基酸之間會相互轉化，其中有種叫作「組氨酸」（Histidine）的氨基酸在向「谷氨酸」的轉化過程中，就會產生尿刊酸。由於通過單細胞質譜分析（Single Cell Mass Spectrometry），發現了腦內神經元內有尿刊酸的存在，這使研究人員想到，是否在腦內也存在尿刊酸到谷氨酸的代謝途徑？也就是說，如果腦細胞正在積極地產生谷氨酸，尿刊酸的水平自然會上升。

研究人員隨後設計的實驗證實了這一點，在大腦裡，合成谷氨酸的代謝通路非常活躍，於是神經元裡出現尿刊酸，也就不奇怪了。而谷氨酸在神經元內產生非常關鍵的生理作用，人類大腦內約有高達九〇%的突觸（Synapse）都會用到這種分子，而突觸的可塑性正是大腦學習和記憶的關鍵。

谷氨酸是腦內最主要的興奮型神經傳導物質（Neurotransmitter），神經資訊的傳導在許多情況下，都是透過谷氨酸投射發揮作用。谷氨酸從神經末梢（Nerve Ending）釋放，激活皮層（Cortex）、海馬（Hippocampus）、紋狀體（Corpus Striatum）等腦區的下游神經元，進而增強與這些腦區相關的學習記憶能力。

因此，研究人員推斷，曬太陽會提高動物與人類的學習和記憶能力。首先，研究人員對背部裸露的小老鼠進行每平方公分五十毫焦的紫外線照射，之後分別檢測了小老鼠對新物體的識別能力和運動學習能力。這說明紫外線照射引起的腦內谷氨酸增加，增強了小老鼠的運動學習能力，也就是說陽光照射皮膚的確可以增強人類血液中的尿刊酸水平。

實驗中採用的紫外線照射劑量，也是按照文獻中對人類合適的劑量來照射的，給小老鼠的紫外線照射劑量，相當於人類在海灘上曬十五～三十分鐘太陽。所以，為了讓自己更聰明，就別老是待在家裡，出去適度接受一下陽光的洗禮吧！

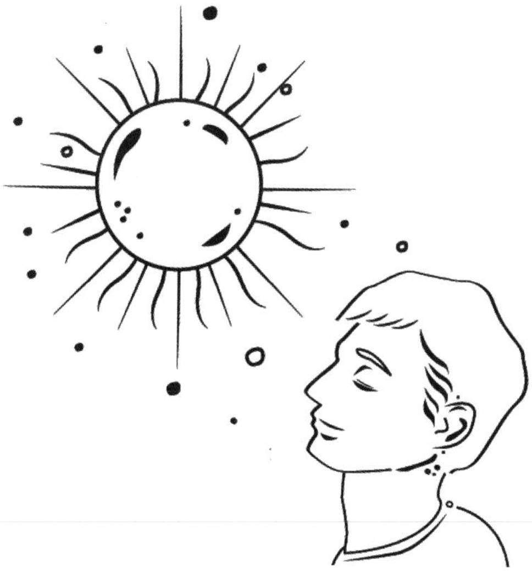

陽光是免疫系統的大補丸

在醫學的歷史上，免疫學可劃分為兩個時代。二十世紀五十年代中葉以前，可以稱為「古典免疫學」時代，之後則稱為「現代免疫學」時代。十八世紀是天花肆虐歐洲的年代，據估計，歐洲死於天花的人數達八千萬人以上，死亡率為三〇%左右。一七九六年五月英國醫生愛德華．詹納（Edward Jenner，一七四九年～一八二三年）發明天花疫苗，是世界上第一支疫苗。一七九六年五月十四日，詹納進行了牛痘（cowpox）實驗。他用一把清潔的柳葉刀在一名八歲男孩詹姆士．菲利浦（James Phipps）的兩隻胳膊上，劃了幾道傷口，然後替他接種牛痘，預防天花（smallpox）。男孩染上牛痘後，六星期內康復。之後詹納再替男孩接種天花，結果男孩完全沒有受感染，證明了牛痘能使人對天花產生免疫，詹納因此被後世稱為「免疫學之父（Father of Immunology）」。直到十九世紀五十年代，路易・巴斯德（Louis Pasteur）發現細菌的存在，並且大力鼓吹「細菌病原論」之後，科學家才認真研究身體是否具有能夠辨識，並且消滅疾病因子的機制。

一八九一年聖誕節前夕，德國細菌學家埃米爾・阿道夫・馮・貝林（Emil Adolf von Behring），為一位即將死於白喉（diphtheria）的女童注射了一針白喉血清，拯救了女童的生命，在醫學史上創造了「消極免疫」——將動物和人產生的抗體，轉移到另外一個動物和人的血液中去，這是免疫學上的里程碑。十年之後，一九〇一年貝林因而獲得首屆諾貝爾醫學獎。

一九六〇年諾貝爾醫學獎得主澳大利亞病毒學家弗蘭克・麥克法蘭・伯內特（Frank Macfarlane Burnet，一八九九年～一九八五年）、耶魯醫學院（Yale School of Medicine）院長路易士・托馬斯（Dr.Lewis Thomas）醫師等人，於二十世紀五十年代中期，創立了「現代免疫學」，他們認為免疫系統和癌症之間具有密切關係，主張除了保護身體免受外來微生物的侵犯之外，免疫系統也執行「防衛任務」以阻止突變細胞的生存和繁殖。伯內特因為在免疫學方面的傑出成就而獲得諾貝爾醫學獎。根據他的理論，人體每日會產生數以萬計異常的癌細胞，免疫系統通常會認出這些細胞，在它們分裂之前就加以消滅。但是當防衛機制因為某種原因被削弱之後，就無法達成這項任務。惡性細胞繁殖的時候，會以驚人的速度分裂，侵犯正常組織，最後毀滅母體，由此可見免疫系統對維護人體健康的重要性。

免疫系統是人體對抗疾病的防禦網，能偵測、找出並破壞對人體可能構成傷害的病毒、細菌等外來物質入侵，同時具有辨識敵我的能力，才不至於自我殘殺。當人體老化，免疫系統隨之老化，變的衰弱無力，雖然體內仍然可以製造同量的防疫細胞，但這些細胞卻無法發揮以往的正常功能，這就說明了老年人比較容易感染各種疾病的原因，即使是小小的發燒和感冒，卻可能在老年人身上演變成嚴重的肺炎。免疫系統必須清楚的辨識出本身與外來的不正常細胞，保護自己的抗原（Antigen，Ag）避免外來抗原的破壞。然而，當人體老化時會喪失部分免疫系統的記憶細胞（Memory Cell），在無法準確地分出敵我的情況下，免疫系統很容易就會混淆出錯。一旦記憶細胞完全消失，老化的免疫系統往往就會任由外來細胞在體內肆無忌憚的四處活動，造成細菌或是病毒性感染。最糟糕的是，在混淆不清的狀況下，免疫系統甚至會攻擊自身的組織，引起嚴重的機能衰退。

免疫系統是由許多不同功能的細胞所構成，其中最主要的細胞是一種稱為淋巴球（lymphocyte）的白血球（Leukocyte），T細胞則是由胸腺（Thymus）所製造的特殊淋巴球，它的功能是抵抗某些特定的細菌、病毒，以及白色念珠菌（Candida Albicans）的黴菌（Mold）感染。T細胞可以延緩皮膚對細菌感染的反應。T細胞也具有避免外來蛋白質入侵人體的作用，與器官移植的排斥反應息息相關，當患者在接受器官移植的時候，往往必須服用降低免疫機能的藥物，來避免本身對外來器官所產生的排斥反應。

訓練有素的T細胞是人體賴以生存所不能或缺的，當人體老化時，T細胞會逐漸失去效力，導致疾病趁虛而入。人體一旦喪失兩種T細胞：抵抗病毒和細菌入侵的T細胞，以及遊走於血管之間，尋找各種可能危險因子的T細胞，就會導致免疫系統的破壞，失去抵抗疾病的能力。另一種被稱為B淋巴球或是B細胞的淋巴球，會製造出成為抗體（Antibody）或免疫球蛋白（Intravenous Immunoglobulin）的蛋白質，外來物質或是抗原進入人體時，B細胞會迅速產生抗體來對抗，而其他的免疫細胞也會適時的加以協助。

人體可以製造出幾千種抗體，尋找、破壞各種特殊的抗原。抗體擁有驚人的記憶力，使人體在感染疾病之後，可以自行產生免疫。譬如水痘（varicella），人的一生中每個人都會感染一次水痘，並且在痊癒了之後終身免疫，這是因為抗體對第一次的感染，產生反應並持續偵測水痘抗原的反擊所致，抗原若是出現，抗體就會立即加以反擊。除了抵禦疾病之外，免疫系統的第一項主要功能就是，維持對癌細胞的高度警戒，並且在人體尚未受到癌細胞侵害之前，將癌細胞加以消滅。

弗蘭克・麥克法蘭・伯內特這位諾貝爾醫學獎得主創造出了新名詞——免疫監督（Immunosurveillance），說明免疫系統是如何消滅外來與突變的細胞，以及縝密的監視人體內的致癌因子，並且迅速的加以摧毀，這樣的反應在人體內無止境地進行著。許多科學家相信，癌症就是免疫監督機能不全所導致的，唯有維持免疫系統的健全，才是有效避免癌症的唯一途徑。

二十世紀最有影響力的免疫學家，也是現代免疫學的創始人，骨髓移植的先驅羅伯特・艾倫・古德（Robert Alan Good，一九二二年~二〇〇三年），二十五歲時獲得博士學位，是美國明尼蘇達大學第一位醫學博士，一九六八年帶領團隊成功完成了人類首次非同卵雙胞胎之間的骨髓移植（即靜脈內提取和輸注）。接受移植的患者是一個五個月大的男孩，患有嚴重的原發性免疫缺陷（Primary Immunodeficiency），這種疾病曾導致其大家庭中十一名男性成員死亡。這個男孩從他八歲的姐姐那裡接受了骨髓移植，男孩長大後成為健康的成年人。

一九七三年古德博士以及其領導的研究小組發現，癌症和所謂免疫機能不全症（Immune Insufficiency）之間具有很高的相關性，這些疾病使得癌症病人很容易感染傳染病而死亡，古德博士當時曾經有感而發地說：「人類生存於微生物的汪洋大海中，免疫系統就是人類求生的救生圈。」

除了上述的免疫細胞之外，還有幾種免疫細胞在維持人體的健康上，占有相當重要的地位，這些細胞當中包括會吞噬外來物質的細胞——巨噬細胞（Macrophage），有些巨噬細胞固定在肺部，消化人體吸入的灰塵，有些則主要分布於骨髓以及主要內臟器官的內層。當身體某部位受到感染的時候，巨噬細胞會分散到血液當中循環，直到找到目標物之後，便將對方消滅。

人類在七十歲～八十歲之間，大多數人會經歷免疫系統的急遽衰退，即使有著同樣數量的T細胞，也無法發揮正常的功能。一般而言，這把年紀的人能夠持續負起對抗抗原責任的T細胞，只剩下一半不到，有些人甚至僅剩下二〇％而已。人體的老化導致免疫系統的記憶細胞無法辨識危險因子，體內的抗體接受不到指令，無法迅速攻擊，只能眼巴巴的看著危險因子四處作亂。

免疫系統也會受到人體內部維生素水平的影響，例如維生素C、維生素D不足，往往導致T細胞的衰減，日常的飲食也會影響免疫系統。科學家在動物實驗當中發現，高脂肪的飲食會使T細胞機能降低，免疫系統隨之衰退，誘發某種癌症。許多科學家認為，人體的老化是源於免疫系統的逐漸衰退，年輕時的免疫系統在追擊危險因子的時候，往往能夠發揮最大的效果。人體受到危險因子攻擊時，免疫系統就會派出T細胞、B細胞、抗體所組成的「防衛軍」，來抵禦危險因子的入侵。

然而，當人體老化之後，究竟應該如何採取行動，才能避免免疫系統老化呢？科學家早就告訴我們答案，那就是曬太陽，讓背部沐浴在陽光下！

東歐的醫學研究發現，陽光的照射會增加血液中白血球的數量，其中大部分是對抗外界感染以及監控內部細胞變異的淋巴細胞。陽光還能增加血液的含氧量，如果在太陽下適當曝曬，免疫力也會隨之增強。

中醫認為曬太陽是提升陽氣最直接、最有效的方法，比吃任何昂貴大補藥更能補充陽氣。許多人只知道陽氣重要，卻不知為何跟曬太陽扯上關係。中醫有「採日精」的說法，就是採集陽光以生髮清陽之氣。人體內正常的臟腑功能全靠陽氣來支撐，陽氣充盈，人體抵抗疾病的能力就會提高。正氣則是相對於外邪來說的，曬太陽強身健體，可以增強免疫力，在《黃帝內經》中就有「背為陽」的理論。

現代醫學也證實，人的背部皮下蘊藏著大量的免疫細胞，通過曬太陽可以激活這些免疫細胞。曬太陽還能夠增強人體的免疫功能、增加吞噬細胞的活力。所以，讓背部多曬曬陽光，哪怕穿著衣服也有助於鈣的吸收、合成，還能達到補陽氣、疏通經絡、調和臟腑、去寒止痛的目的。

臨床上經常可見那些長期臥病的患者，因為曬不到太陽導致免疫力下降，反覆出現感染或是病毒性皰疹發作。早在二十世紀初期抗生素被發明之前，就出現了所謂的「陽光療法」，是當時唯一有效治療結核病的方法。那時候的醫學界發現，如果將結核病患移到陽光充足的地區休養，通常都能恢復健康。

一八二二年，醫學界開始將「陽光療法」用來治療因骨骼無法硬化所導致的「佝僂症」。將近一世紀之後，科學家才發現陽光療法的祕密。

一九二二年「維生素D」被發現，經由陽光照射皮膚所產生的維生素D，被發現及證實其治癒佝僂症的作用機制。之後的五十年間，科學家將維生素D研究的更透徹，範圍更廣泛。如今有大量的證據顯示，維生素D的功用不僅在於建造骨骼，更有極強的抗癌作用，也是免疫系統重要的調節因子。維生素D和維生素C以及鋅等微量營養素，對免疫系統的良好運作至關重要，在促進健康和良好的營養狀況方面，發揮關鍵作用，流行病學的研究數據顯示，血液中維生素D濃度過低，將導致各種慢性疾病。

美國喬治城大學（Georgetown University）研究發現：曬太陽能增強免疫力。陽光中的低強度藍光，有助於激活負責給免疫細胞——T細胞，打開信號通道的過氧化氫

（Hydrogen Peroxide），令T細胞更快移動，從而使機體保持警覺，隨時應對侵入的細菌和病毒。

長久以來，許多歐洲生物醫學大師，都使用讓身體發熱的方式，加速新陳代謝作用，防止入侵的病毒和細菌成長，加速治療疾病。他們認為對一切疾病的有效治療，必須依靠病人體內的免疫系統發揮效率才能達成。實際上，幾世紀以來，讓身體發熱即被世界各地的生物醫學用來治療疾病。在西印度群島罹患梅毒和癌症的土著，故意感染高熱症，例如瘧疾、斑疹、傷寒或是腸傷寒，以達成自我療癒的目的。本書第一章第一節「人類最早的治病靈丹——太陽光」中提到，一九六五年諾貝爾醫學獎得主法國微生物學家安德列．米歇爾．洛夫（Andre Michel Lwoff）經過多次的實驗證明，讓身體發熱的確是治病的「靈丹」，可以讓許許多多的疾病不藥而癒。

冬天天氣太冷，如果你不想裸露背部曝曬太陽，讓身體發熱增加體溫，提高免疫力，你也可以採取全身泡在浴缸的熱水中，誘導身體發熱的泡浴法。這個方法是一九三二年，奧地利一位女作家瑪麗亞．施倫茲（Maria Schlenz）發明的，因此又被稱為施倫茲高熱法。近九十年來已經接受過無數的科學實驗證實有效，並且被歐洲許多大學醫院採用為標準療法，治癒了許多疾病，包括癌症在內。

方法如下：進入浴缸前兩個小時不能進食，浴缸越大、越深越好，整個身體全部侵入水中，包括頭部，只露出鼻子、眼睛和嘴巴，開始的時候水溫為攝氏三十六度，十分鐘之後浴缸的水溫增加到攝氏三十八度，再經過十分鐘，水溫提高到攝氏四十度，泡澡的時間依個人的身體反應而定，一般為三十分鐘至一小時。

二〇二一年一月，《英國血液學雜誌》（British Journal of Haematology）刊出一個神奇臨床病例，指一名患有末期淋巴癌的六旬男子感染新型冠狀病毒後，體內各處活躍的癌細胞腫瘤大幅減少。在醫院住院十一天之後，他的症狀得到緩解，出院在家中休養，期間沒有採取任何免疫化療和類固醇治療的措施。

神奇的是，四個月之後，經過正子電腦斷層掃瞄（Positron Emission Tomography／Computed Tomography，PET／CT）檢測發現，病患體內的腫瘤大部分都消失了，與腫瘤相關的數值也下降了九〇％以上。科學家推測，這可能是因為新型冠狀病毒使感染者的身體發熱，刺激了感染者體內的免疫系統，激發抗腫瘤的免疫反應所致。這個神奇的臨床病例，頓時成為舉世矚目的焦點，世界各國的新聞媒體紛紛加以大篇幅的報導。

總之，每天適當的曬太陽使身體發熱，可以增加身體內部紅血球（Erythrocyte）和白血球（Leukocyte）的數量，增強人體的免疫功能，激發吞噬細胞的活力，令癌細胞無機可趁！

白天曬太陽，夜夜睡好覺

人體大部分功能都是由晝夜性節律週期所控制，包括睡眠、體溫、飲食、活動等等，而控制這些節律的最大主宰角色就是陽光。也就是說，陽光能夠重新設定控制褪黑激素（Melatonin）分泌的生理時鐘，而且曝曬陽光時間的長短，往往會影響夜晚褪黑激素分泌的濃度。此外，陽光會促進體內晝夜節律的運行，維持正常的睡眠週期。

事實上，人體內褪黑激素含量的多寡，直接影響夜晚睡眠的品質。全世界最權威的學術期刊之一《科學》（Science）曾經報導，人體大腦中的松果體只有在日夜接觸的光照度，有足夠大的落差時，才會分泌褪黑激素。所以，白天必須充分曝曬陽光，吸收更多的陽光，夜晚盡量減少光照度，大腦的松果體才能夠正常順利的分泌褪黑激素，讓人體獲得

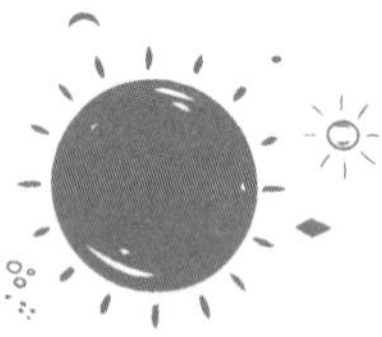

深度睡眠。

光線分成可見光和不可見光，紅外線、紫外線屬於不可見光，自然光射入眼睛黃斑部（Macula）時，形成影像和顏色，就會產生視覺。藍光則是能量較強的可見光，靛、藍、紫光都屬於藍光範疇。藍光可穿透角膜與水晶體射入黃斑部，使黃斑部感光細胞受損，造成黃斑部病變（Macular degeneration）。如果我們長期處在不均衡的室內光源之下，不僅對視力有所影響，也會感到精神無法集中、疲倦、壓力大，甚至產生焦慮感。

我們曬太陽時，光線進入眼睛的視網膜（Retinal），其中波長較短的藍光，特別能夠活化視交叉上核（Suprachiasmatic Nucleus）。視交叉上核是個位於大腦下視丘（Hypothalamus）的神經構造，有許多神經細胞在這裡集結。最特別的是，這裡的神經訊號直接通往松果體。松果體則是分泌褪黑激素的組織。褪黑激素會讓人想睡、體溫下降，讓身體知道該睡覺了。陽光的有無，對我們來說就是啟動清醒和睡眠的訊號。我們光是待在陽光下，自然就會抑制松果體的活性，使得褪黑激素分泌量減少，讓自己保持清醒。到了晚上，松果體的活性不再被抑制，褪黑激素的水準自然升高，也就產生睡意。

眼睛裡有一種藍光受體，叫作「內生性感光視神經細胞」（Intrinsically Photosensitive Retinal Ganglion Cells，縮寫ipRGC），這種受體接受到藍光後，會向腦部的視交叉上核發出訊號，壓抑大腦松果體分泌褪黑激素，活化全身交感神經，使身體興奮。因此，當人們受到大量藍光照射時（日正當中時），這種感光細胞就會讓視交叉上核告訴松果體停止製造褪黑激素，以維持清醒。但當太陽開始西下黑夜來臨，藍光減少，褪黑激素就會開始分泌，令人逐漸產生睡意。

另外，光線也會影響生理時鐘與睡眠。研究發現，藍色的光線、特別是來自太陽的藍色光線，幫助人們保持清醒、調整心情。藍光被證明具有使人心情開朗、提高工作效率的作用，白天多曬太陽，可以減低人造光在夜晚時讓你保持清醒的機率。陽光比我們使用的任何照明設備都要明亮得多，那些在戶外花更多時間曬太陽的人，往往會獲得更好、更優質的睡眠。

白天曬太陽，可以強化人體的生理時鐘，有助於夜晚的睡眠。同時，在充足的陽光曝曬下，人體腎上腺素（Adrenaline，Epinephrine，AD）、甲狀腺素（Thyroxine）以及促性腺素（Gonadotropins，Gn）分泌水準，都會有所提升，這將有助於改善情緒低落、精神憂鬱的症狀，還能夠增強人體的免疫力，增加吞噬細胞的活力。

此外，曬頭頂補陽氣，《黃帝內經》中的〈生氣通天論〉篇有這麼一句：「陽氣者，若天與日，失其所則折壽而不彰。」歷史記載說明陽氣就是長壽的根本，曬後背調氣血，人體腹部為陰，背部為陽，很多經脈和穴位多在後背，長壽與衰老都跟氣血息息相關。氣血是人體生命的泉源，氣血強盛，循環全身，五臟六腑調和，人必健康長壽。

曬手心幫助睡眠，人的手心是很少被曬到的地方，常曬手心可以消除疲勞，幫助夜晚的睡眠。曝曬陽光的時候，男人最好裸露上半身，背部朝向陽光，女人無法裸露上半身，則可以選擇穿著像比基尼那樣的運動背心，背部朝向陽光，才能夠感受到像針灸治療那樣的溫熱感覺，曝曬時間大約十五～三十分鐘就可以。穿著衣服曝曬，效果比不上裸露上半身，不過影響並不大，但是請記得穿紅色的衣服，因為紅色可以讓長波紅外線（熱波）進入人體，阻擋殺傷力很強的短波紫外線（化學波），而白色衣服會將紫外線反射到臉上或裸露的胳膊、背部上，容易使皮膚曬傷。冬天陽光中紫外線的量，只有夏季的六分之一，曝曬時間可稍微延長一些。

白天曝曬陽光，除了對夜晚的睡眠有助眠效果之外，還可以讓人開闊視野，加強新陳代謝的功能，所以在陽光燦爛的日子裡，人的精神就會感覺特別飽滿，心情也格外舒暢。科學研究顯示，失眠多年的人，衰老速度是一般人的三倍，失眠的第二天，身體的免疫力就會急速下降，日後罹患憂鬱症（Depression）、阿茲海默症（Alzheimer's disease，AD）的風險是一般人的三～四倍。最新研究發現，缺乏睡眠會讓一種稱為「β-澱粉樣蛋白」

（Beta-amyloid）的廢棄物質在大腦中聚集，而阿茲海默症患者大腦中斑塊（plaque）區域，這種物質的含量往往是高濃度。

二〇一八年四月發表在《美國國家科學院報》（Proceedings of the National Academy of Sciences，PNAS）上的研究，第一次提出了「失眠」對大腦產生的這種影響，科學證據顯示了長期慢性失眠後果的嚴重性，哪怕只是一個晚上的失眠，就會使大腦中的這些廢棄物質開始累積。目前科學已證實「β-澱粉樣蛋白」是腦細胞白天思維活動之後，所產生的廢棄物質，而充足的睡眠可以在一定程度上清除這些廢棄物質。

二〇二一年一月二十日，美國西北大學（Northwestern University）神經生物學（Department of Neurobiology）系主任、睡眠和晝夜節律生物學中心副主任拉維·阿拉達（Ravi Allada）博士領導的研究團隊，有篇論文發表在《科學進展》（Science Advances）雜誌上，通過研究果蠅的大腦活動和行為發現，當果蠅進入所謂長喙延伸睡眠（Proboscis Extension Sleep，PES）的深層睡眠階段時，果蠅的喙部會反覆伸出與縮回，這種運動可能會將果蠅大腦中的液體輸送到腎臟。這類似於人類的眼球非快速運動睡眠（Non-Rapid-Eye-Movement Sleep，NREM Sleep）模式中的第三、第四階段深層睡眠，也就是俗稱的δ（Delta）睡眠階段。

研究表明，這樣的幫浦運動有助於清除廢物與修補傷口，並掃除大腦中有毒蛋白質「β-澱粉樣蛋白」。而β-澱粉樣蛋白是導致神經退化性疾病，如阿茲海默症或帕金森氏症的元兇。深層睡眠可以清除大腦中的廢物，而這些廢物就包括可能導致神經退行性疾病的β-澱粉樣蛋白。清理廢物也正是睡眠在進化過程中保留的核心功能。現有的科學文獻已證實，在整個動物界，睡眠不足將損害學習、記憶、免疫能力與傷口癒合，而睡個好覺可以逆轉這些障礙。儘管果蠅與人類為不同物種，但由於控制果蠅睡眠、清醒週期的神經元與人類驚人地相似。因此，果蠅已經成為科學家研究睡眠、晝夜節律和神經退行性疾病的典型生物。而且，果蠅的深層睡眠期與人類的深層睡眠期相似。

阿拉達博士強調，儘管清醒時身體的廢物也能藉由新陳代謝排除；但只有深層睡眠期的清除效率大幅提高。睡眠最核心的功能是清除大腦中的毒素與廢物，這或許就是為什麼所有生物都需要深層睡眠的原因。

美國太空總署（NASA）的科學家，為了幫太空人調整生理時鐘，恢復正常睡眠，因而研究發明了一套特殊的照明設備，波長分別為藍光（450～490nm）、橘光（590nm～635nm）與紅光（620nm～650nm），他們發現藍、綠波段的光，使人呈現興奮狀態，然而紅、橙色波段的光，卻會刺激褪黑激素的分泌，幫助入眠。

現代人由於夜間接觸人造光太多，白天接觸陽光的機會太少（整天都在室內工作），以致人體晝夜節律無法順利運行。因此，夜裡失眠、白天精神不濟，成為多數人的普遍現象。近來有研究證實，當人們離開城市和人造光到野外露營時，睡眠品質會好很多。研究發現，睡前只要使用二小時帶有背光顯示屏（都是藍、綠波段的光）的電子產品，就可導致褪黑激素分泌被抑制二二%，從而引發睡覺時間減少、易被打斷等睡眠問題。近年來的科學研究已經證明，光是影響睡眠的重要因素，這是因為控制睡眠的褪黑激素容易受到光的影響。

一般人都不喜歡曝曬陽光，尤其是女性，殊不知白天多曬曬陽光，對於夜晚睡眠的助眠效果超乎你的想像，以光照度分析，夏天晴朗的天氣，戶外陽光的光照度甚至可達十萬勒克斯（Lux 或 lx），陰天時約為一千勒克斯，而室內一般只有大約一百二十勒克斯，即使是靠窗有陽光的地方，也只有七百勒克斯左右。只要你每天沐浴在陽光中，享受足夠的光照，就會使褪黑激素的合成物質血清素（Serotonin）濃度升高，刺激副交感神經（Parasympathetic Nerve）使情緒穩定、全身放鬆、身心愉快，晚上就能有深度睡眠以及完美的睡眠週期。而血清素是一種神經傳導物質（Neurotransmitter），會使人頭腦靈活、清醒。血清素不足會讓自律神經（Autonomic Nerve）失調，交感神經（Sympathetic

Nervous）、副交感神經無法正常調節，不知何時該切換運作，人體整個晝夜節律大亂，自然嚴重影響到夜晚身心無法放鬆以及褪黑激素的分泌，最終導致失眠。

總之，白天盡量在戶外曝曬陽光，夜晚減少人造光，讓自己處於光照度二十勒克斯以下的環境中，這一點對晚上享受優質的睡眠非常重要。美國境內大約有三十萬名艾美希人（Amish），白天一大早六點就起床，駕駛著馬車下田耕作，一整個白天，大多沐浴在陽光下，栽種有機的農作物玉米、花生等。天黑後家裡點著煤油燈跟蠟燭，沒有電燈、電視、電話、收音機、音響、無法上網。家家戶戶通常九點左右就上床休息，過著日出而作，日落而息，與世無爭的田園生活。完全配合自然的晝夜節律，早睡早起。白天艾美希人的平均光照度約為四千勒克斯，晚上艾美希人家中的光照度都在二十勒克斯以下，因為他們只點油燈和蠟燭，因此他們晚上的睡眠，比大多數現代人睡得更美好、更甜蜜。

美國紐約大學臨床皮膚科教授達雷爾．瑞吉爾（Darrell S. Rigel）博士指出，陽光可以刺激大腦分泌血清素，而血清素是褪黑激素的前驅物質，所以曝曬太陽光有助於改善憂鬱的心情、消除壓力、幫助夜晚睡眠。有不少人一到了冬天和陰雨天，就容易失眠、煩躁，這跟日照的時間減少有一定的關係。根據調查，緯度高的國家比緯度低的國家，當地居民罹患憂鬱症的可能性高了很多。譬如，芬蘭這個世界上最幸福的國家，三十歲以下的年輕人中，憂鬱症的患病率高達二〇%。另一項瑞典的研究發現，跟夏天接受日光浴的女性相比，不曬太陽的女性，死亡率竟然高了兩倍。

二〇二〇年三月，一項由美國國家心肺血液研究所（National Heart, Lung, and Blood Institute）主導，為時五年，追蹤二千名中老年男女性（四十五歲～八十四歲）的大型研究顯示，睡眠模式不規則的老年人，也就是沒有固定的就寢時間、起床時間以及每晚睡眠質量不同，罹患心血管疾病（CVD）的機率，比擁有規律睡眠模式的成年人高出兩倍。這項發表在《美國心臟病協會》（American Heart Association）雜誌上的研究也顯示，每天保持規律的睡眠模式，每晚擁有七～八小時的睡眠品質，可以幫助預防心臟病。雖然不清楚睡眠模式不規律和心血管疾病相關聯的背後生物學機制，但研究人員相信，可能與人體晝夜節律，也就是生理時鐘紊亂、失調脫不了關係。

二〇〇九年諾貝爾醫學獎得主美國分子生物學家伊莉莎白・布萊盆博士研究端粒，發現一個驚人之處：人們並不需要完全的八小時睡眠，才能為端粒帶來益處。只要你感覺睡得好，七小時就足夠了。

英國薩里大學（University of Surrey）睡眠與生理學教授德克・詹・迪克（Derk Jan Dijk）和納揚塔拉・桑蒂（Nayantara Santhi）設計的睡眠實驗顯示：在白天，最大限度地接觸自然光，天黑之後，降低人造光的亮度，將使得人們夜晚睡覺時，擁有高品質和充足的睡眠，真的是改善睡眠品質和健康的好方法。琳達．格德斯（Linda Geddes）是一位屢獲殊榮的英國新聞工作者和科學作家，在她的作品《追著太陽》（Chasing the Sun）中提到：過去幾千年來，人類的生活一直和光明、黑暗的自然晝夜節律同步。這並不是說太陽一落山，所有的人就會立即上床睡覺。今天生活在坦桑尼亞或玻利維亞那些部落的土著，天黑後也還會在火光下開展各種社交活動。事實上，他們的睡眠與工業化國家的人一樣，不過卻更貼近白天、黑夜的自然晝夜節律。他們往往睡得比較早，在黎明前就起床，比如坦桑尼亞哈扎（Hadza）部落的土著。

加拿大多倫多大學（University of Toronto）的人類學家大衛．薩姆森（David Samson）說：「哈扎人在被問到自己的睡眠狀況時，幾乎都回答說『完全沒問題』。從統計學上來看，這跟我們在西方國家所看到的情況不一樣。」為什麼會這樣？陽光讓我們能夠看到世界，但它也會影響我們體內的許多生物系統。早晨的陽光會讓我們體內的生理時鐘提前，像是山間早起的雲雀，而夜晚的光線則會延遲我們的生理時鐘，像是夜晚瞪大雙眼的貓頭鷹一樣。光還會抑制人體內褪黑激素的分泌，這種激素會向身體的其他部分傳遞信號，告訴它們現在已經是夜晚了，這其中當然也包括控制睡眠的那些身體器官。白天接受陽光刺激的人，在晚上入睡花的時間更少，睡眠時間也更久。早晨的陽光似乎特別有影響力。早上八點到十二點之間接受陽光刺激的人，夜晚平均花十八分鐘就能睡著。

荷蘭格羅寧根大學（University of Groningen）的時間生物學家莫傑克．戈蒂簡（Marijke Gordijn）發現，人們接觸更多的陽光後能睡得更好。實驗中她利用多導睡眠監測儀（polysom-nography，PSG），詳細記錄了參與者的睡眠狀況，結果顯示，接觸更多的陽光後，人們睡得更沉、更安穩。

眾所周知，陽光會透過晝夜節律，改變我們的睡眠時間。美國約翰．霍普金斯大學薩梅爾．哈特（Samer Hattar）博士的最新研究發現，人們的睡眠衝動是由兩個獨立的系統驅動的，分別是影響睡眠時間的晝夜節律系統（The Circadian System）和內穩態系統（The Homeostatic System），後者可以記錄你清醒的時辰，產生睡眠壓力，迫使你去睡覺。而且，眼睛內控制晝夜節律的光敏細胞（Light Sensitive Cells），還和內穩態系統相連。此外，一種名為腺苷（Adenosine）的化學物質，對睡眠的內穩態系統，產生了調節作用。你清醒的時間愈長，大腦積聚的腺苷就愈多，由於腺苷會引發睡意，於是，你就越有可能感到困倦，這就是睡眠是原始內驅力的化學原理。然而，睡眠機制並非通過腺苷和內穩態系統運行，人體的晝夜節律系統主要是受到褪黑激素的影響。前文提及的荷蘭時間生物學家戈蒂簡表示：「光照時間和強度，不僅可以調節由晝夜節律驅動的睡眠狀況，還可以調節內穩態系統產生的睡眠壓力。」

維生素D的天然來源

美國耶魯大學醫學院（Yale School of Medicine）皮膚病學教授大衛・利菲爾（David J Leffell）說：「人體所需的維生素D，主要是透過曬太陽（特別是紫外線B輻射）的化學反應來獲得，我們的皮膚可以製造自己的維生素D，每個人都有維生素D受體細胞，它們通過一系列反應（從皮膚中膽固醇的轉化開始），肌膚通過獲取陽光中的紫外線來製造維生素D3，身體再把維生素D3經過肝臟、腎臟轉化為活性維生素D，增強對鈣、磷的吸收，促進骨骼的生長，所以維生素D也被稱為『陽光維生素』。」

對老年人來說，通過曬太陽可以防止骨質疏鬆。維生素D除了靠曬太陽接受紫外線產生以外，食物也是另外一種維生素D的來源。來自食物的維生素D有兩種，通常植物來源的是維生素D2（Ergocalciferol，麥角鈣化醇）而動物來源是維生素D3（Cholecalciferol，膽鈣化醇）。然而，維生素D是一種脂溶性維生素，這意味著它的吸收需要有脂肪。也就是說，如果您在沒有脂肪來源（如橙汁或脫脂牛奶）的情況下，食用強化維生素D的食物或維生素D補充劑，維生素D可能不會被人體吸收，就直接排出體外或吸收有限。

耶魯大學醫學院終身教授卡爾．英索格（Karl Insogna）表示，維生素D通過陽光照射由皮膚吸收或從食物、補品中獲取後，就會儲存在人體的脂肪細胞中。在這裡，它保持不活動狀態，直到需要它為止。通過稱為羥基化（Hydroxylation）的過程，肝臟和腎臟將儲存的維生素D，轉化為人體所需的活性形式（稱為1,25-二羥基維生素D3）。維生素D攝取不足會造成嚴重後果，包括成年人骨質流失率增加，甚至罹患軟骨症以及兒童佝僂症（rickets，畸形的骨骼疾病）這一疾病的高危險群是二歲以內，尤其是三～十八個月大的嬰幼兒。由於擔心罹患皮膚癌，尤其是黑色素瘤，因此，在戶外曝曬陽光時，許多人使用防曬霜。然而，防曬霜會阻礙您從陽光照射中獲取的維生素D數量。

一天中的時間、一年中的季節、緯度、老化、防曬霜的使用和皮膚色素沉澱程度，都會對皮膚中的維生素D3產生顯著影響。例如，居住在美國波士頓（Boston）和加拿大艾德蒙頓（Edmonton）的人，很難在十一月～二月之間利用陽光製造任何維生素D。甚至在夏天，維生素D的產生也不會在上午九點之前發生，而且會在下午四點之後停止。挪威人在十月~三月之間，無法透過陽光吸收維生素D。有色人種需要更長的時間暴露在陽光下，因為與暴露於同量陽光下的高加索人相比，他們的皮膚色素可作為天然防曬霜，降低了他們在皮膚中製造維生素D3的能力。非裔美國人通常需要比白種人高五至十倍的曝曬時間，才能在皮膚中製造同量的維生素D。SPF30的防曬霜吸收大約九五%的紫外線B輻射，從而使皮膚中維生素D的產生減少約九五%。衰老也會影響維生素D的產生，與二十歲的人相比，七十歲的人維生素D的生產能力僅為其二五%左右。通過玻璃暴露在陽光下，不會產生任何維生素D，因為玻璃吸收了幾乎所有的紫外線B輻射。

要曬多久太陽才可合成足夠一天所需的維生素D，取決於膚色、年齡、曬太陽的時段、季節和地理環境。根據美國國家科學院（National Academy of Sciences，United States，NAS）建議，一般只要臉、手臂或腿沒有衣服遮掩，也沒有塗抹防曬霜，在早上十點~下午三點間，於陽光下照射十五~三十分鐘，每週二~三次，就足夠讓身體製造出所需的維生素D。世界上一些陽光充足的國家，例如中東地區的伊朗、約旦、埃及、科威特、杜拜，亞洲地區的馬來西亞、印尼、巴基斯坦、阿富汗，這些伊斯蘭教國家的婦女有八〇%以上缺乏維生素D，因為她們全身的肌膚都被伊斯蘭教的服飾遮住了，無法透過陽光吸收維生素D。

由於促使皮膚將膽固醇轉化為維生素D的主角是紫外線B，如果使用防曬霜將會妨礙肌膚吸收紫外線B。研究發現，只要SPF8或以上的防曬霜，會妨礙皮膚產生維生素D達九五％，而使用SPF15或以上的防曬霜，則可遮擋達九九％。

那麼到底十五～三十分鐘是指要曬幾分鐘？考量到每個人的膚色有所不同（皮膚色素會影響皮膚吸收紫外線B，膚色越深能穿透的紫外線B就越少），所以這個時間也會有差異。

原則上，曬的時間大概是皮膚曬傷時間的二五％就夠了。簡單地說，若你在陽光下曬六十分鐘，就會出現皮膚發紅、灼熱感和疼痛等症狀的話，那麼在這樣的陽光強度下，你只要曬十五分鐘即可。當然，如果你嫌正午太陽太大，擔心皮膚癌的話，也可選陽光較弱的清晨或黃昏時段再來曬太陽，只是時間要曬久一點。

事實上，罹患皮膚癌風險的前提是「長期和大量」日曬，想要獲得足夠的維生素D，並不需要曬這麼久的時間，也不需要天天曬太陽。

一九二八年諾貝爾化學獎得主德國化學家阿道夫·溫道斯，於一九三七年發現動物的皮膚裡有 7-去氫膽固醇（7-Dehydrocholesterol），7-去氫膽固醇是一種膽固醇合成的前體，同時也是維生素D3（膽鈣化醇）合成的中間產物，當陽光裡的紫外線照射到我們的皮膚時，就會把7-去氫膽固醇轉化成維他命D。它的轉化過程如下：在人體肌膚表皮上，當紫外線（波長範圍在二百八十~三百二十奈米之間的UVB）照射到7-去氫膽固醇，會形成前維生素D3（Previtamin D3），接著再轉換成維生素D3。但是，不管是來自於食物的維生素D2、D3或是由肌膚合成的維生素D3，在體內都得再經過兩次轉換，才能成為有生理活性的維生素D2。第一次發生在肝臟，反應後會產生25-羥基維生素D（25-hydroxyvitamin D,25（OH）D），第二次在腎臟，產物是具生理活性的1,25-二羥基維生素D（1,25-Dihydroxyvitamin D,1,25（OH）2D）或不具生理活性的24,25-二羥基維生素D（24,25-Dihydroxyvitamin D,24,25（OH）2D）。如果肝臟或腎臟的健康出了問題，就會影響維生素D活化的過程。

美國波士頓大學醫學院（Boston University School of Medicine）皮膚病學教授麥克·哈立克博士是第一個將人體血液中主要的維生素D循環形式，識別為25-羥基維生素D3的人，被世人譽為「維生素D之父」。他分離並確定了維生素D的活性形式為1,25-二羥基維生素D3，以及如何在皮膚中合成維生素D的機理。哈立克博士建議，所有維生素D缺乏症患者每天從飲食，合理的日曬和補充劑中攝入二千~三千IU（國際單位）維生素D。成人每天二千～三千IU維生素D，女性每天至少攝取二千IU維生素D，兒童每天一千IU維生素D。儘管許多研究是關聯性研究，但仍有強有力的證據表明，增加維生素D攝入量除了對骨骼健康有益之外，還具有其他健康益處。

然而，對於哈立克博士的建議，國際醫學界仍存在著爭議，因為目前大多數的科學證據都指出，服用維生素D補充劑（從藥罐中獲得，含有大劑量IU的膠囊），會增加骨折和腎結石的風險，維生素D補充劑劑量越高，骨折機率也越高。

事實上，只要每天曬十五分鐘太陽，就不會缺乏維生素D，而且維生素D的正確分類是類固醇荷爾蒙（Steroid hormone）。天然食物中含有維生素D成分的並不多，因此，曬太陽讓身體製造充分的維生素D，是最自然可行的方法。

全球知名的醫學期刊《柳葉刀》（The Lancet），最近發表的研究也顯示，服用維生素D補充劑，無法達到保護骨質的效果，吃越多的維生素D補充劑，骨質密度越低。

麥克．哈立克博士還建議將活化的維生素D（二羥基維生素D3）用於那些身體難以將維生素D轉化為活性形式的人。例如老年人或對小麥、麵筋過敏的人。然而，即使服用高劑量的維生素D，許多健康狀況差的人，也無法在體內產生足夠的活化維生素D。研究表明，吸煙者比不吸煙者更有可能罹患維生素D缺乏症。

那麼，每個人是否都應該檢查自己身體內維生素D的水平？如果您超過七十歲，建議您至少檢查一次您的水平。適當的維生素D水平可以緩解慢性疼痛、中風、骨質疏鬆症、心臟病、癌症、自身免疫性疾病、抑鬱症、關節炎、糖尿病、牙齦疾病、牛皮癬、纖維肌痛（Fibromyalgia，FM）、自閉症等等。

麥克·哈立克博士最近發表了一項研究，該研究發現維生素D充足，可以將感染新型冠狀病毒的風險降低五十四%。血液中25-羥基維生素D水準，至少為30ng／mL（衡量維生素D狀況）的新型冠狀病毒患者的不良臨床風險顯著降低，包括昏迷、缺氧（身體缺氧）和死亡。此外，他們的血液中炎症標誌物（C反應蛋白）水平較低，而淋巴細胞（一種有助於抵抗感染的免疫細胞）血液水平較高。從二百三十五例新型冠狀病毒住院的患者中，採集了用於測量維生素D狀況的血液樣本（測量的血清25-羥基維生素D血清水平）。追蹤這些患者的臨床症狀，包括感染的嚴重程度、失去知覺、呼吸困難導致缺氧和死亡。還分析了血液中的炎症標誌物—C反應蛋白（C-Reactive Protein，CRP）和淋巴細胞數量。然後，研究人員比較了維生素D缺乏症患者和維生素D充足患者的所有這些參數。

他們觀察到，在四十歲以上的患者中，維生素D充足的患者，死於感染的可能性，比維生素D缺乏或不足且血液中25-羥基維生素D的水準，低於30ng／mL的患者低五十一．五%。

這項研究提供了直接的證據，證明患者體內維生素D充足，可以減少併發症，包括細胞因子風暴（Cytokine storm，過多的蛋白質釋放到血液中的速度太快）導致最終死於新型冠狀病毒。然而，來自英國，歐洲和美國的科學家，包括英國伯明罕大學（University of Birmingham）的卡洛琳．葛列格（Carolyn Greig）教授和馬丁．赫威森（Martin Hewison）教授，警告民眾不要大劑量補充維生素D。因為，目前並沒有足夠的科學證據表明，維生素D可以預防或治療新型冠狀病毒。

英國伊麗莎白女王醫院（Queen Elizabeth Hospital）基金會和東英吉利大學（University of East Anglia）的科學家，確定了在某些國家新型冠狀病毒死亡率高和維生素D攝取水平低的關係，發現身體中缺乏維生素D的人，最容易感染新型冠狀病毒，而人體所需的維生素D，其中有九十%都需要依靠曬太陽才能獲得。美國國家科學院醫學研究院食品營養委員會認為，針對骨骼健康所需要的維生素D的血中濃度，應該要維持在五十nmol／L以上。而維生素D的每日建議攝取量為：七十歲以下者，每天六百IU（十五微克），七十歲以上者，每天八百IU（二十微克）。每日攝取最高上限為不超過四千IU。

台灣國健署「國人膳食營養素參考攝取量」則是建議一～五十歲，每天維生素D攝取量為五微克（二百IU），一歲以下五十一歲以上、孕期及哺乳婦女維生素D每日攝取量為十微克（四百IU）。美國和台灣建議量的差別在於台灣比美國陽光充足，所以不需要吃進那麼多的維生素D，可惜的是，台灣人並沒有充分享受到陽光充足的好處。因此，在容易缺乏維生素D的族群，像是七十歲以上的銀髮族、停經後的婦女，以及整天待在室內，不外出曬太陽者，每天最好依美國標準攝取八百IU左右。

目前美國及歐盟都是以血清內25-羥基維生素D的濃度達到50mol/L（或20ng/mL）為目標，來保障成人骨骼健康與降低骨折風險。成人長期服用超過四千IU（等於一百微克）高劑量的維生素D是不安全的，可能導致血液中鈣的含量過高。副作用包括虛弱、疲勞、嗜睡、頭痛、食慾不振、口乾、噁心、嘔吐等等症狀。

維生素D的需要量取決於你的年齡、性別、和整體健康。左表列出了適合大多數健康個體的每日攝取量。

根據世界衛生組織（WHO）的數據，每週兩次或三次，讓陽光照射您的手臂、臉上和頭髮十五分鐘，就足以獲得您身體和頭髮所需的維生素D。美國國家衛生研究院（National Institute of Health，NIH）進行的一項研究指出，維生素D是新的強力毛囊生長的主要因素。

清新的毛囊是健康的頭髮生長週期必不可少的一部分，目前的科學表明，在皮膚上曬太陽十五～三十分鐘（每週大約二～三次），能產生您身體和頭髮所需的維生素D。根據美國國家衛生研究院（National Institutes of Health，NIH）的研究，維生素D缺乏會導致女性脫髮。研究指出，低血清鐵蛋白（ferritin）和維生素D與女性脫髮有關。疤痕性掉髮（Cicatricial alopecia）是一種自身免疫性疾病，其特徵是頭部和身體其他部位嚴重脫髮。

如果您患有維生素D缺乏症並且是吸煙者，那麼減少或消除尼古丁攝取量應該是您的第一步。

《科學美國人》（Scientific American）是美國頗負盛名的科學月刊，創刊已經一百七十六年，全球許多著名的科學家，包括阿爾伯特·愛因斯坦

維生素 D 的每日攝取量

年齡	孩童	男性	女性	懷孕婦女	婦女泌乳時
出生～13 歲	200（IU）*				
14～18 歲		200 IU	200 IU	200 IU	200 IU
19～50 歲		200 IU	200 IU	200 IU	200 IU
51～70 歲		400 IU	400 IU		
71 歲以上		600 IU	600 IU		

*國際單位（IU）

（Albert Einstein）都曾經為它貢獻文章。《科學美國人》刊登過一篇文章，表示存在天然食物中的維生素D與曝曬太陽光所吸收的維生素D相比，簡直是天壤之別，讀者可以從下列這一張表格發現真相。

攝取來源	攝取量	維生素D含量
蛋黃	一顆	20 IU
強化營養的牛奶	一杯	60～100 IU
柳橙汁	一杯	60～100 IU
燕麥片	一份	60～100 IU
煮熟的鮪魚、沙丁魚、鯖魚、鮭魚	80～100公克	200～360 IU
新鮮香菇	100公克	100 IU
乾香菇	100公克	1600 IU
鱈魚肝油	一大匙	1360 IU
夏季中午曝曬15～20分鐘的太陽		10000 IU

Chapter 3

〇歲到一百二十歲都需要陽光

「面色紅潤的健康之神在陽光裡生活，在大海裡游泳，在野外呼吸著清新的空氣。」

——愛默生
（Ralph Waldo Emerson，美國哲學家，一八〇三年～一八八二年）

曬太陽向天借陽氣

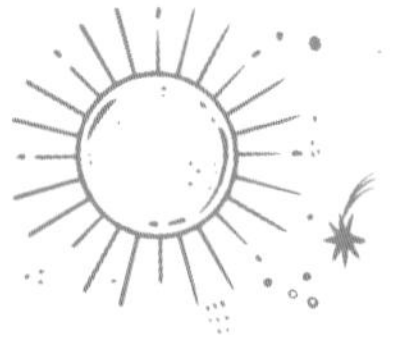

陽光是個寶，曬曬身體好，當陽光灑在身上的時候，你是否覺得渾身舒暢？曬太陽能夠採天地之純陽，以天地之真陽補人體之陽氣，應證了「天人相應」的理論。故有「冬日曬太陽，勝似喝參湯」之說。

宇宙間萬物生長有賴太陽，陽氣就像人體內的太陽，陽氣充足，身體才會健康！什麼是陽氣？中國最早的醫學典籍《黃帝內經．素問》第三篇生氣通天論中有如下名言：「陽氣者，若天與日，失其所，則折壽而不彰，故天運當以日光明。是故陽因而上，衛外也。」、「陽氣者，精則養神，柔則養筋。陽強則壽，陽衰則夭。」

二千多年前的老祖宗早已揭示，祛病、健康、長壽的根本，就在養護陽氣！人體中的陽氣，就像是自然界的太陽，只要體內陽氣飽滿，宛如陽光普照大地，自然不容易滋生疾病。人的一生，從小到大，就是陽氣衰減的過程，陽氣耗損得越慢，就越能延緩老化，避免罹患疾病。陰陽是中國傳統哲學與醫學的獨特概念，古人從觀察自然得到啟發，認為太陽是萬物的能量來源，能夠曬到太陽的地方就稱之為「陽」，曬不到太陽的地方就叫「陰」。有陽則生機勃勃，萬物滋生。

明代傑出醫學家張介賓（一五六三年～一六四〇年）在《類經圖翼。大寶論》中，有這麼一段話：「天之大寶，只此一丸紅日，人之大寶，只此一息真陽。」、「試以太陽證之：日行南陸，在時為冬，斯時非無日也，第稍遠耳，便見嚴冬難禦，萬物凋零。然則天地之和，惟此日也；萬物之生，惟此日也。設無此日，天地雖大，一寒質耳，人是小乾坤，得陽則生，失陽則死。陽衰者，即亡陽之漸也。」

古人把陽氣比作天與太陽的關係，如果天空中沒有太陽，或失去正常的運行規律，那麼宇宙間勢必黑暗而不明，萬物也無法生長。陽氣在人體的作用，就像天空中的太陽給大地光明，使萬物能夠生長那樣重要。

陰陽與乾坤一樣，皆為中國古代哲學的範疇，被儒家尊為六經之首的《周易》，用「乾」表示天和陽，用「坤」表示地和陰，後人以乾坤泛指天地。例如：日頭白天發光發亮，叫太陽，月亮入夜明鏡高懸天空，叫太陰。陰陽則用來解釋自然界的各種現象，以地球環繞太陽轉動記年的，叫陽曆，以月亮圍繞地球轉動的叫陰曆，水的南邊為陽，水的北邊為陰。再者，現代醫學細菌培養有革蘭氏陰性和陽性之分，自然界凡是光亮的屬陽，晦暗不明的屬陰，熱為陽，冷為陰。人體上半部屬於陽，下半部屬於陰，背部屬陽，腹部屬陰，體內的六腑屬陽，五臟屬陰。人體的結構雖然複雜，但都可以用陰陽來概括，所以《黃帝內經》說：「人生有形，不離陰陽。」陰陽是對立的，世界萬物非陽即陰。

陽氣是儲藏在腎臟裡的，俗稱腎陽、元陽。腎是先天之本，是男子藏精，女子藏血的地方。陽氣是人體物質代謝和生理功能的原動力，是人體生殖、生長、發育、衰老和死亡的決定因素。從幼兒開始長頭髮、換牙齒，一直到青春期性機能成熟，男人生產精子，女人月經來潮並具有生殖能力等等，都來自於陽氣充盛。到了老年，陽氣逐漸衰退，牙齒脫落、頭髮稀疏、生殖能力消失，形體也就隨之衰老了。

人的生存需要陽氣支援，所謂「得陽者生，失陽者亡」。陽氣越充足，人體越強壯。陽氣不足，人就會生病。陽氣完全耗盡，人就會死亡。它具有溫養全身組織、維護臟腑功能的作用。陽氣虛就會出現生理活動減弱和衰退，導致身體禦寒能力下降。《黃帝內經．靈樞》稱：「人到四十，陽氣不足。損與日至。」意思是隨著年齡的增長，人的陽氣會逐漸虧耗。陽氣就跟太陽一樣，太陽出來暖洋洋，人體有陽氣也才能感受到全身暖和起來。陽氣可以溫養人體，看看自然界，春夏兩季，陽光充足，氣候溫熱，動植物活動能力強、生長迅速，但到了秋冬，天寒地凍，萬事萬物也就蕭條萎靡，植物枯枝敗葉，動物潛伏冬眠。人也是一樣，《黃帝內經》將陽氣這種溫養功能，高度地概括為「若天與日」、「精則養神，柔則養筋」，人有了充沛的陽氣，才能夠精神飽滿、充滿活力、身手敏捷、身體強壯。

古人遵循「日出而作，日落而息」的原則，和天地保持相同的作息，順應大自然晝夜的陰陽變化，故能「神清、氣足、精滿」。但現代人不一樣了，人們早就習慣晚睡，經常熬夜不睡。晚上十一點～午夜一點，也就是子時，是人體陰陽交接的時辰。這個時候是一天中陰氣最盛、陽氣最弱的時候。《黃帝內經》說：「陽氣盡則臥，陰氣盡則寤」。所以，如果繼續熬夜，過了午夜一點入睡，就會耗損人體的陽氣，第二天陽氣不足，就打不起精神了，即使你睡到第二天早上十一點、中午十二點都補不過來。正如《黃帝內經》所言：「故陽氣者，一日而主外，平旦人氣生，日中而陽氣隆，日西而陽氣已虛，氣門乃閉。是故暮而收拒，無擾筋骨，無見霧露，反此三時，形乃困薄。」

除此之外，勞累與壓力，也是陽氣的「殺手」。體力和腦力勞累，會直接導致人體陽氣的耗損。房事過勞不節制，使人腎精虧虛，精虧則難於養陽、護住陽氣，導致腎陽虧損，全身乏力、畏寒、腰冷痛、雙目無神、男人陽萎早洩、女子子宮陰寒不孕等。而補充陽氣（養陽）最簡單的方法就是曬太陽，曬太陽背光而坐最好，因為背部有一條不可忽視的經絡：督脈。督脈有「陽脈之海」之稱，總督一身之陽氣。把背曬熱、曬舒服了，人體的陽氣也就充足了。

清代醫學家曹庭棟（一七〇〇年～一七八五年），號慈山居士，在老年養生專著《老老恆言》中敘述：「日清風定，就南窗下，背日光而坐，列子所謂『負日之暄』也。脊樑得有微暖，能使遍體和暢。日為太陽之精，其光壯人陽氣，極為補益。過午陰氣漸長，日光減暖，久坐非宜。」簡單的說就是，背部朝向陽光，享受日光曝曬，吸取陽光精華，全身陽氣充足、溫暖舒暢。

從中醫的角度來看「背為陽，心肺主之」，背部有很多重要的穴位，是人體健康的重要屏障，容易因受寒而影響到心肺的健康。曬後背還能疏通背部經絡，對心肺也有很大的助益。

人體有十二正經和奇經八脈，背部從頭到腳有一條最長的正經——足太陽膀胱經，顧名思義，它是人體接受太陽能量和抵禦虛邪賊風的第一道防線。此外，背部也是人體奇經督脈之所在，正如同前文所說，督脈為「陽脈之海」，總督一身之陽氣，以督脈曝曬陽光，可以振奮陽氣驅逐陰寒。督脈在哪呢？在人體的後背正中線。統領六條陽經的督脈，可以說生死大權在握。當身體的六條陽經對身體供應很充足的陽氣之後，多餘的陽氣，就會儲存在督脈，並在身體需要陽氣的時候迅速補充。在督脈上，有二十八個大穴，其中十六個穴位，都在背部的脊椎骨這條線上。其中包括風府、啞門、大椎、命門、長強等攸關性命的穴位。

另外，不妨養成每天用熱水泡腳的習慣，千萬不要小看泡腳，因為腳底有湧泉穴，溫暖湧泉穴，既能幫助我們溫補腎陽之氣，又為人體封住了一個疾病的入口，所以請記得每天晚上用熱水泡腳。

現代人平時上班早出晚歸，唯一能多接觸陽光的機會，只有上下班路上那麼一小段時間。而經常開車或是坐捷運的人，連這點兒曬太陽的機會也沒有，不但曬不到太陽，進了辦公室，本來最需要陽氣保護的後背，還得讓冷颼颼的冷氣吹著。如果你不想前半生用命換錢，後半生用錢買命，那麼你就應該每天刻意地堅持曬太陽，它的效果就會慢慢顯現。也許是一年，也許是五年或十年，當同齡的人都疲憊了、蒼老了，而你卻仍舊陽光、健康、神采奕奕。你就知道向天借陽氣有多麼神奇了！每天只要曬太陽十五～三十分鐘，向天借陽氣，讓氣血通暢運行，即可提升身體抵禦外邪的能力。一個人如果缺乏陽氣，就如同萬物缺乏陽光，生命將難以持續下去。

我要再強調一次，養陽氣最直接，最簡單的方法就是曬太陽，向天借陽氣。正午時分曬曬太陽，讓太陽的日月精華，從頭頂的百會穴進入到我們體內。頭為諸陽之首，也就是所有陽氣匯聚的地方，凡五臟精華之血、六腑清陽之氣，皆匯於頭部。百會穴位於頭頂正中（兩耳連線中點），是百脈所會之處。曬太陽時，一定要讓陽光曬過頭頂，最好能曬到正午的陽光，也就是十一時～十三時之間。午飯後，不妨走到室外，讓陽光曬滿頭頂，可以通暢百脈、調補陽氣。

曬太陽時，有一個地方很多人都疏忽了，那就是我們的手掌心。手掌心有一個很重要的穴位：勞宮穴（自然握拳，中指指尖所指之處）。在和煦的陽光下，我們不妨把雙手攤開，手掌心朝向太陽，讓陽光照進勞宮穴，可以舒緩壓力，消除疲勞，幫助夜晚的睡眠，還有強心益氣的作用。早上十點之前以及下午三點之後的陽光，紫外線偏低，使人感到溫暖舒適，可以產生活血化瘀的效果，老年人在這段時間曬太陽，還可增強身體的免疫能力。陽虛體質的人一年到頭，腿腳都是冷冰冰的，這種情況最應該曬曬腿腳。陽光可以帶走腿腳的寒氣，還能加速鈣質吸收，幫助預防骨質疏鬆。春夏時給腿腳曬足陽光，可以儲存陽氣，冬天時就不會感覺到手腳冰冷了。

白天陽氣運行，到正午時分達到高峰，人體表現出各種功能。晚上陰氣運行，人體得到休息，補充能量。這樣周而復始，達到陰陽平衡。不習慣在正午時分曬太陽，上午十點～十一點曬也可以。因為這一時段陽光中的紫外線偏低，能使人感到溫暖舒服。此外，不同年齡的人，對陽光的承受能力不同，曬太陽時間的長短也各異，一般嬰幼兒每次五～十分鐘左右，中年人、青年人每次一小時，老年人每次十五～三十分鐘即可。

需要注意的是，不要隔著玻璃曬太陽，以免紫外線B（UVB）被玻璃阻隔，產生不了應有的作用。另外要提醒讀者，記得吃補陽的食物，多吃新鮮蔬菜，特別是野菜和各種有芳香味道的青菜，比如蔥，薑，蒜，韭菜等，不僅能祛風寒，還有助於激發體內的陽氣。韭菜性溫，又稱「還陽草」，是補陽第一好菜。此外，韭菜的芳香氣味，還有開胃健脾的功效。大蒜性溫，除了補充人體之陽，它還具有很強的殺菌力，對於細菌引起的感冒，有一定的防治作用，大蒜還能促進新陳代謝，增加食慾，預防動脈粥樣硬化和高血壓。蔥亦是補陽散寒的好食材，含有蔥蒜辣素（Allicin），有較強的殺菌作用。

人體陽氣衰減往往會產生亞健康的狀況，進而導致諸多急慢性疾病。什麼叫亞健康？亞健康的人通常檢查不出有什麼異常，但是卻容易感到疲勞、頭痛、感冒、便秘、失眠或免疫力降低，甚至伴隨有血壓高、血糖高、血脂高等三高，三十歲～六十歲的上班族最常見。亞健康若要改善就要從飲食正常化、經常運動曬太陽以及充份的睡眠做起，另一個不容忽視的問題是，必須「紓壓」，這是最難做到的，尤其現代人工作壓力大、生活作息不正常，特別是經常輪班的人更難做到。

現代人亞健康的狀態都是因為壓力大又不快樂，很多人都有代謝症候群、三高症狀、輕微的脂肪肝，甚至肝指數偏高，這些都是慢性病的初期診斷。不要以為亞健康狀態只發生在年紀大的人，很多大學生因為愛喝含糖飲料，喜歡吃鹹酥雞、漢堡、薯條，又愛晚睡熬夜上網、飲食不正常，就容易有亞健康的狀態。

這個世界上有三種人，分別是：健康人、病人、和亞健康狀態的人。根據世界衛生組織（WHO）一項全球調查結果顯示：全世界人口中，只有五％的人屬於健康人，這類人身體狀態和心靈狀態十分良好，每天開開心心，樂觀積極、壓力很小，吃香喝辣，無災無病。細菌、流感病毒、傳染病基本上很難沾上他們的身體，幾乎處於百毒不侵的狀態！

處於疾病狀態的人占了二〇％左右，這群人經常病痛不離身，他們的日常生活，經常是醫院和家裡兩頭跑，看遍了大小醫院，藥袋一袋又一袋，堆積如山，這類人的身體特徵就是體質差，大病小病從未間斷，生活作息又不良，想要不生病都難！

另外，這個世界上還有一大部分人，大約有七五％左右（按照全球七十八億總人口來換算，約有五十八・五億人左右），生活在亞健康狀態。平時如果不生病，身上也會有一些不適，身體的某些部位總有有一些隱痛或不舒服，這類人大多已經走在罹患疾病的路上！世界衛生組織給健康所下的定義為，衡量一個人是否健康具有十項標準，而這十項標準卻又和是否天天曝曬陽光有相當密切的關係：

1 精力充沛，能從容不迫地應付日常生活和工作。
2 處事樂觀，態度積極，樂於承擔任務，不挑剔。
3 善於休息，睡眠良好。
4 應變能力強，能適應各種環境變化。
5 對一般感冒和傳染病有一定的抵抗力。
6 體重適當，體態均勻，身體各部位比例協調。
7 眼睛明亮，反應敏銳，眼瞼不發炎。
8 牙齒潔白，無缺損，無疼痛感，牙齦正常，無蛀牙。
9 頭髮光潔、無頭屑，肌膚有光澤、有彈性。
10 走路輕鬆，有活力。

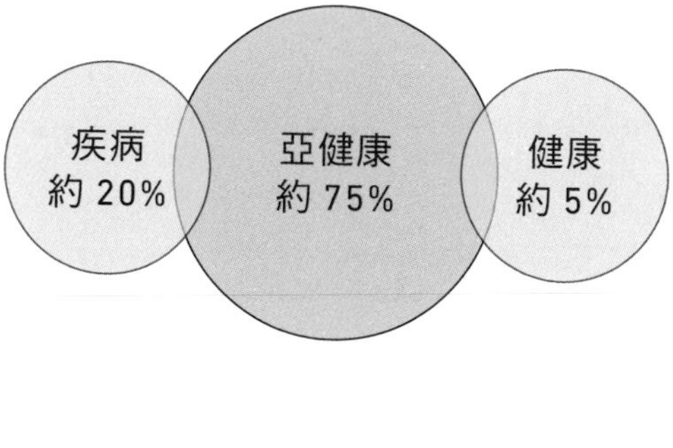

以上這十條健康標準，一百個人中，只有五個人具備！

四十歲以上的人群中，疾病的多種危險因素陡增，尤其是五十五歲前後亞健康的比例明顯增多，多數人都具有一種或多種疾病的危險因素，罹患疾病的機率大幅上升。在某種因素促發下，往往突發重症，甚至猝死。

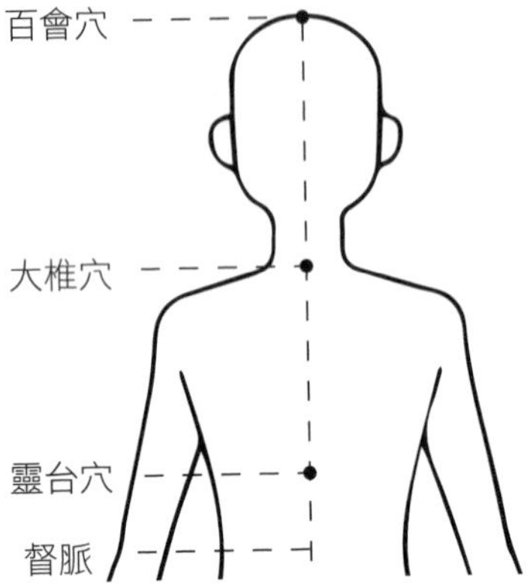

督脈在人體的後背正中線

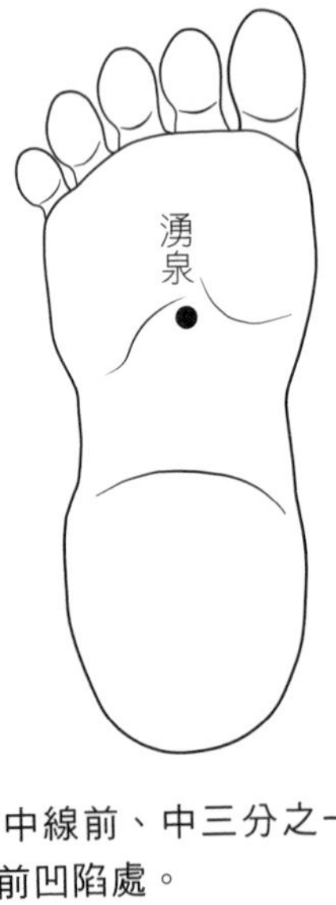

湧泉穴位於足底中線前、中三分之一交點處，當足趾蹠屈時，足底前凹陷處。

四指向掌心，輕握拳。則中指指尖，切壓在掌心的位置即是。

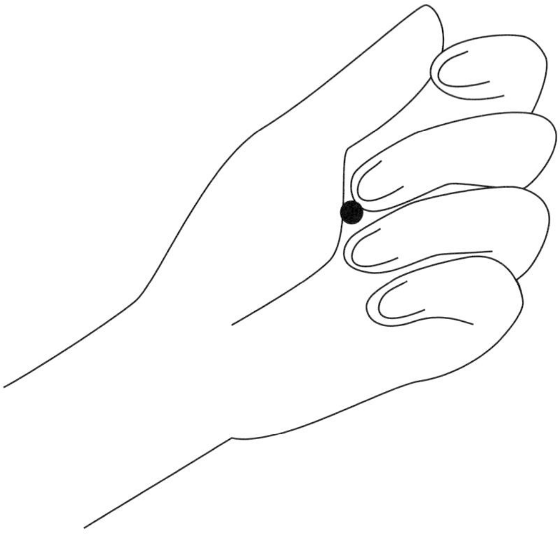

勞宮穴

位於頭頂正中線，與兩耳尖端連線的交點處。

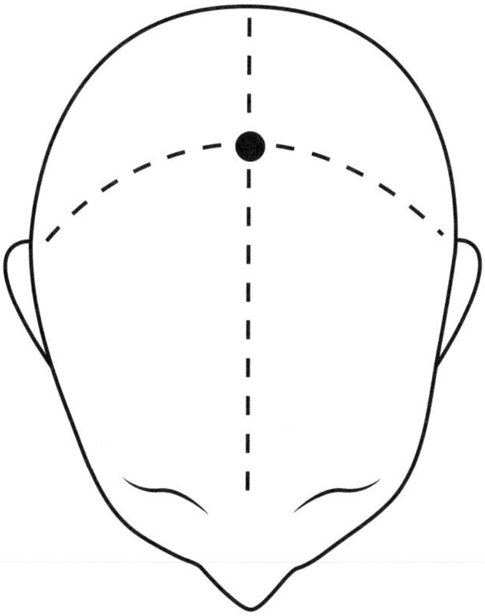

百會穴

吃太陽光曝曬的天然食物

本書第二章提及美國分子生物學家伊莉莎白・布萊盆博士，因其對端粒的研究而獲得二〇〇九年諾貝爾醫學獎。伊莉莎白・布萊盆博士與美國加利福尼亞大學舊金山分校精神病學系教授，心理學家伊莉莎・埃佩爾（Elissa Epel）博士研究發現：熱狗、冷凍食品、含糖飲料這類加工食品會傷害端粒，新鮮、未經加工處理的天然食物，則對端粒有益。因為新鮮、未經加工處理的天然食物，都經過太陽光的長期曝曬。

二〇二〇年六月，由西班牙納瓦拉大學（University of Navarra）營養、食品科學與生理學系的瑪麗亞・貝斯－拉斯特羅洛（Maria Bes-Rastrollo）教授和阿梅莉亞・馬蒂（Amelia Marti）教授領導的研究團隊，調查了食用高度加工的垃圾食品與端粒長度縮短之間的潛在因果關係。研究結果發表在《美國臨床營養學雜誌》（The American Journal of Clinical Nutrition）上。在這項研究中，研究團隊分析了八百八十六名參與者（六百四十五名男性和二百四十一名女性），研究對象僅限於具有大學畢業學歷的人，年齡在五十七～九十一歲之間，歷時十九年。根據對超加工食品（ultra-processed foods）的攝入量，參與者被平均分為四組（低、中、中高和高）。

研究結果顯示，高攝入量組的人更有可能有心血管疾病、糖尿病和血脂異常的家族史。他們的飲食習慣中與地中海飲食相關的食物較少，如高纖維食物、橄欖油、水果、蔬菜和堅果。與最低攝入超加工食品組相比，另外三組人端粒縮短的可能性，分別增加了二九％、四〇％和八二％。西班牙納瓦拉大學的研究人員說，與很少吃超加工食品的人相比，每天吃三份及以上的人，會使其端粒長度縮短一倍。端粒是存在於真核細胞線狀染色體末端的DNA重複序列，作用是保持染色體的完整性和控制細胞分裂週期。早期研究指出，端粒縮短可能與含糖飲料、加工肉類、其他富含飽和脂肪和糖的食物存在因果關係。這些超加工食品是一種工業生產的食物，由油、脂肪、糖、澱粉和蛋白質的混合物組成，它們幾乎不含全天然食物。而且，通常添加大量人工調味劑、色素、乳化劑、防腐劑和其他為增加保質期和利潤的添加劑。

近年來，許多營養專家將肥胖的流行與超加工食品的氾濫聯結在一起，這些食品經加工之後，具有很長的保存期限，並且不可避免地含有鹽，糖，脂肪和其他添加劑。營養專家說，這些食物容易使人吃得過飽，因為它們富含精緻的碳水化合物，添加的糖和脂肪，對消費者具有吸引力。然而，這些食物往往缺乏纖維、蛋白質、維生素和其他重要營養素。一項嚴謹的新研究提供了有力的證據，這項研究發表在美國權威雜誌《細胞代謝》（Cell Metabolism）上。研究發現，當人們飲食中富含超加工食品（例如早餐的穀物、鬆餅、白麵包、含糖優酪乳、低脂食品）時，他們攝入的卡路里明顯增加，導致體重增加。該研究的主要人物，美國國立糖尿病研究院肥胖症專家凱文．鄧尼斯．霍爾（Kevin Dennis Hall）博士表示：超加工食品含有大量的卡路里，並且確實在相對較短的時間內轉化為肥胖、消化系統疾病和腎臟疾病。

事實上，被譽為「營養學界達爾文」的加拿大醫師溫斯頓．A．普萊斯（Weston A. Price）博士，花了近二十年的時間，調查瑞士阿爾卑斯山區、紐西蘭、南美洲叢林、阿拉斯加以及南太平洋小島上，與世隔絕的那些原始部落的飲食文化和營養。結果發現，原始的飲食文化只吃經過太陽光長期曝曬的新鮮食材，肉類、魚類甚至生吃，缺乏蔬菜水果和穀物，不吃加工類的食物，並不會營養不良，也極少生病。然而，一旦他們接受了現代化的飲食文化，尤其是精製的麵粉，含糖的飲料、植物性油脂和現代加工食品之後，卻導致營養不良，以及一連串的疾病叢生。

除此之外，還可以利用太陽的熱，日曬脫水，降低微生物與細菌的數量，延長食物的時效，增加人們的便利性。像是八百年前的成吉思汗，輕騎兵之王，草原上的霸主。他的蒙古騎兵橫掃歐亞大陸，讓歐洲的基督教世界、西亞的伊斯蘭教世界，全部心驚膽寒，創建人類有史以來領土最龐大的帝國。世人稱他為「世界的征服者」，毛澤東稱他為一代天驕，一九九九年十二月美國《時代》雜誌評選他為世界千年偉大人物。成吉思汗以區區十萬人的蒙古大軍，打下比古羅馬帝國還大的疆域，主要就是依靠特有的補給食物「牛肉乾」。自古草原民族就有曬肉乾的習性，吃不完的肉放在盛陽下風吹日曬，自然風乾晾製成牛肉乾，需要食用時就用滾水燙成肉湯。牛肉乾被譽為「成吉思汗的軍糧」，蒙古騎兵餓的時候，就可以直接食用，在馬背上就能補充體力。這種方式既不會耽誤行軍，還能快速充飢，正是靠這些牛肉乾成就了成吉思汗迅如閃電的鐵騎，一日千里，馳騁歐亞，建立前無古人、後無來者的強大帝國。

中國歷史上最著名的醫學家、藥學家之一李時珍（一五一八年～一五九三年），與扁鵲、華佗和張仲景並稱中國古代四大名醫，被後人譽為「藥王」，他花了三十多年的心血，為後世留下了一本曠世醫學著作——《本草綱目》，並被翻譯成多國語文（英、德、法、拉丁、義、俄、日、韓、越等等）風行全球。《本草綱目》中記載了天然食物的養生作用，特別舉出幾樣，與「超級食物」綠色花椰菜（十九世紀才傳入中國）一起分享讀者：

1. 香菇

香菇中含有抗癌物質香菇多醣（Lentinan，LNT）、β-1,3 葡萄糖苷酶（β-1,3 Glucosidases）和β-1,3 葡聚糖（β-1,3 glucan），能提高機體抑制腫瘤的能力，間接殺滅癌細胞，阻止癌細胞擴散，對癌症有治療作用。因此，香菇在國際上被譽為防治癌症的「核子武器」。日本科學家把鮮香菇浸出液，餵食長了腫瘤的小白鼠，一個月之後，小白鼠身上的癌細胞竟然全部消失。科學家在研究中還發現，香菇可以幫助人體殺滅感冒病毒，因為香菇中含有一種干擾素誘導劑（interferon inducer），能誘導體內干擾素的產生，而干擾素可以干擾病毒的蛋白質合成，使病毒無法繁殖，從而使人體產生免疫作用。

香菇中含有三十多種酶、十八種胺基酸，人體所必須的八種胺基酸，香菇就含有七種，如果人體缺乏酶會導致新陳代謝下降，引發疾病。香菇中的核酸類物質，包括環磷酸腺苷（cAMP）、環磷酸鳥苷（cGMP）、環磷酸胞苷（cCMP）。環磷酸腺苷（cAMP）是一種調節代謝的活性物質，具有抑制細胞生長和促進細胞分化的作用，可用於抗腫瘤、治療牛皮癬、防止血液中膽固醇增加、動脈硬化、降低血壓、冠心病、心絞痛等。

人類自古就利用乾燥方式來長期保存食物，除了穀物，還有魚乾、牛肉乾、白蘿蔔乾、芋頭乾等許多乾燥食物。太陽光的紅外線具有熱能，食物中的水分會吸收紅外線的熱能，促進水分子運動，脫離食物。換言之，食物可藉由日曬乾燥脫水。紫外線含有高能量，能夠直接殺死細菌，也就是具有殺菌作用。此外，紫外線具有破壞分子的能量，破壞有色成分，產生漂白的效果。多虧如此，寒天、乾瓢（瓢瓜乾）才能如此純白。乾香菇因歷經日曬乾燥，除了脫水、不易腐敗，還能增加維生素D的含量。乾香菇除了營養增加，曬乾脫水後的粗纖維，也比脫水前的纖維量還多，帶來更多的健康成分。

乾香菇與新鮮香菇最大的差異就是風味不同，由於香菇中存有罕見的「香菇香精」（Lenthionine），經過太陽曝曬乾燥，可提升酵素活性，產生出更濃鬱的香氣。李時珍形容香菇「芳香韻味，一發釜鬲，聞於百步」，意思就是說，掀開鍋蓋老遠就能聞到香氣。香菇對身體虛弱的人、老年人幫助很大，可提升身體的陽氣，尚可治療小便失禁。香菇經過日曬後，其中所含的麥角固醇（ergosterol），同時也是合成維生素D的前軀物質

（precursor），會轉變成人體所需的維生素D2。亦有研究發現，乾香菇維生素D的含量，比一般新鮮香菇多了二～三倍。只能說老一輩的人真有智慧呢！

2. 蘿蔔

蘿蔔是人類的健康之友，價廉物美，深受人們的青睞，古代民間讚美蘿蔔的諺語不勝枚舉：「蘿蔔上場，醫者還鄉。」、「冬吃蘿蔔夏吃薑，一年四季保安康。」、「上床蘿蔔下床薑，不勞醫生開藥方。」、「常吃蘿蔔常喝茶，氣得大夫滿地爬。」、「家財萬貫，不如蘿蔔就飯。」李時珍對蘿蔔也極力推崇，主張每餐必食，他在《本草綱目》中提到：蘿蔔「乃蔬中最有利益者」。

金、元時代名醫李東垣（一一八二年～一二五一年）在《用藥法象》中說：「上床蘿蔔下床薑，薑能開胃，蘿蔔消食也。」中醫認為：「胃不和則臥不安」，上床前吃點蘿蔔可幫助消化，促使「胃和」，從而夜間「臥安」，一覺睡到天亮，有利於增進身心健康。每晚睡覺前吃蘿蔔，能消食（幫助消化）化積（消除食物積滯），延年益壽。民間諺語：「上床蘿蔔下床薑，不用醫生開藥方。」為什麼上床時吃蘿蔔呢？因為經過一天勞動，身體疲勞，吃點蘿蔔退火消食，有利於休息。而早起人體陽氣還未充盈，吃涼性的蘿蔔，容易使脾胃功能受損。

蘿蔔含豐富的維生素C和微量元素鋅等，維生素C的含量比蘋果和梨高八～十倍，能誘導人體產生干擾素，有助於增強免疫功能，提高抗病能力，預防感冒。有近十種天然食物中含干擾素，其中最為理想的首推蘿蔔。蘿蔔含有一種名叫雙鏈核糖核酸（Double-stranded RNA）的活性成分，能誘發出干擾素，對胃癌、食道癌、鼻咽癌和子宮頸癌等的癌細胞，有顯著的抑制作用。蘿蔔還含有一種木質素（lignin），能夠提高巨噬細胞的活力，可以把癌細胞吞噬掉。不過，要發揮蘿蔔的上述功效，最好生吃，因為這種活性成分不耐熱，口腔內的核糖核酸酶（ribonuclease）對這種活性成分耐受性較好，可以讓活性成分充分地發揮其誘導干擾素產生的作用。

唐代藥學著作《四聲本草》中說：「凡人飲食過度，生嚼咽之便消。」其中的「生嚼」十分合乎科學，因為蘿蔔中的澱粉酶（Amylase）不耐熱，遇到攝氏七十度的高溫便被破壞，維生素C也怕熱，所以蘿蔔最好生吃。除此之外，蘿蔔豐富的粗纖維，能促進胃腸蠕動，保持大便通暢，預防大腸癌、結腸癌。近年來，臨床醫學證實蘿蔔汁外敷，可以治療滴蟲性陰道炎，有效率高達九〇%以上。

在老一輩的智慧裡，會透過太陽曝曬的方式延長食物的保存，同時經過陽光乾燥後風味變得更濃郁，甚至增加營養價值！原本瑩白的蘿蔔，經過鹽巴醃製與石頭的重壓後，蘿蔔內的鐵跟鈣比例增加，因此開始轉變成褐色。蘿蔔含有微量鞣酸（tannin）成分，鞣酸的特性是有微微的特殊氣味，就是我們所知的一股「陳年」味道，接下來日復一日的太陽照射，顏色就會逐漸變黑。蘿蔔變成老菜脯後，具有一些食療功用，民間流傳對於治療咳嗽尤其有效，因此又被稱為「窮人的人參」！

3. 大蒜

埃及人是尼羅河的兒女，伊姆荷太普（Imhotep）是古埃及一位真實存在過的歷史人物，他是一個曠世奇才，憑藉其建築師、工程師、藝術家的才華以及他對醫學的瞭解，建造了世界上第一座金字塔——薩卡拉（Saqqara）金字塔，建造時間約西元前二六六八年～前二六四九年，成為世界上第一個留下名字的建築學家。如今，伊姆荷太普設計建造的埃及最古老的金字塔，在經歷了幾千年的風雨侵襲後，依然佇立於世，成為古埃及文明的象徵。這座階梯式金字塔坐落於開羅西南方三十公里的薩卡拉，是人類建造的第一座完全用石頭構成的建築物。伊姆荷太普認為，人類全部都是太陽神阿波羅的子民，人死後靈魂只有走上一條通向太陽的階梯，才能與太陽神接觸，從而得到永生。

伊姆荷太普讓建築金字塔的工人，在每天的飯菜中吃大蒜，增強抵抗力跟體力，也建議國王讓古埃及的將領跟士兵吃大蒜，增強戰鬥力。一九〇八年，現代醫學之父威廉・奧斯勒爵士（Sir William Osler 一八四九年～一九一九年）表示，伊姆荷太普是「真正的醫學之父」，而不是希波克拉底。奧斯勒強調，伊姆荷太普是「第一個從古代迷霧遮掩中，清晰脫穎而出的醫生」。

第二次大戰期間，英國被德國阿道夫・希特勒（Adolf Hitler）的納粹軍隊封鎖，醫藥物資缺乏，英國首相溫斯頓・邱吉爾（Winston Churchill）購買了幾千噸的大蒜，用來治療英國士兵的槍傷、刀傷，成效良好。科學實驗顯示，大蒜含有大蒜素（Allicin）是殺滅病菌的有效成分，科學家發現，大蒜能在三分鐘之內殺死細菌。嘴巴裡嚼幾瓣大蒜，可以把口腔中的細菌全部消滅，因此醫生推崇大蒜是天然的青黴素（Penicillin）。全球著名的權威醫學期刊《柳葉刀》（The Lancet），曾經報導大蒜能夠降低糖尿病患者的血糖指數。

東漢時期的名醫華陀，用大蒜泡醋治療腸道寄生蟲，這個方法一直流傳至後世。李時珍所著的《本草綱目》裡就曾提到：「大蒜其氣熏烈，能通五臟，達諸竅，去寒濕，辟邪惡，消痛腫，化症積肉食此其功也。」除此之外，大蒜內含豐富的硒，能加速體內過氧化物（peroxide）的分解，減少惡性腫瘤所需的氧氣供給，從而抑制癌細胞。大蒜中的脂溶性揮發油成分，可以啟動巨噬細胞的功能，加強免疫力、增加身體的抵抗力，還能夠加速血液流向皮脂腺和毛囊的速度，從而促進毛髮生長。

台灣的大蒜香氣十足，很難被其他外國蒜替代，建議讀者要買一定要買乾蒜球，因為在曬乾的同時，蒜膜與蒜梗中的養分，還會持續被蒜瓣吸收，因此等到完全曬乾時，吸飽精華的蒜瓣會變得更辣更香唷！

4. 薑

薑是台灣飲食文化中經常會用到的食材，除了可以當調味料，也是一種很好的保健食材。民間有「冬吃蘿蔔，夏吃薑」、「冬有生薑，不怕風霜」的說法。夏天多吃薑，那吃什麼薑呢？在不同的時期採摘的薑，口感不同，功效也不一樣，生長了四個月的薑叫「生薑」，也叫嫩薑；而生長了十個月的薑就叫「老薑」。那生薑和老薑的功效有什麼不同呢？兩種薑區別大，生薑（嫩薑）大約生長四個月就能採收，其外皮乾淨偏淡黃色，帶有紫紅色的鱗片，因其纖維較少，口感脆，所以經常用於涼拌、醃漬等開胃小菜。

老薑的生長時間長，需要充足的陽光，陽光越足，秋收的時候，辛味越重。老薑的顏色比較暗黃，表皮發皺。生薑比較鮮嫩，表皮很薄，含水量高，纖維很細，口感爽脆，味道不是很辣。因薑齡較小，薑辣素（Gingerol）、薑油酮（Zingeron）、薑烯酚（Shogaol）、薑油醇（Zingeberol）等等這些植化素的含量低，效果不如老薑。而老薑皮糙肉厚，纖維比生薑粗很多，有嚼不爛的感覺，味道也很辣。做菜時最好用老薑，味道更香，很多人搞錯，用了生薑，難怪做菜不香，因此坊間才有「薑還是老的辣」的說法。吃薑必須講究時間，晚上不可以吃，一年之中秋天不可以多吃，民間諺語：「上床蘿蔔下床薑，不用醫生開藥方。」為什麼早上起床要吃薑，因為薑辛溫可以暖胃。而夜間人身體的陽氣本應收斂，如果吃薑就違反生理的晝夜節律了。

一般女性月經來潮、生產後，氣血多虛，經冷瘀血多，需要靠老薑來溫經、散寒、製造新血，往往吃掉三台斤以上的老薑，因為煮麻油雞、魚湯、炒腰花通通加老薑。老薑之所以能夠發汗驅風寒，是因為薑中含有豐富的薑辣素，味辛辣，而辛主散，所以能夠驅風散寒。薑辣素對心臟和血管都有刺激作用，能夠使心臟跳動加快、血管擴張、血液流動加速、全身產生溫暖熱呼呼的感覺，並且促使全身的毛孔張開，流出的汗帶走體內的毒素。所以，人一旦受了風寒，民間通常以薑湯讓身體出汗來加以治療，這是有科學道理的。除此之外，坐飛機、坐車、坐船會暈眩嘔吐的人，只要細嚼幾片老薑就有療效。

5. 綠色花椰菜（青花菜）

「超級食物」綠色花椰菜大約在一九四〇年左右由美國傳入台灣，綠色花椰菜是台灣地區重要的蔬菜，以冬、春季最為盛產，彰化、雲嘉南及高雄都是產區。美國生產的綠色花椰菜（Broccoli）有百分之九十是產自加州，其餘來自亞利桑納州。其中，美國出產的綠色花椰菜有一五～二〇％供外銷，前三名的輸出對象分別是加拿大、日本和台灣。加州的綠色花椰菜主要產區在薩林納斯（Salinas Valley），薩林納斯是一九六二年諾貝爾文學獎得主約翰．斯坦貝克（John Ernst Steinbeck）出生的地方，當年斯坦貝克是以作品《人鼠之間》（Of Mice and Men）榮獲諾貝爾文學獎。

國際知名的約翰．霍普金斯大學藥理學家保羅．塔拉萊（Paul Talalay）教授，領導約翰．霍普金斯大學分子藥理學實驗室，於一九九二年發現綠色花椰菜中的蘿蔔硫素（Sulforaphane），具有抗癌特性（包括但不限於乳腺癌，皮膚癌，肺癌，胃癌、口腔癌、直腸癌和攝護腺癌）。這項發現被刊載在《紐約時報》的頭版，導致美國各地的綠色花椰菜銷售數量增加了一倍。

蘿蔔硫素是含硫配醣體（glucosinolate）的水解物，這種富含硫的植物化合物（抗癌化學物質），在綠色花椰菜、羽衣甘藍和捲心菜等十字花科蔬菜中被發現，具有抗腫瘤特性。然而，蘿蔔硫素僅在與一種稱為黑芥子酶（myrosinase）的特定酶接觸時，才會轉化為活性蘿蔔硫素形式，該酶在植物細胞壁受損時釋放。未加工的綠色蔬菜中蘿蔔硫素含量最高，其中綠色花椰菜的菜芽中（三～五天大的綠色花椰菜的菜芽），含有的蘿蔔硫素是普通綠色花椰菜的五十倍以上。因此，必須將綠色花椰菜切過之後再靜置一段時間，黑芥子酶才會合成出蘿蔔硫素，也才具有抗癌效果。

英國華威大學（University of Warwick）曾經做過研究，如果將綠色花椰菜之類的十字花科蔬菜水煮五分鐘，其中的抗癌成分蘿蔔硫素就會流失二〇％～三〇％，時間增加到半小時，蘿蔔硫素更會流失七成。此外，黑芥子酶不耐熱，即使是稍微用水煮或是微波，都會讓這種酵素遭到破壞，無法合成蘿蔔硫素。

美國化學學會（American Chemical Society，ACS）農業和食品化學期刊（Journal of Agricultural and Food Chemistry），公布了綠色花椰菜的研究結果，切碎、靜置三十分鐘以上的花椰菜，比起直接調理，攝取到的蘿蔔硫素多二・八倍！讀者請記住，要吃進最多綠色花椰菜的抗癌成分，務必將綠色花椰菜清洗乾淨後，莖部切成小段，剝下頭部的花蕾，放置三十分鐘再生吃或者是以攝氏七十五度的熱水川燙一下。

二〇一三年七月九日，美國第一夫人蜜雪兒・歐巴馬（Michelle Obama）推動反肥胖運動，在白宮舉行午宴，款待全國各地贏得「健康料理競賽」的五十四位小朋友，巴拉克．歐巴馬（Barack Obama）總統也來作陪。一位小朋友問歐巴馬總統最喜愛吃甚麼食物，歐巴馬回答：綠色花椰菜。這答案令人想起老布希（George Herbert Walker Bush）總統在一九九〇年惹出的綠色花椰菜風波。他當年表示，從小就不喜歡綠色花椰菜，無奈母親總是逼他吃，「我現在已經是美國總統，我再也不要吃那難吃的綠色花椰菜。」此話一出，全美輿論一片譁然，不僅種植綠色花椰菜的農民抗議，家庭主婦更是目瞪口呆，不知如何教育孩子多吃綠色花椰菜。眼看風暴像滾雪球越滾越大，逼得老布希不得不親自出面澄清。「我只是誠實地說出個人小時候的心理感受，沒想到竟然引起這麼大的風波，難道你們也想讓自己的小孩吃煮的糊糊爛爛的綠色花椰菜，像我一樣痛苦嗎？還是你們要我當個說謊的總統？」老布希的美式幽默，逗得美國民眾會心一笑，瞬間化解了這場綠色花椰菜風暴。

在美國，其實很多人不愛吃青菜，因為歐美習慣水煮青菜，把綠色花椰菜之類的青菜，煮得軟軟糊糊的，大人小孩都不愛。不過，這麼多年以來，美國民眾已經改變烹調的方式，習慣生吃綠色花椰菜沾沙拉醬。

肥胖是美國最大的健康危機，就連第一家庭也躲不掉。二〇一〇年蜜雪兒透露，家庭醫生曾說第一千金有體重過重的問題，讓她驚覺兒童肥胖的嚴重性。「我們經常不知道自己的孩子有肥胖問題，總覺得這種事只會發生在其他人身上，而讓我們的孩子暴露於肥胖的危險中。」蜜雪兒在白宮八年期間，從自己本身做起，將健康飲食觀念推廣到全美國，帶領美國兒童脫離肥胖。有一次，蜜雪兒訪問校園，問小朋友：「你們知道現任總統的名字嗎？」「巴拉克．歐巴馬。」「他最喜歡吃的食物是什麼？」「不知道。」「那我告訴你們，就是巴拉克。」引起小朋友一陣大笑！因為歐巴馬的名字巴拉克（Barack）跟綠色花椰菜（Broccoli）的英文發音十分相近。蜜雪兒接受媒體訪問時，形容第一家庭是「綠色花椰菜之家」，「唯一不會讓我家小孩大吵大鬧的青菜，就是綠色花椰菜。」

令病毒細菌見光死的紫外線

在光學發展的早期，歐洲人對陽光顏色的認識，始終秉持著亞里斯多德（Aristotle，古希臘偉大的哲學家，西元前三八四年～前三二二年，他是柏拉圖的學生，亞歷山大大帝的老師）的觀點。亞里斯多德認為，白色光是一種再純淨不過的光，而平常我們所見到的各種顏色，是因為某種原因而發生變化的光，是不純淨的。大家對這一種觀點堅信不移，一直延續到十七世紀。

一六三七年，留下名言「我思故我在」的法國哲學家、物理學家勒內・笛卡爾（Rene Descartes，一五九六年～一六五〇年）在他的《屈光學》（Dioptrics）一書中提出了著名的折射定律（Snell's Law）。他從一些假設出發，並從理論上進行解析，即光的入射角與折射角的正弦之比為常數（折射率），由此奠定了幾何光學的基礎。

因發現萬有引力而名聞遐邇的英國物理學家艾薩克・牛頓（Isaac Newton，一六四二年～一七二七年）以極大的興趣和熱情對光學進行研究。為了驗證亞里斯多德「白色光是一種再純淨不過的光」的觀點，牛頓把一個三棱鏡放在陽光下，陽光透過三棱鏡後形成了紅、橙、黃、綠、藍、靛、紫七種顏色組成的光帶，照射在光屏上，牛頓得到了跟亞里斯多德的觀點完全相反的結論：白光是由這七種顏色的光組成的，這七種光才是純淨的。

一六六六年，牛頓在家中用三棱鏡進行了著名的色散實驗（Dispersion experiment）。一束太陽光通過三棱鏡後，分解成幾種顏色的光譜帶，再用一塊有狹縫的板子把其他顏色的光擋住，只讓一種顏色的光通過第二個三棱鏡，結果出來的只是同樣顏色的光，由此發現了白光是由各種不同顏色的光所組成的。為了驗證這個發現，牛頓又設法將幾種不同的單色光合成白光，並且計算出不同顏色光的折射率，精確地說明了色散現象，揭開了物質的顏色之謎：物質的色彩是不同顏色的光在物體上，因為不同的反射率和折射率造成的。一六七二年，牛頓把自己的研究成果發表在《自然科學會報》（The Philosophical Transactions of the Royal Society，歷史上最早的科學期刊，是由英國皇家學會出版，創刊於一六六五年）上。牛頓的分光試驗（Spectroscopic Identification）使幾何光學進入了一個嶄新的領域：物理光學。

當白光通過無色玻璃和各種寶石的碎片時，就會形成各種顏色的光，這一事實早在牛頓之前的幾個世紀，世人就已瞭解，可是直到十七世紀中葉以後，才由牛頓透過實驗證實，因此這項實驗被讚譽為「物理學史上最完美的實驗」之一。

但是，太陽光中還含有不可見光——紫外線和紅外線，偉大的天才牛頓卻沒有發現。一直到一八〇〇年，才由英國天文學家、物理學家弗雷德里克．威廉．赫歇爾爵士（Frederick William Herschel，一七三八年～一八二二年）在三稜鏡光譜的紅光端外，發現紅外線。他所使用的方法很簡單，用一支溫度計測量經過三稜鏡分光後的各色光線溫度，由紫到紅，發現溫度逐漸增加。可是當溫度計放到紅光以外的部分，溫度仍持續上昇，因而斷定在可見光譜的紅光之外，一定還有一種肉眼看不見的不可見延伸光譜，具有熱效應。在紫外線的部分也做同樣的測試，但溫度並沒有增高的反應。德國物理學家約翰．威廉．里特（Johann Wilhelm Ritter，一七七六年～一八一〇年）對這一發現極感興趣，他堅信物理學事物具有兩極對稱性，既然可見光譜紅光端之外，有不可見的輻射，那麼在可見光譜的紫光端之外，也一定可以發現不可見的輻射。

一八〇一年，他先把一張紙放在氯化銀（Silver chloride）溶液中浸泡一下，然後把它放在三稜鏡可見光譜的紫光區域附近。里特發現紫光外端的紙片強烈地變黑，說明紙片的這一部分受到了一種看不見的射線照射。里特把紫光外端附近的不可見光叫做「去氧射線」，也就是紫外線。

紫外線輻射是三種太陽輻射中的一種，紫外線（Ultraviolet，簡稱 UV）為波長在十奈米（nm）～四百奈米（nm）之間的電磁波，波長比可見光短，但比X射線長。由於其波長太短，因此人類無法以肉眼觀察，可見光和紅外線則是太陽輻射中的另外兩種。

在世界不同的角落、不同的時間，太陽所發射出的紫外線強度都不同。每天大約在正午時分，紫外線的強度最高。據估計，白天紫外線輻射的總量中，有半數都來自午間的短短數小時內。除了太陽和地球相對位置的影響外，雲層和臭氧層也都會對紫外線的輻射效果產生影響。太陽輻射出的紫外線包括UVA、UVB 和 UVC。

● 紫外線 A（UVA）：占紫外線的九七％，波長最長，介於三一五奈米（nm）～四〇〇奈米（nm），可穿透雲層、玻璃進入室內及車內，也會穿透人體皮膚到達真皮層，造成曬黑、紅腫、產生皺紋、膠原蛋白流失。UVA可再細分為 UVA-2（三二〇～三四〇nm）與UVA-1（三四〇～四〇〇nm）。

○UVA-1穿透力最強，可達真皮層使皮膚曬黑，對皮膚的傷害性最大，也是最容易被忽視的，尤其非夏季時段，UVA-1強度雖然較弱，但仍然存在，會因為長時間累積的量，造成皮膚傷害。

○UVA-2則與UVB同樣可到達皮膚表層，使皮膚曬傷、變紅發痛、日光性角化症、失去透明感。

●紫外線B（UVB）：波長居中，介於二八〇奈米（nm）～三一五奈米（nm），會進入人體表皮層被DNA和蛋白質所吸收，引起曬傷、皮膚紅、腫、熱及痛，嚴重者還會起水泡或脫皮（類似燒燙傷症狀），由於會被臭氧層所阻隔，只有大約二%到達地球表面。皮膚吸收紫外線B之後，紫外線B能夠將皮膚中的7-去氫膽固醇變成維生素D3，身體再把維生素D3經過肝臟、腎臟轉化為活性維生素D，增強對鈣、磷的吸收，促進骨骼的生長，所以維生素D也被稱為「陽光維生素」。

●紫外線C（UVC）：波長介於一〇〇奈米（nm）～二八〇奈米（nm），由於二〇〇奈米以下的波長為真空紫外線，可被空氣吸收，因此紫外線C（UVC）穿越大氣層的波長介於二〇〇奈米（nm）～二八〇奈米（nm），其波長越短、越危險。不過，由於臭氧層可以完全阻隔UVC，所以地球上所有生物並不會被UVC所傷害。

每一個人對紫外線的容忍度不同，一旦紫外線的累積量到達某一極限，就會造成傷害。

科學上的紫外線分類如下：

名稱	英文簡稱	波長（奈米）	能量（電子伏特）
長波紫外線（紫外線A）／黑光	UVA	400nm~315nm	3.10~3.94 eV
近紫外線	NUV	400 nm~300nm	3.10~4.13 eV
中波紫外線（紫外線B）	UVB	315 nm~280nm	3.94~4.43 eV
中紫外線	MUV	300 nm~200nm	4.13~6.20 eV
短波紫外線／紫外線C／殺菌紫外輻射	UVC	280 nm~100nm	4.43~12.4 eV
遠紫外線	FUV	200 nm~122nm	6.20~10.2 eV
真空紫外線	VUV	200 nm~100nm	6.20~12.4 eV
低能紫外線	LUV	100 nm~88 nm	12.4~14.1 eV
高能紫外線	SUV	150nm~10 nm	8.28~124 eV
極紫外線	EUV	121 nm~10 nm	10.2~124 eV

大部分的紫外線輻射會被地球大氣上空的臭氧層吸收，地球的臭氧層阻絕了九七％～九九％穿透大氣層的紫外線輻射，到達地球表面的紫外線，其實僅占一小部分，其中大部分（九七％）是長波紫外線（UVA），波長四〇〇奈米（nm）～三一五奈米（nm）。

值得注意的是，這些已衰減的紫外線輻射，能輕易地被窗戶、房屋、眼鏡、太陽眼鏡、防曬乳及衣物所阻隔。

在一般情況下，太陽發射的紫外線能穿過窗戶。但是，現代的窗戶在加裝了抗UV的材質後，能有效達到九五％的抗UV效果，甚至連特製的眼鏡和隱形眼鏡都能抵擋紫外線輻射。而且，紫外線的強弱與溫度高低並無直接關係。紫外線的強弱取決於太陽的高度角，太陽在空中越高，紫外線輻射水平越高。

夏天太陽的高度角最大，因此夏季的紫外線輻射明顯高於其他季節。而在中午，太陽直射大地，是一天之中紫外線輻射最強的時刻。太陽垂直照在地面，紫外線穿過雲層的距離最短，被吸收的最少，因此穿過雲層的紫外線最多。儘管雲層能吸收紫外線，但紫外線輻射仍然能夠滲透薄雲，大氣中的薄霧甚至能增加紫外線輻射的強度，所以多雲的天氣也不可不「防曬」。

紫外線有很強的殺菌能力，一般細菌和某些病毒在陽光下曬半小時或數小時，就會被殺死。紫外線還能將皮膚中的7-去氫膽固醇變成維生素D，可改善鈣、磷代謝。而且，紫外線是陽光中對人體作用最強的光譜，能夠加強血液和淋巴循環，促進新陳代謝。

早在一九三〇年代，第一個抗生素藥物「盤尼西林」被發現之前，陽光是最受歡迎的療癒能量，至少在歐洲是如此。日光療法，亦稱為日光浴治療法（Heliotherapy），在十九世紀末～二十世紀中是對抗傳染病最成功的療法。日光浴治療法，顧名思義是以刻意讓人暴露在自然的陽光下為基礎的一種治療法。曝曬於陽光下的病患，可以從有療效的太陽紫外線輻射中獲得益處。

研究結果顯示，將病患曝曬於經控制的日照總量下，對降低血壓（最多能降低四十公厘水銀柱）、減少血液中的膽固醇、抑制糖尿病患的血糖含量，以及增加人體中對抗疾病的白血球細胞，都有顯著的功效。日光療程更能增強心跳輸出並增加血液中的含氧量，對患有痛風、類風濕病、關節炎、結腸炎、動脈硬化症、貧血、膀胱炎、濕疹、粉刺、牛皮癬、皰疹、狼瘡、坐骨神經痛、腎臟病、氣喘，甚至遭到灼傷的病患，都能從有療效的太陽射線中得到益處。總部設在紐約市的癌症研究所（Cancer Research Institute，CRI）研究出日光浴療法更被成功的應用在DNA修復上。觀察結果指出，在數小時的日照療程後，癌細胞開始死亡。而當療程結束後，健康的細胞依然能保持健康無礙。在接受此單一療法的治療下，七〇％至八〇％的腫瘤皆能獲得良好的療效。

瑞士醫學博士奧古斯特．羅利爾（Dr. Auguste Rollier）是十九世紀初期最著名的日光浴治療師，他同時也是個醫生和作家。一九三〇年，他在瑞士萊辛區（Leysin, Switzerland）主持三十六家診所，共有超過一千個病床。他的診所皆坐落在海平面五千英呎以上的地區。因為，在海平面以上，每超過一千英呎，其紫外線的強度就會增加四％。也就是說，在海拔五千英呎的地方，紫外線的強度比在平地整整增加了二〇％。這種將診所設置在高海拔地區的策略，使他的病患能接收更多紫外線。羅利爾醫師利用紫外線來治療結核病、佝僂病、天花、尋常狼瘡以及外傷等病症，因此獲得「太陽醫生」的稱號。

在紫外線療法上，羅利爾其實是跟隨一九〇三年諾貝爾醫學獎得主丹麥醫學博士尼爾斯．黎貝里．芬生（Dr. Niels Ryberg Finsen）的腳步。芬生在一九〇三年以他使用紫外線治療結核病的成就，獲得諾貝爾評審的青睞。羅利爾醫師在二十年間成功治癒超過兩千個外科結核病例（包含骨骼和關節的病例），更有高達八〇％的病患因痊癒而獲准離院。羅利爾發現，在晨間進行日光浴，再搭配營養豐富的飲食可以產生最好的療癒效果。

他讓病患們（大部分為孩童）逐步適應陽光，直到可承受全身赤裸曝曬在陽光下的程度。冬天他們可能花上一整天將身體暴露在晴朗、乾冷的空氣中。夏天則將曬太陽的時間限制在晨間的數小時內。

過去，每年有超過十萬人死於結核病，由於結核病患者晚期身體消瘦，營養不良、貧血導致皮膚蒼白，因此結核病又被稱為「白色瘟疫」。在當時，結核病和其他種種疾病能奇蹟似的被治癒可是個大新聞。

最令醫學界震驚的，莫過於發現配戴太陽眼鏡就無法獲得陽光的療效，因為太陽眼鏡會將執行人體主要生理功能所需的太陽光譜阻擋在外。值得注意的是，即使置身於陰暗處，眼睛仍能接收到這些射線。早在八十八年前的一九三三年，就已證實陽光對一百六十五種不同的病症都有良好的療效。然而，隨著羅利爾在一九五四年逝世，日光浴療法逐漸被棄而不用。陽光溫和有效的療癒能力，自此被人忽視且快速地被遺忘。

今日，太陽光被視為造成皮膚癌，罹患導致眼盲的白內障及皮膚老化的元凶。只有那些「相信科學」，讓自己暴露在陽光下的人們，才能感受到陽光實際上能讓他們更聰明、更好眠，肥胖變苗條、冷淡變熱情。不過，前提是不使用防曬產品，也不過度曝曬導致曬傷。不變的真理是，過猶不及都不好。過度暴露於太陽底下，的確會造成皮膚的損傷，但曬得太少，對身體健康的危害卻更加嚴重。幾十年來，醫學界普遍以抗生素取代日光浴療法，造成了具抗藥性變種細菌的繁殖，這種細菌能抵抗各種醫藥的治療，唯獨對陽光一籌莫展，往往曝曬不到三十分鐘就死光光。

陽光中的紫外線可以刺激甲狀腺，增加荷爾蒙的分泌。甲狀腺的分泌物對人體新陳代謝至關重要，荷爾蒙增加將使人體的基礎新陳代謝率提高，而新陳代謝率的提高對減重和增進肌肉生長都有幫助。

豢養於室內曬不到太陽的禽畜增肥速度較快，相同的情況也會發生在不曬太陽的人身上。因此，假如你想減肥或變壯，那就規律地曬曬太陽吧！

任何接觸不到陽光的人，都會變得虛弱，而且身心狀況百出。元氣遲早會消耗殆盡，這也正是生活品質不良的寫照。生活在挪威、芬蘭這類北歐國家的人們，因為每年有好幾個月必須生活在黑暗中，比起生活在世界上其他角落但陽光充足的人，更容易脾氣暴躁、身體疲勞、生病、失眠、心情沮喪、酗酒和自殺，在這些國家皮膚癌的好發率也較高。舉例來說，蘇格蘭北部的奧克尼（Orkney）和雪特蘭島（Shetland）上，皮膚癌的發病率和地中海諸島相比，高出了十倍之多。

人體紅血球中的血紅素，需要紫外線來結合身體內所有細胞正常運作所需的氧氣，所以，缺少陽光，幾乎和所有類型的疾病，包含皮膚癌和其他各種癌症都有關係。

紫外線C（UVC）對於危害人體的細菌、病毒、微生物等，有極大的摧毀作用。其殺菌原理是細菌、病毒等單細胞微生物，經紫外線C（UVC）照射，直接破壞其生命中樞DNA（去氧核醣核酸）及RNA（核醣核酸）的結構，使得構成該微生物體的蛋白質無法形成，導致立即死亡或喪失繁殖能力。一般經紫外線C（UVC）照射一～二秒鐘內，就可達到滅菌的效果。目前紫外線C（UVC）已被證明能消滅細菌、病毒、黴菌、單細胞藻等微生物。

一九二五年，美國皮膚病理大師伯納德．阿克曼（A. Bernard Ackerman）博士，設計出人造寬帶紫外線（broadband UVB，一般指中波紫外線，280nm～320nm，紫外線的劑量為亞紅斑量（suberythema dose，照紫外線後不出現紅斑），來治療牛皮癬（Psoriasis，銀屑病），成為當時治療牛皮癬最有效的手段。紫外線照射治療皮膚病在臨床上早已開始，近幾年來，又發現了新的治療皮膚病的光譜，如311nm的UVB，稱為窄譜中波紫外線（NB-UVB）和UVA1（340nm～400nm）等。採用紫外線中生物活性最強的部分，直接作用皮膚患處，副作用小，起效時間短，見效快，是目前國內外公認的治療白斑症和牛皮癬的最先進技術。

此外，紫外線具有良好的乾燥、殺菌、消炎作用，對表層組織內的細菌或病毒有直接殺滅作用，具有加速血液循環、鎮痛、促進上皮組織（epithelial tissue）再生作用，並可有效減輕炎症反應，改善局部血液循環，促進皮疹（rash）癒合及緩解疼痛等，對玫瑰糠疹（Pityriasis rosea，PR）、帶狀皰疹（shingles）、濕疹（eczema）、皮膚炎（Dermatitis）等疾病，也有一定的治療作用。

阿克曼是美國醫學界的「傳奇人物」，全世界皮膚科醫師公認的醫學大師，《紐約時報》稱阿克曼是皮膚病理學的開創者，培養了近五百名來自世界各地，用顯微鏡診斷皮膚病的醫學界精英。他的研究所裡有一台號稱全世界最大的二十七頭顯微鏡，阿克曼的學生可以同時在顯微鏡下，仔細查看研究一張張皮膚病患者的病理片。

阿克曼一生總是苦口婆心的呼籲，皮膚科醫生應該把重點放在診斷疾病上，不應該以美容和經濟效益為主。正常的皮膚老化不是疾病，不需要治療，病人優先是醫療實踐的原則，醫生的職責是治病救人，病人不是顧客。醫生在法庭上出具不準確的證詞，有違醫德應該禁止，誠實和直率是當醫生的重要素質。

阿克曼認為，陽光照射使皮膚黑色素瘤發病率增加證據不足，所謂皮膚黑色素瘤正在流行也是沒有根據的。切除淋巴結對防止皮膚癌轉移並無價值。皮膚日光角化症（Actinic keratosis）屬於早期鱗狀細胞癌（Squamous-cell carcinoma, SCC），盤狀紅斑狼瘡（DLE）和系統性紅斑狼瘡（SLE）是同一種病症，而盤狀紅斑狼瘡只是系統性紅斑狼瘡在皮膚上的病變。

阿克曼最著名的論據之一，就是堅決反對「BK痣（發育不良痣）」學說。他認為所謂的「發育不良痣（dysplastic nevus）」不是癌前病變，也不會增加黑色素瘤的發病率。最令人印象深刻的是，阿克曼在演講時當場展示他赤裸裸的臂膀有數百個發育不良痣的照片。由於阿克曼的呼籲，每年有成千上萬的病人，避免了不必要的手術和對癌症的恐懼，節省的醫療費用，更是難以估計。

讓你全身暖呼呼的紅外線

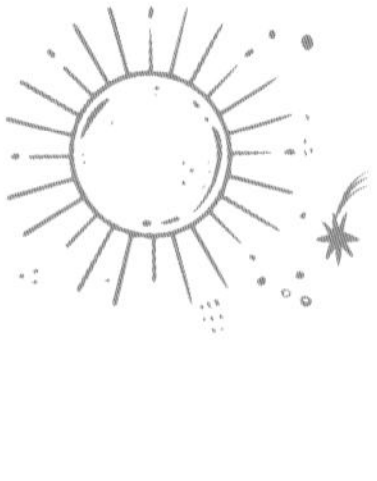

紅外線（Infrared，簡稱IR）是波長介乎微波與可見光之間的電磁波，其波長在七六〇奈米（nm）～一公厘（mm）之間，是波長比紅光長的不可見光。在陽光中紅外線大約占四七%，可見光約四六%，紫外線約占六%。紅外線能透過表皮達到深層組織三～八公分，使照射部位組織溫度升高，血管擴張，血流加快，血液循環改善，對人體主要產生溫暖作用，令人精神愉快。事實上，並非只有吸收紅外線才會產生熱，吸收可見光也會產生熱。不過，紅外線容易被體表組織所吸收，因此有助於加速血液循環，發揮消炎鎮痛的功能，因此在運動受傷之後，醫生或長輩常會建議以熱敷的方式減緩傷痛。

國際照明委員會將紅外線區分為以下三個類別：

- 紅外線A（IRA）：七〇〇奈米～一四〇〇奈米（〇・七微米～一・四微米）
- 紅外線B（IRB）：一四〇〇奈米～三〇〇〇奈米（一・四微米～三微米）
- 紅外線C（IRC）：三〇〇〇奈米～一公厘（三微米～一微米）

ISO 20473分類：

名稱	英文簡稱	波長（微米）
近紅外線	NIR	0.78μm~3μm
中紅外線	MIR	3μm~50μm
遠紅外線	FIR	50μm~1,000μm

光線可分成可見光及不可見光，可見光是波長在三八〇奈米～七六〇奈米之間的光線。這些光線全部混在一起時，是白色的（就是白天時的亮光），但我們可以用三稜鏡將此白光分解成（由長波到短波）紅、橙、黃、綠、藍、靛、紫，七種顏色。至於不可見光，指的就是波長低於三八〇奈米或高於七六〇奈米的光線，而紅外線指的就是紅色光外側的光線。而太陽光譜中低折射率的紅光和紅外線屬於熱射線（波長較長），能夠產生比較明顯的熱效應。陽光中的可見光線，主要通過視覺和皮膚，可使身體發熱，有振奮情緒

的作用，使人心情舒暢。

雖然紅外線是紅色光外側的光線，但其實它的波長範圍相當廣，從七六〇～一百萬奈米（即一千微米）。在這個範圍裡，靠近紅色光的就叫做近紅外線（七六〇～三千奈米），而遠離紅色光的就叫做遠紅外線（三～一千微米）。在醫療上，紅外線通常指的就是近紅外線，而這種紅外線通常是用來做物理治療（局部加熱）。至於遠紅外線在醫療上的應用，則是完全不同於近紅外線。首先，遠紅外線本身幾乎是沒有熱量的（我們身體無法感覺到），所以它的治療功效並非在於熱效應。也就是說，正牌的遠紅外線治療儀不會讓你覺得像三溫暖一樣，熱得很爽。

遠紅外線是如何達到治療的效果，目前還不是很清楚，但有一種說法是，它會與細胞產生共振（因此會產生微熱），從而將能量傳遞至深層組織，來達到治療的效果。

為了研究宇宙中的各種射線對人體的影響，美國太空總署（NASA）對遠紅外線研究了二十年，直到一九八九年才發現，陽光中波長為六～十四微米（μm）範圍的遠紅外線，與人體中的細胞膜、磷脂質、蛋白質的吸收波長相同，是最能夠深入皮膚和皮下組織的光線。因頻率與人體細胞構成分子的運動頻率一致，其能量可以被人體細胞所吸收。遠紅外線能夠深入滲透到人體皮下四～五公分，由內部向全身擴展，沒有中醫灸治的灼熱感。反而會讓身體感覺非常溫暖，好像體內有一個小太陽般，引起人體細胞分子的共振。透過共鳴吸收，分子之間摩擦生熱形成「熱效應」，產生熱能，促進微血管的擴張，血液循環順暢，促進新陳代謝，增加身體的免疫力以及自癒力。並將原本留在體內的廢物、重金屬，藉由汗腺和水分一起排出體外，因而有「生命之光」的美譽。這一發現距離西元一八〇〇年，英國天文學家、物理學家弗雷德里克・威廉・赫歇爾爵士（Frederick William Herschel）在三稜鏡光譜的紅光端外發現紅外線，也已經過漫長的一百八十九年，為人類透過改善心血管機能防治高血壓，提供了嶄新的思維。

另外，遠紅外線的振動效應，可分為伸縮振動與旋轉振動，而振動頻率決定於分子。遠紅外線照射到物質時，在分子內產生共振現象。分子是一個電中性，由多個原子組成的粒子。原子或原子團（atomic group，原子集團）接觸到遠紅外線後會引起激烈的振動。一旦產生共振現象，分子內會產生大能量。其大部分都化為熱能，振動越激烈則熱能越高，照射到人體時，就能夠活化體內細胞。

此外，也能讓體內的水分子集團細化成為小水分子，可促進體內生化反應。人體主要由水及蛋白質構成，還包括鈣、鐵、鈉、鉀等微量元素。根據物理學理論，通常只要是有溫度的物體，就會不停的放出紅外線，隨著溫度的高低、物體成分的不同，發出的紅外線波長也不一樣。我們人體的表面溫度大約是攝氏三十二度，所以人體表面一直在發射波長為五～三十微米的遠紅外線能量，你只要擁有一具星光夜視鏡，就可以看見人體散發出來的遠紅外線電磁波。

遠紅外線除了由太陽發射出來，也可以由燒熱的砂土或石子放射出來。人體約七〇%是水分，血液的水分比率更高達八〇%。若血氣不足，血液中的水分子便集結成惰性水（即四個氫分子和一個氧分子結合），無法通過細胞膜。遠紅外線能使水分子產生共振，變成獨立水分子（即兩個氫分子和一個氧分子結合），提高身體的含氧量，細胞因而可恢復活力，精神旺盛、頭腦更靈活，進而提高對抗疾病的能力，延緩衰老。獨立水分子可自由出入細胞之間，再透過共鳴共振，轉化為熱能，令皮下深層的溫度微升，血流速度加快，微血管擴張，心臟的壓力便可減少。微血管的功能是向人體六十兆個細胞供應氧氣和營養，同時將新陳代謝產生的廢物排出體外。若微循環（Microcirculation）系統出現問題，會導致多種毛病，包括高血壓、心血管疾病、腫瘤、關節炎、四肢冰冷麻痺等。

微血管（capillary）又稱為毛細血管，一個成年人全身的血管（靜脈、動脈和微血管）加起來總長度約九萬五千公里，幾乎能繞地球兩圈半（大約是十萬公里），因此血管又被稱為人體的第二個心臟。讀者也許會問，既然人體的血管這麼長，那麼是不是流動的很緩慢？事實並非如此，由於強大的心臟動力，血液在人體內循環只需要二十秒，一小時內全身血液可循環一百八十圈。微循環系統若得到改善，新陳代謝產生的廢物便可迅速排出體外，減輕肝臟及腎臟的負擔。這些廢物包括致癌的重金屬、導致疲勞及老化的乳酸（Lactic acid）、遊離脂肪酸（free fatty acid, FFA）、皮下脂肪（Subcutaneous fat）、引發高血壓的鈉離子（Sodium ion）以及疼痛的尿酸（Uric acid）。遠紅外線還能淨化血液，改善皮膚素質、預防因尿酸過高導致關節疼痛。

一八九三年，德國物理學家威廉．維恩（Wilhelm Wien，一八六四年～一九二八年）發現了維恩位移定律（Wien's displacement law），維恩位移定律說明一個物體愈熱，其輻射光譜的波長愈短。一九一一年，威廉．維恩因對於熱輻射等物理法則的貢獻，而獲得諾貝爾物理學獎。由維恩位移定律可知，人體釋放的輻射主要是遠紅外線，當人體體溫攝氏三十七度時，其輻射波長約為九．三五微米（μm）。而人體細胞中水分子占最大部分，而水分子最有效吸收頻率約為六．二七微米（μm）。再加上細胞膜上有許多的磷脂質（Phospholipid）、蛋白質及醣類，它們的平均波長也介於六～十四微米（μm）範圍內。所以，人體在吸收遠紅外線後，即產生兩個主要的生物效應，即熱效應以及非熱效應。

當我們小時候肚子痛，爺爺、奶奶、爸爸、媽媽總會用手按摩我們的肚子，不到一分鐘就會覺得舒服了許多。為什麼會這樣呢？科學研究告訴我們，正是「生命之光」發生作用！當我們把手放在腹部，手發出的遠紅外線能穿透皮膚表層，與腹內的細胞產生共振，使人體免疫力以及自癒力增強，產生理療的作用。早上六點～九點，這個時段曝曬在太陽光下，是吸收遠紅外線最佳的時間，人體會感覺溫暖舒適。

因為這個原理，所以溫熱療法（hyperthermia）目前在各種醫療方式普遍使用，包含像癌症治療也用這樣的方法，日本國立感染症研究所（National Institute of Infectious Diseases，NIID）在一九七八年發表的研究發現：「由人體取出的子宮癌細胞，分別給予32℃～43℃的溫度變化後，和正常細胞相比，癌細胞在39.6℃以上的情況下，於十天左右全數死亡，正常細胞則不受影響。」

儘管有研究顯示，遠紅外線可以治療心血管疾病、糖尿病、慢性腎臟病等等，但是實際上，正規的醫療機構目前還只是將它應用於物理治療或某些特定的輔助治療（如洗腎）。

市面上玲瑯滿目的遠紅外線治療儀大多聲稱能強化免疫系統，平衡自律神經等等，你認為真的是這樣嗎？

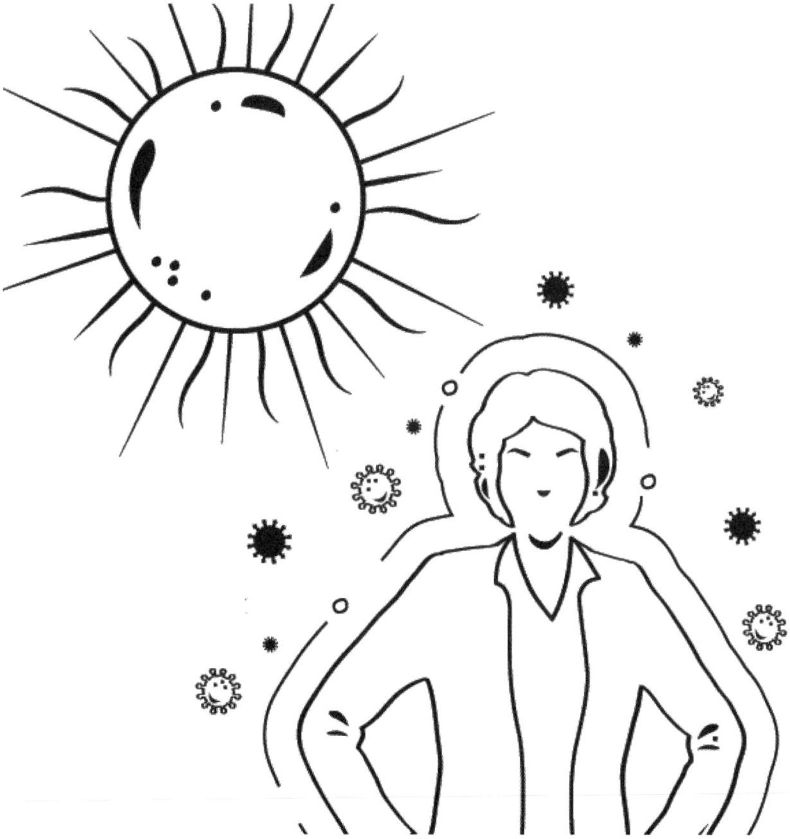

怎樣更健康科學的曬太陽

我國民間有句諺語：「陽光是個寶，曬曬身體好。」不過，最容易得到的東西，人們往往最不珍惜。根據調查，台灣有七〇%的人不常曬太陽，而經常曝曬太陽的人，大多數卻不知道曬太陽的最佳時間，更不曉得怎樣曬太陽，才能補充到維生素D。紫外線B能促進身體合成維生素D，但是它和皮膚癌之間的關聯較高。相反的，紫外線A對皮膚癌的影響較小，又能夠促使一氧化氮釋放。那麼，一天之中有沒有一個最佳時間，紫外線A的量高一點，紫外線B的量相對低一點？

如左下圖所示，一天當中，上午六點～上午十點之間，下午兩點～下午六點之間，紫外線A的量比紫外線B要多。

但是，這只是紫外線A和紫外線B的比例，並沒有考慮紫外線指數，更健康科學有效的陽光曝曬，應該是在紫外線指數較低，並且紫外線A比紫外線B較高的情況下。理查·麥肯齊（Richard McKenzie）博士是美國國家水和大氣研究所（National Institute of Water and Atmospheric Research，NIWA）的大氣科學家，目前已成為紫外線研究的世界領導者。他和同事班·里利（Ben Liley）、保羅·約翰斯頓（Paul Johnston）一直在計算數字，估算最佳曝曬太陽光的時間。曝曬太陽光首先需要瞭解紫外線指數（UVI），NIWA提供紫外線指數的每

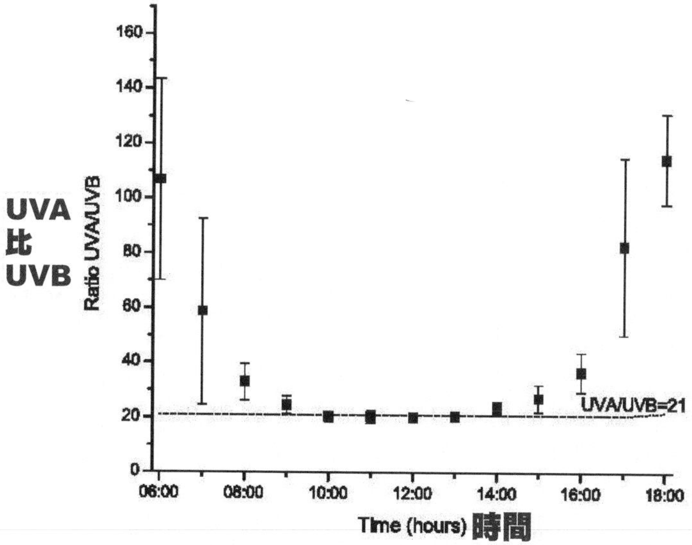

資料來源：semantic scholar

日預報，但目前，媒體僅在夏季將其發布給公眾。NIWA網站全年提供每日的紫外線指數預測，其中包括雲的影響。

在沒有任何特定的紫外線指數資訊的情況下，您可以使用陰影來估計適當曝曬陽光的時間，如左圖和左表所示。但是對於高海拔地區或積雪覆蓋的表面（例如滑雪場），紫外線指數值可能會高出約三〇％，因此曝曬時間也相對縮短了。要使用該表，首先要估算太陽天頂角（SZA），日出或日落時為九〇度，日正當中為〇度，曝曬時間適合淺色皮膚的人。對於膚色輕淺至暗銅色的人，乘以二，例如玻里尼西亞人（Polynesians）、毛利人（Maori，紐西蘭的原住民）或對深色皮膚的人乘以五。

夏天，當紫外線指數大於10時，我們的臉部和手部，只須曝曬在陽光下幾分鐘，就能產生最佳的維生素D水平（整個身體大約需要一分鐘）。曝曬時間不宜超過十五分鐘，以避免曬傷。當紫外線指數等於3時，大約一個小時後，皮膚才會曬傷，但如果露出臉，手臂和腿，則幾分鐘後仍可產生最佳的維生素D水平。即使在紐西蘭南部的冬季（紫外線指數在中午時僅達到1），也應有足夠的紫外線輻射來維持體內維生素D的水平，儘管我們需要曝曬的面積比僅用手和臉部要大。

這些發現與以前的研究之間存在不一致之處，這表明紐西蘭南部冬天的陽光不會產生

看影子長度找出曝曬紫外線的最佳時間點

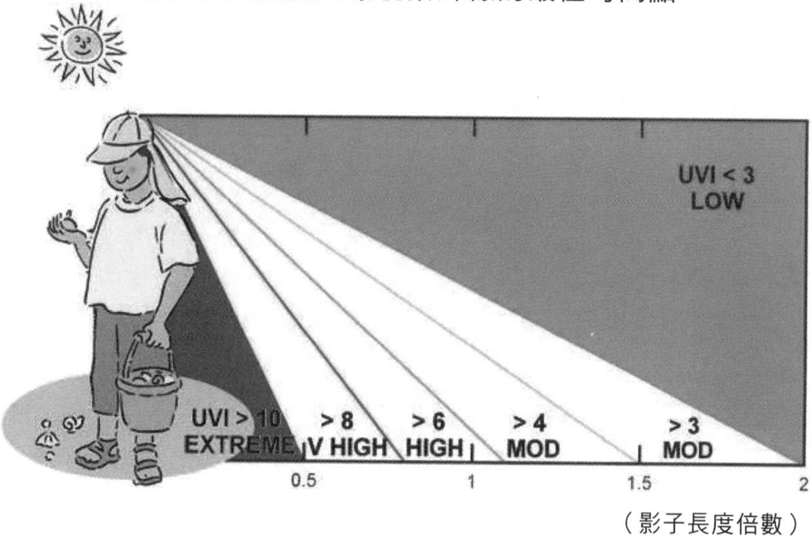

資料來源：美國國家水和大氣研究所（NIWA）

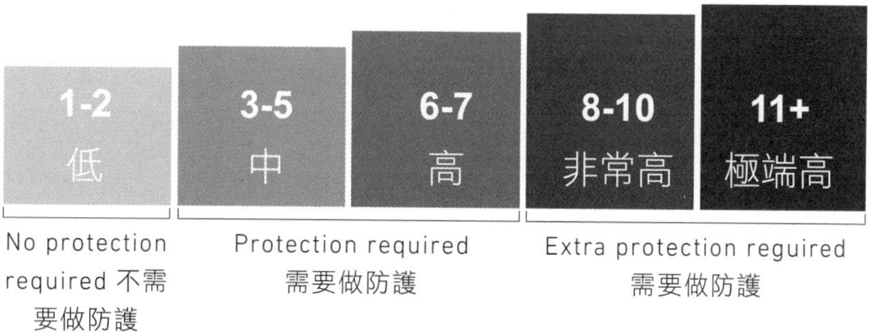

紫外線指數級別

維生素D。目前，美國國家水和大氣研究所的大氣科學家，正與紐西蘭奧克蘭大學（The University of Auckland）和奧塔哥大學（University of Otago）合作，調查所測得的個人紫外線曝曬與維生素D產生的關係，這項研究應有助於解決這種矛盾。

紫外線曝曬與維生素 D 產生的關係

約SZA(°)	紫外線	近似陰影倍增器	曬傷時間（分鐘）	1000IU Vit D的時間（分鐘）	
				全身（100%）	臉和手（10%）
70	1	2.7	180	20	200
63	2	2.0	120	7.7	77
57	3	1.5	60	4.3	43
53	4	1.3	45	3.0	30
50	5	1.2	36	2.3	23
47	6	1.1	30	1.9	1.9
42	7	0.9	26	1.5	15
38	8	0.8	22	1.3	13
36	9	0.7	20	1.1	11
32	10	0.6	18	1.0	10
24	11	0.4	15	0.83	8.3
0	15	0.0	12	0.67	67

資料來源：美國國家水和大氣研究所（NIWA）

那麼，怎樣更健康科學有效的曬太陽，怎麼找到曝曬紫外線的最佳時間點呢？給大家介紹一個最簡單的方法：「看影子長度」，這是美國國家水和大氣研究所的大氣科學家研究出來的：

1. 當你的影子是你身高的二倍，甚至更多的時候，紫外線指數最安全，可以不需要任何防護，好好曬一曬。
2. 當你的影子處於身高和身高的二倍之間時，安全曬太陽的時間可以控制在二十分鐘左右。
3. 當影子開始短於身高的時候，紫外線可能在短短三十分鐘內，就會對你的皮膚造成傷害。
4. 當影子長度不到你身高一半的時候，紫外線就可能在短短十五分鐘內，傷及你的皮膚。

不同年齡的人，對陽光的承受能力、所需維生素D的量及新陳代謝狀況不同，因此時間、方法也各不相同：

嬰幼兒：抱著你的寶寶在早上七點～早上十點之間，曝曬在陽光下五～十分鐘。日出後一個小時和日落前一個小時，被認為是嬰兒曝曬在陽光下的最佳時間。由於嬰兒皮膚嬌嫩，容易被灼傷，因此曝曬在陽光下的時間，不應超過十分鐘。在日本，嬰兒剛滿月時，家長就會抱著寶寶每天在戶外散步五～十分鐘。春秋季為上午九點～上午十一點，夏季為上午九點前，冬季為正午前後。日光浴後，家長會給嬰兒擦汗水、喝水。而美國人總是讓家中的幼兒，在陽光下光著上半身，包著尿布或者穿著短褲，赤腳在草地上、泥土地上，盡情的奔跑或者漫步。

兒童時期：避開正午十二點～下午四點的陽光。這是身體成長發育的關鍵時期，尤其是骨骼發育更需大量維生素D來輔助身體吸收鈣。缺乏維生素D會導致兒童生長緩慢，甚至罹患過敏或是哮喘。因此，要盡可能讓孩子在陽光下玩耍，每天曬十五～三十分鐘。

中、青年人：上午六點～上午十點和下午四點～下午六點，每天曬三十分鐘～一小時左右。這個年齡的人新陳代謝能力較強，鈣質流失快，必須補充較多的維生素D。所以在有條件的情況下，應儘量多曬太陽。

老年人：早上十點前和下午四點後，每天兩次，每次十五～三十分鐘。這兩個時間陽光中的紫外線A增多，是儲備體內維生素D的大好時機。而老年人接受適量陽光，有助於防治骨質疏鬆和抑鬱症。如果被過強的紫外線照射，可能誘發皮膚炎、白內障、老年斑等疾病。

有不少人由於某些因素，無法外出曬太陽，而是隔著玻璃曬太陽。隔著一層玻璃，照射進來的紫外線會有什麼不同呢？一般而言，建築上最常用的五公厘厚度的普通白玻璃，幾乎可以擋掉所有的紫外線B，而低輻射玻璃的透過率基本上是〇％。但是，大部分的紫外線A卻可以直接穿透過去。所以，在家中隔著玻璃曬太陽，紫外線的透過率會大幅度降低，從而影響人體合成補鈣所需的維生素D。也就是說，你將無法從陽光中獲取維生素D，而且紫外線A可能會把你曬黑並增加你的皺紋。不過，紫外線A卻可以促進皮膚釋放一氧化氮，帶給你健康、長壽和性福。

因此，購買房子或是租屋的時候，一定要留意臥室、客廳是否曬得到陽光，這關係到一家大小的健康，以及夫妻雙方的性福。此外，充滿陽光的室內，會讓你夜夜睡好覺。

Chapter

4

排斥陽光，你死得更快

「生命的真正意義在於能夠自由地享受陽光。」

——列夫．托爾斯泰
（Leo Tolstoy，俄羅斯最偉大的作家，一八二八年～一九一〇年）

大腸癌連續十三年蟬聯台灣十大癌症之首

台灣是世界上大腸癌發生率最高的國家，大腸癌已連續十三年蟬聯十大癌症之首，包括藝人豬哥亮、賀一航、李國修、宋楚瑜夫人陳萬水、法醫楊日松、導演楊德昌、《心海羅盤》主持人葉耀星（葉教授）、中華職棒兄弟象投手陳逸松及漫威英雄電影《黑豹》男主角查德維克·博斯曼（Chadwick Aaron Boseman）等人，都是因為大腸癌病逝。大腸癌高居台灣所有癌症死亡率的第三名，僅次於肺癌、肝癌，每年近二萬人被診斷出罹患大腸癌，死亡率大約三成。雲嘉南在盛行率、確診時晚期比率及死亡率皆為全台最高。一般認為，大腸癌與飲食不正常有關，國人熱愛滷肉飯、香腸、珍珠奶茶、鹹酥雞等重口味、高熱量食物，皆是大腸癌危險因子。事實上，根據國內外醫學專家的說法，還有一個很重要的危險因子，太少曬太陽也會增加大腸癌的風險，尤其是冬天，但多數人都忽略了。

日本醫學博士宇都宮光明指出，日本厚生勞動省二十年前開始調查，結果顯示曝曬陽光時間的長短與大腸癌發病率之間有很強的關聯性，陽光的照射量與大腸癌呈現反比關係。

美國加州陽光營養與健康研究中心（Sunlight, Nutrition, and Health Research Center）的葛蘭特（Grant WB）博士發表在《癌症》（Cancer）期刊的研究，將美國劃分為東北部和西南部，並綜合分析比較兩大區域，包含飲食內容、癌症發生率與死亡率的所有資料。結果發現，美國北部大腸癌、乳癌發病率明顯比南部要高。此外，膀胱癌、食道癌、腎臟癌、胰臟癌、直腸癌、肺癌、胃癌、子宮頸癌、卵巢癌、攝護腺癌以及淋巴癌等多種癌症，都與陽光照射是否充足有關。更令人驚訝的是，居住在陽光照射較少地區的罹癌患者死亡率，高出陽光較充足地區兩倍之多。葛蘭特博士因此做出這樣的結論：「曝曬陽光時間的長短與罹患大腸癌、乳癌的機率息息相關。」

葛蘭特博士據此提出以下觀點：「人體若缺乏維生素D，除了容易骨質疏鬆之外，還會引發癌症。如果每天早上十點～下午三點之間，曝曬十～十五分鐘的太陽，讓全身四〇%以上的皮膚曝露在陽光下，就能夠獲得充分的維生素D。」

至於為何陽光的照射量與大腸癌有關？葛蘭特博士的研究團隊解釋，由於維生素D是抗發炎物質，不但能抑制癌細胞生長，也會抑制癌細胞轉移。因此，人體接觸陽光的量若減少，體內自動合成維生素D的量也會變少，除了會引發骨質疏鬆，也會導致癌症。

雖然台灣地處亞熱帶，陽光的照射量充足，但根據台南奇美醫院統計二〇〇二年八月～二〇一九年十二月，超過三萬筆「微營養素檢測」的資料，發現高達六一％以上的民眾都缺乏維生素D。推測可能與國人太注重防曬有關，連帶影響到維生素D的生成，尤其冬季陽光照射時間較短，更容易增加罹癌風險。奇美醫院建議每天只要花十五分鐘，避開中午紫外線最強的時間，走出室內到戶外曬曬太陽，可幫助體內生成足夠的維生素D，降低罹患大腸癌的風險。

二〇一八年六月十四日，美國癌症協會（American Cancer Society，ACS）、哈佛大學陳曾熙公共衛生學院（Harvard T.H. Chan School of Public Health）等機構的科學家發表在《國家癌症研究所》（Journal of the National Cancer Institute，JNCI）期刊的研究報告，發現人體內的維生素D若維持在正常充足的狀態，罹患大腸癌的風險，將比缺乏維生素D的人降低三成。

美國癌症協會流行病學家瑪姬．麥卡洛（Marji McCullough）博士的研究團隊，分析彙整十七項研究報告，共有五七〇六名大腸癌患者參與，以及七一〇七名並未罹患癌症的受試者做為對照組，持續追蹤五年半，發現血中缺乏25-羥基維生素D者（<30nmol／L），較血中25-羥基維生素D濃度充足者（50～62.5nmol／L之間），罹患大腸癌的機率暴增三一%。此外，如果將血中25-羥基維生素D濃度再拉高到75～87.5nmol／L之間，或87.5～100 nmol／L之間時，比起充足者，可分別再降低一九%及二七%的大腸癌發生率。但是，如果血中25-羥基維生素D的濃度高過100nmol／L，大腸癌的發生率並不會再降低。有鑑於此，瑪姬．麥卡洛博士的這篇研究報告總結：能夠有效降低大腸癌風險的血中最佳25-羥基維生素D濃度，應該介於75～100nmol／L之間，此數值高於目前美國國家科學院醫學研究院（Institute of Medicine of The National Academies，IOM）對於骨質疏鬆的建議充足值（≧50nmol／L）。

依據國健署委託國防醫學院，以抽血檢測血中 25-羥基維生素D的結果，發現男性平均為47.3nmol／L，女性僅有43.5nmol／L，估算超過六六%的成年人血清 25-羥基維生素D處於缺乏（<50nmol／L）的狀態。

現任哈佛大學醫學院臨床與轉化流行病學研究室講師宋明洋（Mingyang Song）博士，發表在《腸道》（Gut）期刊的研究報告，研究人員招募三一八名大腸癌患者，及六二四名並未罹患癌症的受試者，做分析比較。結果發現，血中25-羥基維生素D濃度越高者，罹患大腸癌的機率就越低。研究人員認為，這是因為血中25-羥基維生素D與體內的免疫系統共同合作，有效抑制這類惡性腫瘤的生長所致。

二〇一六年四月六日，美國加州恩西尼塔斯市（Encinitas）的非營利組織，草根健康營養研究所（GrassrootsHealth）發表於《公共科學圖書館》（PLoS ONE）期刊的分析報告，研究人員招募二三〇四名年齡約五十五歲的女性受試者，結果發現：血液中25-羥基維生素D濃度≧100nmol／L的婦女，罹患癌症的風險與血液中25-羥基維生素D濃度低於50nmol／L的婦女相比，大幅降低了六七％。

左圖表為美國國家科學院醫學研究院食

血液中 25- 羥基維生素 D 濃度與健康的關係

濃度（nmol/L）	濃度（ng/mL）	健康狀態
＜30	＜12	維生素 D 缺乏可能導致嬰兒佝僂病與成人軟骨症
30～＜50	12～＜20	對成年人的骨骼以及整體健康有不利的影響
≧50	≧20	有利於健康成人的骨骼與整體健康
＞125	＞50	可能會有副作用尤其是在濃度大於150nmol/L時

ng/mL 轉換為 nmol / L 時，請將 ng/mL 乘以 2.5，例如 50ng/mL 相當於 125 nmol / L

品營養委員會（Food and Nutrition Board，Institute of Medicine，National Academy of Sciences）發布的「鈣與維生素D每日建議攝取量」（Dietary Reference Intakes for Calcium and Vitamin D）。

鈣與維生素 D 建議攝取量

年齡組	鈣片（毫克／每日）	維生素 D（國際單位／每日）
嬰兒0到6個月	200	400
嬰兒7到12個月	260	400
1至3歲	700	600
4至8歲	1000	600
9至13歲	1000	600
14至18歲	1300	600
19至30歲	1300	600
31至50歲	1000	600
51至70歲男性	1000	600
51至70歲女性	1200	600
70歲以上	1200	800
14至18歲懷孕/哺乳	1300	600
19至50歲懷孕/哺乳	1000	600

資料來源：美國國家科學院醫學研究院食品營養委員會

你有骨骼脆弱的風險嗎？自我檢測看看！

骨骼脆弱風險自我檢測

我的身體狀況

- ______ 我大於六十五歲。
- ______ 我五十歲以後骨折了。
- ______ 我的近親患有骨質疏鬆症或骨折。
- ______ 我的健康狀況是一般或差。
- ______ 我抽煙。
- ______ 我的身高體重不足。
- ______ 我在四十五歲之前開始絕經。
- ______ 我從來沒有攝取足夠的鈣。
- ______ 我每週有幾次要喝兩杯以上的酒。
- ______ 即使戴眼鏡，我的視力也很差。
- ______ 我有時會跌倒。
- ______ 我不活躍。

我罹患以下的一種疾病：

- ______ 甲狀腺功能亢進症
- ______ 慢性肺病
- ______ 癌症
- ______ 發炎性腸道疾病
- ______ 慢性肝或腎疾病
- ______ 甲狀旁腺功能亢進症
- ______ 維生素D缺乏症
- ______ 庫欣氏病
- ______ 多發性硬化症
- ______ 類風濕關節炎

我服用以下藥物之一：

- ______ 口服糖皮質激素（類固醇）
- ______ 癌症治療（放射線，化學療法）
- ______ 甲狀腺藥
- ______ 抗癲癇藥
- ______ 性激素抑制
- ______ 免疫抑製劑

資料來源：美國國立衛生研究院（NIH）

如果您有任何這些「危險信號」，那麼您的骨骼脆弱的風險就很高。請與您的醫生、護士、藥劑師或其他醫療保健專業人員聯繫。

皮膚癌患者的平均壽命八十六歲

丹麥哥本哈根大學（University of Copenhagen）博爾赫・洛斯格（Borch northy）教授帶領一群研究人員，對年齡四十歲～一百歲的四百四十萬名丹麥人（其中有十三萬人患有皮膚癌），進行了長達二十六年的研究發現，多曝曬太陽光會延長壽命。眾所周知，過度曝曬陽光會誘發皮膚癌，但奇怪的是，丹麥人的平均壽命為八十歲左右，皮膚癌患者的平均壽命卻達到了八十六歲。不僅如此，他們心臟血栓和骨質疏鬆的發病率也偏低。

英國愛丁堡大學（The University of Edinburgh）著名皮膚病學家理查・韋勒（Richard Weller）博士，經常對被診斷出罹患基底細胞癌的病人說：「恭喜你！因為你的壽命會比一般健康的人還要長久。」

常見的皮膚癌有三種：基底細胞癌（Basal-cell carcinoma，BCC）、鱗狀細胞癌（squamous cell carcinoma，SCC）、惡性黑色素瘤（malignant melanoma），經常在戶外長期曬太陽工作的老年人，尤其是膚色較淺的人，屬於高危險群。皮膚癌通常沒有症狀，不痛不癢。成因主要與紫外線曝曬（長期曬太陽）有關聯，其他原因包括輻射線、燒傷、慢性疤痕、慢性砷中毒、免疫力下降（例如器官移植病人或長期服用免疫抑制藥物的病人）及某些基因遺傳疾病。

紐西蘭是全世界罹患皮膚癌概率最高的國家，澳洲位居第二，但紐西蘭皮膚癌的死亡率卻相對較低，這主要是因為紐西蘭在皮膚癌治療這一領域的投入預算較高，高達四十億美元。澳洲人七十歲的時候，幾乎有三分之二被診斷為皮膚癌，其中主要是黑色素瘤，而紐西蘭與澳洲黑色素瘤的致死率全世界最高，每十萬人中有八．三人死亡。紐西蘭和澳洲地處南半球，位置相鄰，這兩個國家皮膚癌高發率，跟南極上空的臭氧層破洞（ozone hole）有關。地球各地臭氧層（ozone layer）密度大不相同，在赤道附近最厚，南北兩極變薄，成為臭氧層空洞。北半球的臭氧層厚度每年減少四％，現在大約四．六％的地球表面沒有臭氧層。大氣科學研究顯示，平流層中的臭氧每減少一％，照射到地面的紫外線就會增加二％，導致皮膚癌的發病率增加三％。

如今，居住在距南極洲較近的智利南端海倫娜岬角（Cape-Helena）的居民已嚐到苦頭，只要走出家門，就要在衣服遮不住的皮膚表面，塗上防曬油，戴上太陽眼鏡，否則半小時後，皮膚就會曬成鮮豔的粉紅色，痛癢難耐。羊群則多罹患白內障，幾乎全盲。那裡的兔子眼睛全瞎，獵人可以輕易地拎起兔子的耳朵帶回家去，河裡捕到的鮮魚也都是盲魚。

一旦臭氧層全部遭到破壞，太陽的紫外線就會殺死陸地上所有的生命，人類也會遭到滅亡，地球將會成為無任何生命的不毛之地。可見，臭氧層空洞已嚴重威脅到人類的生存了。二十世紀七十年代，人們才開始意識到人類活動威脅到了臭氧層，荷蘭國際著名大氣化學家保羅·克拉森（Paul J. Crutzen）就提出過警告，農用化學肥料可能會降低臭氧的濃度。隨著人類活動的加劇，地球表面臭氧層的臭氧出現了嚴重的遞減現象。

一九七三年，美國加州大學爾灣分校化學教授佘伍德·羅蘭（F.SheRwood Rowland）和一名同校的年輕化學教授馬里奧·莫利納（Mario Molina），意識到從噴霧除臭劑到工業溶劑的一系列產品中，普遍存在的氯氟化碳（Chlorofluorocarbons，又稱氯氟烴）破壞臭氧層，這些化學物質與消耗平流層臭氧的連鎖反應有關。一九七四年，馬里奧·莫利納與佘伍德·羅蘭在全世界最權威及最有名望的學術期刊《自然》（Nature）雜誌上，共同發表了有關臭氧損耗的科學預測研究。一九八七年九月十六日，聯合國邀請所屬二十六個會員國在加拿大蒙特婁簽署了《蒙特婁議定書》（Montreal Protocol on Substances that Deplete the Ozone Layer），這是一項具有里程碑意義的國際淘汰氟氯化碳產品的協定。

一九九五年十月十一日，瑞典皇家科學院決定把一九九五年諾貝爾化學獎授予荷蘭大氣化學家保羅．克拉森、墨西哥化學家馬里奧．莫利納（第一位獲得諾貝爾化學獎的墨西哥科學家）和美國化學家佘伍德．羅蘭，表彰他們在平流層臭氧化學研究領域所做出的貢獻，特別是提出了平流層臭氧受人類活動的影響問題，使國際上對保護臭氧層問題及時採取了一致的行動，從而使人類和地球上的生物避免由臭氧層耗損帶來的巨大災難。

紐西蘭與澳洲的空氣品質，一直以來為全球之冠，但正是這樣乾淨的空氣，反而增加了紐西蘭人、澳洲人罹患皮膚癌的風險。當空氣中沒有北半球常見的污染顆粒時，往往會有更多的紫外線到達地面，皮膚癌的發病率也就隨之增高。

此外，地球圍繞太陽旋轉的軌道為橢圓，南半球的夏天比北半球更靠近太陽，紫外線因此更強。不過，紐西蘭南部的冬季，紫外線指數在中午時僅達到1。

曬太陽真的會提高罹患皮膚癌的風險嗎？紫外線會增加皮膚癌的發病率嗎？

丹麥的科學家發現，即使曝曬陽光可能導致皮膚癌，但更重要的是，曝曬陽光可以保護心臟，他們分析了超過四百萬份的醫療紀錄時，發現被診斷出患有皮膚癌的人，很少罹患心臟病。

美國疾病管制與預防中心（Centers for Disease Control and Prevention，CDC）研究，十五～三十分鐘的陽光曝曬，實際上可以保護人類免受皮膚癌的侵害。然而，過度曝曬陽光可能導致皮膚癌，其中超過九〇%的黑色素瘤都是由於過度曝曬陽光或其他紫外光（比如日曬機器床），導致皮膚細胞受損所引發的。皮膚癌是美國最常見的癌症形式，是皮膚細胞異常生長的結果。美國癌症協會（American Cancer Society，ACS）統計，每年有超過三百六十萬美國人罹患皮膚癌。也就是說，大約五分之一的美國人在一生中的某個階段會罹患皮膚癌。但因皮膚癌致死的人數卻少得驚人，每年二．八人（每十萬人），遠遠不及心血管疾病的致死率三百二十人（每十萬人），其中最常見的是基底細胞癌和鱗狀細胞癌，但它們幾乎不會致命。

二〇二〇年衛生署公布的最新癌症登記報告中，二〇一八年在前十大癌症當中，國人男女皮膚癌發生率分別位於第八位。全國皮膚癌的申報人數四〇四九位，男、女性患者均以基底細胞癌最為常見，分別占男性個案的四七．一四%（一〇一五人），女性個案的五七．八一%（一〇九六人），大多發生在曝曬部位如臉部、手背及前臂。鱗狀細胞癌占男性個案的三七．一六％（八〇〇人），女性個案的二九．四八％（七九七人）。黑色素瘤（melanoma）占男性個案的六．七三％（一四五人），女性個案的七．七％（一三四人）。死於黑色素瘤者共計一八二人，男性的死亡率為〇．七七％（每十萬人），女性則為〇．六一％（每十萬人）。日本人因黑色素瘤而引發的死亡率是全球最低的，男性的死亡率為〇．二四％（每十萬人），女性則為〇．一八％（每十萬人）。黑色素瘤非常容易轉移，且很難治療，還好東方人發生率不高。東方人的黑色素瘤最常出現於手腳，包括指甲下方、指頭及掌面。

皮膚細胞每天都會死亡，新的細胞會在由DNA控制的過程中加以替換。當DNA受損而無法正常工作時，可能會生成皮膚癌。DNA損傷通常是太陽光或日光燈發出的紫外線造成的。在某些情況下，皮膚癌會影響尚未曝曬在陽光下的皮膚。白皙的皮膚、痣、免疫系統減弱、遺傳和年齡，都會增加罹患皮膚癌的風險。

黑色素瘤的致死率高於基底細胞癌和鱗狀細胞癌，它占所有皮膚癌死亡病例的八〇％以上。導致黑色素瘤的可能原因包括：

1. 有許多雀斑，痣或非典型痣。
2. 有黑色素瘤家族史。

3. 皮膚過度暴露於紫外線下。
4. 十八歲之前過度曝曬於陽光下。
5. 皮膚白皙。
6. 對陽光敏感或曬黑能力差。
7. 免疫系統有缺陷。

世界上歷史最悠久及最受重視的醫學期刊《柳葉刀》（The Lancet）發表的一項研究表明，皮膚暴露於短波紫外線（UVB）與降低黑色素瘤的風險有關。研究發現，與待在室內的同齡人相比，經常曝曬在陽光下的戶外工人，罹患皮膚癌的風險更低。除此之外，充足的陽光還可以降低某些癌症（包括結腸癌，卵巢癌，胰腺癌和攝護腺癌）的風險。

舉世聞名的皮膚專家，美國匹茲堡大學（University of Pittsburgh）醫學博士馬特．齊瓦斯（Matt Zirwas）表示，當大多數人考慮紫外線及其影響時，就會想到皮膚癌和過早衰老。這就是為什麼大多數皮膚科醫生和公共衛生官員建議大家，每當在戶外活動時，即使是冬季，都應在裸露的皮膚上塗防曬霜，或者採取其他措施，避免日曬。

齊瓦斯博士說：「皮膚科醫生的標準是，皮膚的任何部位都不應曝曬在不受保護的陽光下。」但是，齊瓦斯博士的臨床觀察使他想知道，從廣泛的人類健康角度考慮，是否有必要對陽光採取零容忍政策？「我們是從曝曬在陽光下的戶外生物進化而來的，所以對我來說，皮膚不應曝曬在陽光下是沒有道理的。」於是，齊瓦斯博士開始閱讀有關紫外線曝曬和人體健康的出版文獻。二〇一四年，一項發表在《內科雜誌》（Journal of Internal Medicin）上的研究顯示，從近三萬名瑞典婦女所收集的二十年健康數據，包括問卷調查表，詢問婦女關於她們曬太陽的習慣、吸煙史、飲酒、體重、受教育程度、收入以及其他可能增加或降低死亡風險的變數。這項研究發現，與那些紫外線曝曬量最大的女性相比，其他原因導致死亡的風險大約增加一倍。這意味著這些女性日曬的次數越多，死亡的風險越低。即使在研究者調整了收入、BMI、吸煙史和其他的因素後，曝曬陽光的保護作用仍然相當顯著。

齊瓦斯博士說：「如果這項研究的結果是正確的，那意味著保護自己的皮膚免受陽光紫外線的曝曬，可能與每天吸一包香煙對您的死亡率產生相同的影響。」

正如齊瓦斯博士所說，我們是從曝曬在陽光下的戶外生物進化而來的，現今幾乎人人都能接觸到的防曬霜，其實是在二十世紀四十年代才被發明出來的，在此之前的幾百萬年裡，人類日常生活，是處於沒有防曬霜的狀態下。為了生存，大多數人都要在戶外奔跑、狩獵等，和熾烈的熱帶陽光相處，按照現在皮膚科醫生的觀念，那是相當危險的。但風險並沒有你想像中的大，因為人類自然生成了一種內置「防曬霜」——「黑色素」（melanin）。

當暴露在紫外線下時，皮膚會產生黑色素來提供保護，它可比你使用的化學防曬霜效果要好得多，黑色素吸收光，甚至能消散近乎九九．九％的紫外線輻射。過量的紫外線會曬傷皮膚、光解葉酸、損害膠原蛋白、傷害皮膚細胞裡的DNA，導致DNA產生突變，而最可怕的就是有可能形成黑色素瘤。黑色素瘤是起源於黑色素細胞的腫瘤，身體就是依靠黑色素來保護皮膚。黑色素吸收紫外線的方法類似於植物中的葉綠素，它們都能捕捉光子（Photon），而進入我們身體中的紫外線，幾乎都是依靠黑色素吸收。以紫外線B來說，進入皮膚的紫外線B有超過九九％是被黑色素所吸收，在紫外線照到黑色素的同時，氫離子（Hydrogen ion）就被放射出去。也就是說，黑色素將紫外線的能量快速甩了出去，甩出後周圍的皮膚組織因此得到了熱量，所以曬過太陽的皮膚才會發燙。更重要的是，黑色素除了可以吸收紫外線的能量外，還能抑制、消除因紫外線照射產生的自由基（Free Radical），以保護皮膚細胞免於自由基的攻擊，進而發生細胞凋亡或突變，黑人比白人更抗老的原因就在於此。

美國賓夕法尼亞州立大學（Pennsylvania State University）人類學教授妮娜．賈布隆斯基（Nina Jablonski）說：「每個人的皮膚，都適應了五百萬年以來祖先所忍受的日曬程度，這種適應性因為所處的緯度和紫外線輻射量而不同，其中最具關鍵性角色的就是皮膚中的黑色素，黑色素是一種天然防曬霜，可防止葉酸和DNA的分解，如果把皮膚蒼白的北歐人（黑色素天生較少），突然放在赤道附近生活，他們往往會遭受嚴重的皮膚損傷，甚至罹患皮膚癌。」

熱帶地區紫外線強度高，人們需要深色皮膚的保護，但在高緯度地區，如北歐加拿大，陽光照射的強度降低了一大半，擁有深色皮膚的人如果還不讓陽光中的紫外線進入體內，這將使皮膚得不到足夠的紫外線來合成維生素D，而嚴重的維生素D缺乏症，還會導致血脂異常升高。

紫外線太多會光解葉酸、損害膠原蛋白、傷害皮膚細胞裡的DNA，導致DNA產生突變，容易罹患皮膚癌，紫外線太少身體又會缺乏維生素D，容易有高血脂。皮膚無奈之餘，漸漸有了深淺區別。簡單來說就是，緯度越高，膚色越白。科學家研究發現，深色皮膚的紫外線透過率約為七%，而淺色皮膚最高接近三〇%。

也就是說，沒有外用防曬霜的人類老祖宗都黑得像木炭一樣，只能利用上天早已為人類設定好的內置「防曬霜」——「黑色素」，跟所處緯度的陽光和諧相處了好幾百萬年。

台灣有很多人，尤其是「愛美白」的女性，往往都遵循皮膚科醫生的建議「不要曬太陽」，對陽光抱著極大敵意，根本不會沐浴在陽光下。然而，已經有越來越多的科學研究發現，每天曝曬陽光十五～三十分鐘，不但不會造成皮膚老化或是罹患皮膚癌，還能獲得令人意想不到的好處，不分青紅皂白一味的排斥陽光，你將死得更快。事實上，皮膚癌的真正致死率非常低，治癒率卻非常高，而且治癒後的人，壽命至少會增加六歲，這是一個很有趣的醫學現象。

台灣人近視率世界第一

五十六年前，中國人口（七億）之中大約有一五%是近視眼。如今，多達九〇%的青少年和年輕人是近視眼。在韓國首爾，十九歲的年輕男性中近視率高達九六．五%。台灣地區，青少年近視率排名世界第一，近年來雖然台灣學生的視力不良率在改善，但台灣小學生的近視率仍排名世界第一，而且近視「低齡化」也是嚴重警訊。台灣的小學一年級學生，每五人就有一人近視，而小學六年級生更是接近五成，即二人中就有一人近視。台灣近視率不僅高居全球之冠，視網膜剝離（Retinal Detachment）比率也高居全球第一。近視年齡過早是主因，兒童罹患近視的年齡越低，度數增加的速度越快，失明風險也就愈高。控制近視務必及早做起，別讓台灣變成近視王國。

台灣國民健康署統計，國內幼稚園大班學童近視率將近一成，此後每增加一年級，近視率就再往上升一成，到了國小六年級，學童近視率已高達八成，國三學生每十人更將近有九人近視。值得注意的是，小六近視族群中，有超過一成是五百度以上的高度近視，國三更逼近三成，相當驚人。七～十歲是孩童視力發育第一個高峰期，正是台灣孩子開始長時間閱讀、盯3C產品螢幕的時期。近距離用眼會使睫狀肌（Ciliary muscle）長期處於收縮狀態，導致兩眼過度內聚、眼軸增長，最終導致永久近視。

最新兒童近視流行病學報告指出，東亞地區孩童近視率高達七三％，遠高於歐洲四〇％、美洲四二％和非洲約一〇％，東亞地區中又以台灣近視比率最高。台灣教育部統計發現，全台七歲～十五歲中小學生近視人數多達九十六萬人，近視發生尖峰年齡為七～八歲及十三～十四歲，其中小一至小三度數增加速度最快，每年平均增加一百度，遠高於美國平均五十五度。國內外眼科專家呼籲家長，應讓孩子養成每天戶外活動八十分鐘的習慣，曬曬太陽，可有效減緩近視發生率約五〇％。

嬰兒剛出生時的眼軸長平均約十七·三公厘，發育完成時的平均眼軸長約二十三～二十四公厘，一旦近視，眼軸長每增加〇·三公厘，就會增加近視度數一百度。近視主要是由於看遠的成像無法聚焦在視網膜上，導致視線模糊、看不清，而學齡兒童近視主因大多是眼軸增長所致。值得注意的是，愈早產生近視，將來演變成高度近視的機會也愈大，但因近視通常是不可逆的，及早預防才有機會控制近視度數。

澳大利亞國立大學（The Australian National University）伊恩．摩根（Ian Morgan）教授發表了一項為期三年的研究結果，該研究證明了讓兒童進行戶外活動，曝曬在陽光下，可以減少近視的人數。上述研究刊登在全世界最權威及最有名望的學術雜誌《自然》（Nature）。研究顯示，多數東亞國家的兒童罹患近視的主因是，花太多時間在室內學習，欠缺足夠時間至戶外曝曬陽光。研究指出，接觸陽光可刺激視網膜分泌神經傳導物質多巴胺（dopamine）。瑞典科學家阿爾維德．卡爾森（Arvid Carlsson），因確定多巴胺為腦內信息傳遞者的角色，使他贏得了二〇〇〇年諾貝爾醫學獎。多巴胺可避免眼軸變長，因為一旦眼軸變長，就會扭曲進入眼睛的光線焦點。因此，近視不該只歸咎於基因或增加閱讀和寫作活動，而是缺乏陽光照射，亦即吸收紫外線可促進多巴胺的代謝，避免軸性近視（Axial Myopia）。若每日在陽光下進行三小時的戶外活動，便可降低近視的風險。這項研究提到戶外活動是預防近視最重要的方式，每週至少十一小時的太陽下活動，就可以幫助分泌多巴胺，不論讀書或電腦的使用時間如何增加，都不會提高近視的惡化率。

新加坡的小學生平均每天有三十分鐘待在戶外，十名學童中有九名是近視族。相較之下，澳洲學童待在戶外的時間有三小時，歐洲學童的近視率只有一成。此外，全球近視最多的應屆畢業生集中在中國大陸、台灣、香港、日本、新加坡與南韓，在這些學子中，八～九成學子有近視問題。進一步分析發現，這些學童很少在戶外活動，中午休息時間需在教室裏午睡。孩子一天至少要跟陽光接觸三小時，否則就容易出現近視。摩根教授表示：「大部分東亞國家的近視因素來自環境，而非只是基因問題。」該研究指出，兒童和青少年在眼球發育時期，多曬太陽可避免近視，除了陽光會刺激視網膜分泌多巴胺，也有學者認為陽光中的藍光可保護眼睛不近視。

最新的數據顯示，台灣民眾總體近視率為四二％，排名世界第一。衛福部近視調查結果顯示，台灣十八歲以下青少年兒童近視率高達八五％。雖然眼鏡、隱形眼鏡和手術可以幫助矯正，但不能解決潛在的缺陷：眼球略長，這意味著晶狀體將來自遠處物體的光線聚焦在視網膜前方，而不是直接聚焦在視網膜上。在嚴重的情況下，變形會拉伸並使眼睛的內部變薄，這會增加視網膜剝離、白內障、青光眼甚至失明的風險。由於眼睛在整個童年時期都在發育，因此近視通常會在學齡兒童和青少年中出現，家長不妨考慮讓近視的學童每天多曬曬太陽。

目前，東亞地區大約五分之一的大學生患有這種極端的近視眼，並且預計其中一半會發展為不可逆的視力喪失。多年來，科學家一直認為，近視很大程度上取決於基因。但是，基因不可能是單一因素。最明顯的證據之一來自一九六九年科學家對阿拉斯加北端因紐特人（Inuit）的研究，因紐特人的生活方式正在發生變化，在一百三十一名成年人中，近視眼的只有二人，但是他們的子孫中有一半以上罹患近視眼。遺傳變化發生得太慢，無法解釋這種快速變化，也無法解釋近視率的飆升。

新加坡國立大學（National University of Singapore）研究近視的流行病學和遺傳學教授索勝美（Saw Seang Mei），擁有美國約翰·霍普金斯大學彭博公共衛生學院流行病學博士學位，她針對這個現象表示：「一定有環境因素導致了隔代差異，近視度數的上升反映了許多國家的兒童，趨向於花更多的時間從事閱讀、學習或固定注視電腦、智慧手機螢幕上的趨勢。東亞國家尤其如此，在這些國家，重視教育表現正促使兒童在學校和學習上，花費更長的時間。」

美國俄亥俄州立大學（The Ohio State University）醫學院教授唐納德·穆帝（Donald Mutti）博士發表了一項研究結果，該研究追蹤了加州五百多名八歲和九歲孩子的視力健康。研究小組檢查了孩子們的生活方式，尤其是戶外活動。五年後，五分之一的兒童有近視眼，唯一與風險密切相關的環境因素是在戶外度過的時間。穆帝博士發現在戶外度過的時間較少的兒童，罹患近視的風險更大。

但是，科學家真正需要的是一種機制：可以解釋明亮的陽光如何預防近視。首要的假設是，陽光會刺激視網膜中多巴胺的分泌，而這種神經傳導物質又會在發育過程中，阻礙眼睛的眼軸變長。視網膜通常在晝夜週期中分泌多巴胺，白天逐漸增加，並告訴眼睛從利用桿狀感光細胞（rod cells）的夜間視力，轉向利用錐狀感光細胞（cone cells）的白天視力。研究人員懷疑在昏暗的（通常是室內）照明下，週期會中斷，從而影響眼睛的成長。澳大利亞國立大學教授伊恩・摩根估計，兒童每天至少需要在一萬勒克斯的光照下度過三小時，才能預防近視。這大約是在晴朗的夏日，戴著墨鏡所經歷的水準。（陰天無法提供一萬勒克斯的光照，而光線充足的辦公室或教室，光照通常不超過五百勒克斯）。澳大利亞的孩子每天戶外活動時間，通常為三個小時或更多，但是在世界許多地區，包括美國、歐洲和東亞地區，兒童通常只在外面呆一、兩個小時。

摩根教授曾經前往中國廣州，測試延長戶外活動時間是否有助於保護中國兒童的視力。在該試驗中，他為一群六歲～七歲的孩子增加了四十分鐘的戶外課程，以提高他們的學習能力。在廣州隨機選擇的六所學校中，其他六所學校的孩子，日程安排沒有變化，並將他們作為對照組。三年之後，在九百多名參加戶外課程的兒童中，有三〇%的兒童發生了近視，而對照組的兒童則有四〇%發生了近視。

摩根教授在台灣南部的一所學校發現了更顯著的效果，他要求學校老師利用每天總共八十分鐘的休息時間，強迫學童到戶外活動，而不是讓他們選擇留在教室內。一年後，這所學校的學童有八%被診斷出近視，而附近的學校有一八%的學童罹患近視。

世界其他地區的近視病情也急劇增加，目前已經影響到美國和歐洲約一半的年輕人，是半個世紀前的兩倍。據估計，到二〇二五年全球近三分之一的人口（二十六億人），可能會受到近視的影響，難道世間的男男女女老老少少，正走在近視流行病的不歸路上嗎？

總部設在法國巴黎的經濟合作暨發展組織（Organization for Economic Co-operation Development，OECD）的一份報告指出「上海十五歲的孩子平均每週要花十四個小時寫作業，而英國為五個小時，美國為六個小時」。然而，台灣十五歲的孩子平均每週要花十八個小時以上寫作業，可能又是一項世界第一。

經濟合作暨發展組織（OECD）自二〇〇〇年開始，針對數十個國家及經濟體所舉辦的「國際學生評量計畫（Program for International Students Assessment，PISA）」，評量對象為十五歲的孩子，旨在瞭解各參與國及經濟體完成義務教育階段（約十五歲）學生的學習成果、學習態度，以及和學校、教師、家長，甚至各國教育政策有關的各種資訊，堪稱當今世界上規模最大的國際教育評量計畫。

PISA係以閱讀、數學和科學三個領域為主要評量項目，每三年舉行一次，每次以一個領域為主，另兩個領域為輔，對全世界十五歲的學生進行能力評估。OECD的祕書長安吉爾・古里亞（Angel Gurria）現年七十歲，是一位舉世聞名、精通六國語言的墨西哥經濟學家，他語重心長地表示：「今日的教育品質，將轉化成明日的經濟優勢。」台灣雖非OECD的會員國，但從二〇〇六年開始，以中華台北（Chinese Taipei）的名義加入PISA。二〇一八年最新的評量，有創紀錄的七十九個國家參加，測評的學生樣本人數為六十萬，評估結果於二〇一九年十二月三日公布，中國學生（上海占四分之一）在閱讀、數學和科學知識能力上的表現，優於所有其他接受測評的國家。這次評量以閱讀為主測領域，數學和科學為輔測領域。台灣共有一百九十二所學校，七千二百四十三名學生接受電腦化評量，台灣學生閱讀表現平均五百〇三分，在參與的七十九個國家中排名第十七名，落後中國（五百五十五分）、美國（五百〇五分）、英國（五百〇四分）。值得注意的是，這三個國家的學生，每週花在寫作業的時間，遠遠不如台灣的學生。

本書第二章闡述過，曬太陽會提高學習和記憶能力，激發腦細胞活力，促進腦細胞的生長發育，使大腦思維更加活躍，讓人變得更聰明。天下父母心，每一位家長莫不希望自己的孩子將來能夠成龍成鳳，既然這樣，那你就應該讓孩子成為朝氣勃勃的陽光學童、少年、青年，而不是跟大多數的孩子一樣，也是配戴近視眼鏡，不見天日，每天埋頭寫作業直到深夜的書蟲。

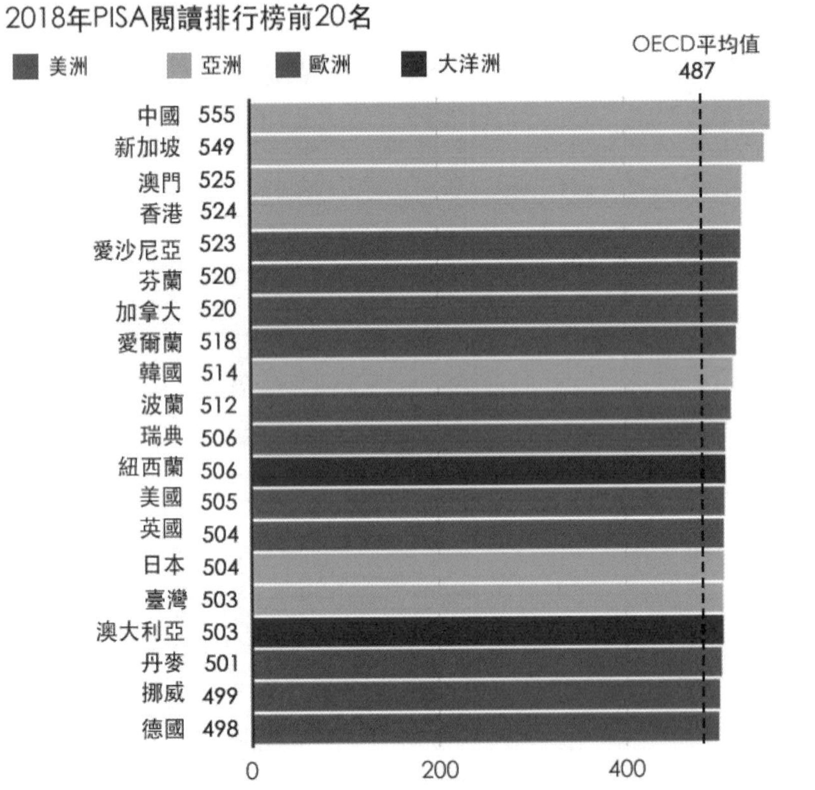

資料來源：OECD

中國學生科學成績領先

2018年PISA科學排行榜前20名

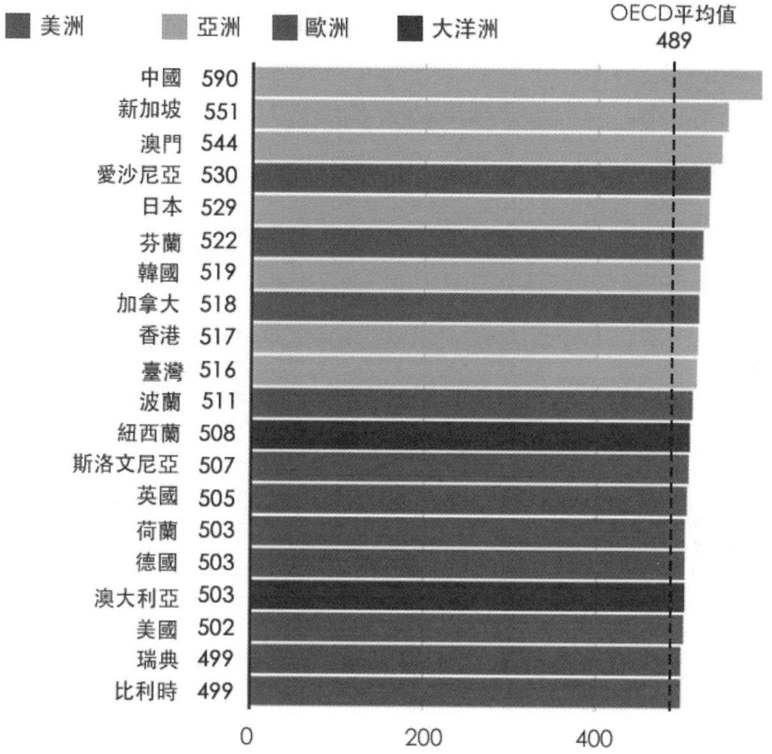

資料來源：OECD

亞洲數學成績領先全球

2018年PISA數學成績排行前20名

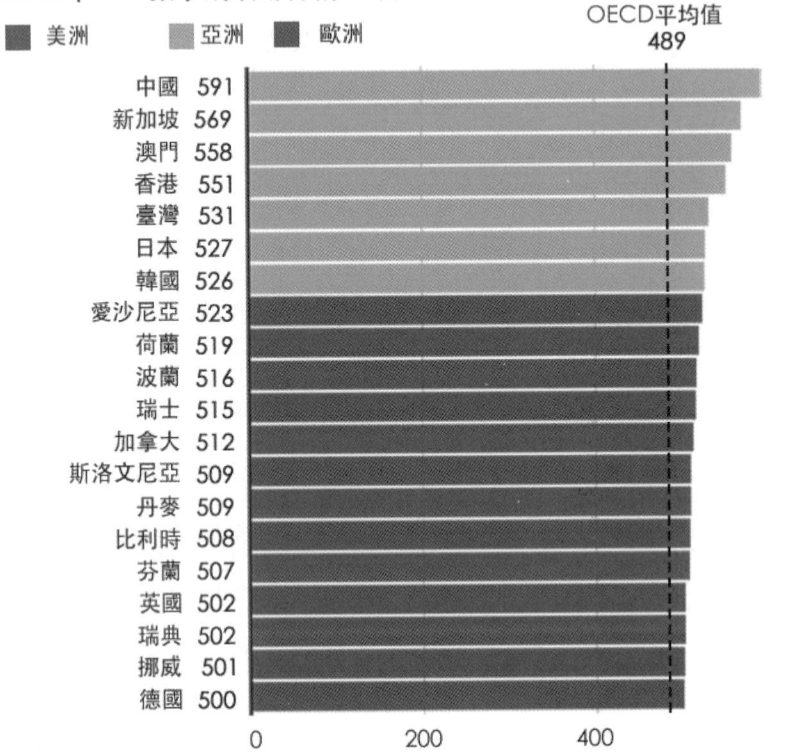

資料來源：OECD

THE MARCH OF MYOPIA

二十歲年輕人近視的比率：在過去的五十年，東亞地區的國家近視的人數暴增，近視的人眼球稍微拉長，使得光聚焦在視網膜之前，無法聚焦在視網膜上。

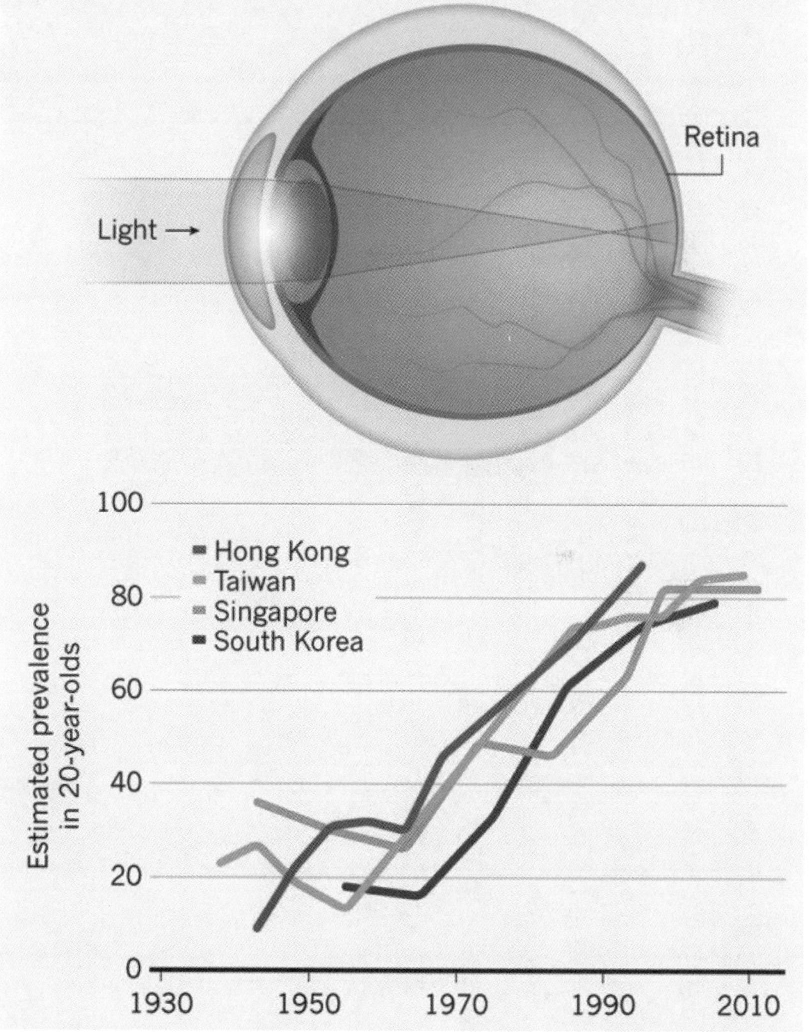

資料來源：伊恩・摩根（Ian Morgan）教授，澳大利亞國立大學（The Australian National University），二〇一五年三月十九日第七千五百四十三期自然雜誌（Nature）新聞專題

走進陽光裡

在台灣有超過七〇%的國人有維生素D缺乏的現象（血清維生素D檢測，維生素D處於缺乏狀況），特別是女性為了防曬導致維生素D缺乏，引發一連串的慢性疾病。包括：骨質疏鬆症、心臟病、癌症、自體免疫疾病、憂鬱症、失眠、關節炎、糖尿病、慢性疼痛。懷孕期間維生素D濃度低的婦女，更容易發生妊娠糖尿病和妊娠毒血症（toxemia，又稱前兆子癇）等併發症，並且在分娩後的幾年中，往往會發展為多發性硬化症（Multiple sclerosis），嬰兒出生時體重不足的可能性也很高。

曬太陽與骨骼健康有相當明確、無可爭辯的關聯，人類如果沒有這種幾乎完全仰賴陽光得來的維生素D，我們的骨骼便無法吸收所需的鈣。小朋友若能獲得足夠的日曬及鈣，就不會罹患佝僂病。其實，治療佝僂病的最有效方法，就是讓小朋友去曬太陽。切記，不能塗抹防曬霜，防曬霜會隔絕陽光中的紫外線B，阻礙人體製造維生素D。補鈣的方法很多，真正有效、最好的就是曬太陽。吃鈣質含量豐富的食物來補充鈣質，效益並不高，這是因為人體的吸收率相當有限，對中老年人來說，可能還比不上人體自然流失的速度。幾乎所有體內的鈣都存在於骨骼和牙齒中，然而人體卻透過皮膚、指甲、頭髮、汗液和尿液流失鈣質。

近百年以來，東北亞的女性一直對陽光避之唯恐不及，這和歐美女性對陽光的觀點完全南轅北轍。適度的陽光照射可以增加體內的血清素（serotonin）水平，讓你心情愉快、注意力集中、保持鎮定和警覺，血清素也被稱為「幸福荷爾蒙」。

美國馬里蘭大學醫學院（the University of Maryland School of Medicine）預防心臟病學中心主任邁克爾．米勒博士（Dr. Michael Miller）也認為，陽光能促進大腦釋放血清素，其作用包括擴張血管，進而有助於降低血壓。米勒博士建議所有的人，每天要有十五～三十分鐘曝曬太陽光的時間。

英國愛丁堡大學研究人員最近進行一項研究，適度曝曬在太陽的紫外線下，血壓水平會顯著下降，有助於降低中風和心臟病的風險。美國密蘇里州堪薩斯城聖盧克中美洲心臟研究所（Saint Luke's Mid America Heart Institute in Kansas City, Missouri）的心臟病專家詹姆斯・奧基夫（Dr. James O'Keefe）博士說：「陽光對我們的心臟有益的想法很有道理，將皮膚暴露於紫外線下，會觸發血液中一氧化氮的釋放，從而導致血壓下降。一氧化氮使血管保持柔軟和富有彈性，並賦予血管類似鐵氟龍（Teflon，聚四氟乙烯Polytetrafluoroethene）一般的表面，從而使血小板不沾黏。」除了對心臟有益以外，奧基夫博士的研究還發現，曝曬太陽光的時間增加與二型糖尿病的發病率降低之間存在因果關係。美國塔夫茨大學（Tufts University）巴哈雷・尼科耶（Bahareh Nikooyeh）博士發表在《美國臨床營養期刊》（American Journal of Clinical Nutrition）的研究發現，經常曝曬太陽光，血液中維生素D含量較高者，可有效降低罹患糖尿病的風險。

美國國家癌症研究所（National Cancer Institute）研究發現，生活在太陽紫外線輻射高的地方，罹患黑色素瘤的風險呈上升趨勢，但罹患結腸癌、肺癌、攝護腺癌、膀胱癌、腎臟癌和血癌的風險卻下降。

美國史丹佛大學（Stanford University）的研究認為，有黃疸（jaundice，可能導致腦部損傷甚至死亡）的嬰兒不妨接受陽光治療。新生兒紅血球（Red blood cells）較成人多，因此紅血球代謝後廢物較多，而新生兒的肝臟尚未成熟，不能產生足夠的酶

（enzyme，又稱酵素）來消除血液中的廢物膽紅素（Bilirubin）時，就會發生黃疸，並可能導致皮膚和眼睛發黃。讓嬰兒趴著曬五～十分鐘的太陽，太陽光中的藍光會透過皮膚，被血液中的廢物膽紅素吸收，就可消除黃疸。

鼓勵大家適度曬太陽的同時，也要提醒罹患下列三種疾病的人，夏秋季節避免強烈的日曬，否則會使病情更加嚴重：

一、多形性日光疹

多形性日光疹（polymorphous light eruption，PLE）這種皮膚病，是台灣最常見的陽光過敏性皮膚病，每年三月～十月是高峰期，之後就會趨緩。常見於三十歲以下的女性、皮膚較白的人。由於多形性日光疹為日曬後皮膚的「光抗原」被誘發，產生的延遲性過敏反應，很容易被誤診為濕疹或蕁麻疹。在台灣，對陽光過敏的人不少，照理說，陽光過敏的病因如果是因為曬太陽引起的，應該很容易就被病人察覺，或是被醫師診斷出來。事實卻不然，病人往往罹病多年不自知，屢遭醫師誤診。

疹子於曬太陽以後幾小時，甚至一、兩天才出現。由於疹子間隔一段時間才長出來，讓人忽略了原來與陽光有關。飲食須特別注意，很多食物具有光敏性（photoactive），如萵苣、茴香、芹菜、蘿蔔葉、香菜、油菜、芥菜、無花果、柑橘、檸檬、芒果等。多形性日光疹並不是一曬到太陽就發病，大多數的病人曝曬陽光十～十五分鐘尚無大礙，可是一旦沐浴在陽光下出遊，或是在大太陽下運動、逛街，接連曬幾個鐘頭的陽光就會使病情更嚴重。也有對陽光非常敏感，只要曬幾分鐘的太陽即發病的病人，但很少見。

二、系統性紅斑狼瘡

系統性紅斑狼瘡（systemic lupus erythematosus，SLE）在亞洲，每十萬人約有二十位～七十位的患者，而台灣約有一萬多人罹患此疾病，最常發生在懷孕年齡的女性（十八歲～四十五歲），女性荷爾蒙可能是發病的原因。醫師和科學家視它為自體免疫性疾病，免疫系統原本是人體對抗疾病的自然防衛機轉，正常情況下，當有害的病菌侵入人體時，體內會產生抗體對抗外來的病菌。但系統性紅斑狼瘡的病人，則是在沒有外來物質侵入的狀況下，卻自己產生某種抗體，這些抗體被稱為自我抗體（Auto-antibody），專門對抗自身的組織，引起發炎反應，進而破壞各個器官，導致各種臨床症狀。

系統性紅斑狼瘡是一種慢性疾病，常引起各種皮膚病變（如皮疹），女性罹患率約為男性的十～十五倍。十九世紀時，人們認為患者的皮膚潰爛是被狼咬造成的，因此稱為狼瘡。不當的陽光或紫外線照射，會使系統性紅斑狼瘡的皮膚症狀惡化，患者臉部與身體出現紅色的斑塊，即所謂的皮疹。同時，導致病人有發燒、關節痛及心肺、神經系統的發炎反應。但適當的日曬（十～十五分鐘）對病人有益，罹患系統性紅斑狼瘡的病人，需要有日曬的防護措施，例如防曬乳液、大帽子、長袖衣物。陽光強烈時，少做戶外活動，上午十點～下午四點應避免外出，否則，在受到紫外線照射時，皮疹會更加的紅腫。同時，人體內的免疫系統活性大大增強，破壞體內細胞，使得全身的症狀加重。懷孕對系統性紅斑狼瘡的病人屬於較特殊的問題，一般來說，成功懷孕與生子的機會仍是相當樂觀的。

三、白斑症

全世界大約有超過八千萬人罹患白斑症（白癜風，vitiligo），患者的皮膚會出現形狀不規則的白色斑塊，白斑的顏色與正常的皮膚涇渭分明，膚色明顯的落差會造成巨大的外觀衝擊，對於深色皮膚的人種打擊特別大。白斑是人類最常見的皮膚脫色疾病，它可能發生在每一個人身上，不分男女老幼，發病的高峰期在二十歲到～三十歲之間。目前並沒有百分之百根治白斑的方法，不過可以透過醫學驗證的方法，來遏止白斑的惡化，逐漸讓膚色恢復正常，例如直接曬太陽。現任日本名古屋大學特別教授天野浩（Amano Hiroshi）

博士，現年六十歲。二〇一四年憑藉「發明世界上第一個高亮度的藍色發光二極體（Light Emitting Diode，LED）」，獲得諾貝爾物理學獎。天野浩教授將發光二極體技術應用於醫療領域，包括用紫外線照射治療白斑症和銀屑病（俗稱牛皮癬）等。

對於白斑症患者來說，適當的陽光照射十～十五分鐘，可以促進黑色素合成，有利於白斑的治療，而過強的陽光照射反而會引發皮膚炎症，導致黑色素細胞受損，皮膚白斑擴大，病情加重。太陽的紫外線照射在皮膚上，可以激發皮膚中合成黑色素所必須的酪氨酸酶（Tyrosinase）的活性，加速酪氨酸（Tyrosine）的轉化，促進黑色素的合成，抑制局部的免疫反應，從而使白斑的顏色逐漸恢復正常。建議患者最好選擇早上九點或下午四點左右的時間曬太陽，夏季最好是早上八點或下午五點左右，此時陽光的紫外線指數相對較低，曝曬起來比較舒服。

金馬影帝馮小剛身染頑疾白斑症，而且隨著年紀增長，病情一直不見起色，六十三歲的馮小剛導演心情鬱悶之餘，只好宣布放棄治療。馮小剛導演曾說：「常遇熱心人士苦口婆心勸我治療臉上的白斑，甚至免費獻出祖傳密方，在此叩謝。這個惱人的病症在下就惠存了，不是不識好歹，只因諸事順遂，僅此小小報應添堵遠比罹患重病要了小命強。」馮小剛導演對於自身的白斑症有些許無奈，甚至還自我調侃：「即便治癒了，我也變不成呂布、黃曉明，充其量就是不用打底色的杜月笙。」

加拿大超模溫妮．哈洛（Winnie Harlow）現年二十六歲，她四歲時被診斷出患有白斑症。這種病會讓體內色素細胞死亡，一塊一塊的脫色白斑在她身上蔓延開來。童年時期的她飽受霸凌，常常被同學以「乳牛」、「斑馬」等詞彙惡意諷刺。每當她經過同學身邊，就會遭到「哞哞」叫的訕笑，致使她在求學階段多次轉學。高中時更遭到退學，甚至萌生自殺的念頭，但她挺過低潮期，後來被《超級名模生死鬥》（America's Next Top Model）節目發掘，二〇一四年參加該節目演出，一戰成名，躍升成為各大國際精品品牌爭相邀約的時尚圈新寵。儘管先天白斑症讓她的成長之路備受異樣眼光，然而溫妮．哈洛卻以勇敢、自信的正向信念，看待自己與眾不同的獨特美麗，在ＩＧ上累積將近八百萬追蹤者，更獲選為英國廣播公司（BBC）全球百大女性之一。

溫妮．哈洛經常在ＩＧ上分享自己的人生哲理，句句說中女人的內心：「信心不能消除不安全感，但不安全感不意味著你沒有自信。」「我希望用自己的故事帶給不同種族、宗教或各式各樣的人靈感的啟發，讓大家接受自己的不同，珍惜自己、試著愛你自己，因為喜歡自己，就有魅力，每個人本來就是不同的個體，完美由自己定義。」這幾句話不僅適用於像她這樣的白斑症女孩，更適用於老是對自己不滿意的平凡女生。無論你是胖的、瘦的、五官不夠好看的，或者是總覺得自己紅顏已逝，韶華不在的，都不妨三思：你是否和人世間大多數的女孩一樣，一輩子都在無止盡地跟自己的不安全感對抗。

溫妮．哈洛這位飽受霸凌的時尚模特兒，集結自信與叛逆於一身，以無比強大的內心能量，粉碎了世俗傳統的價值框架，勇敢擁抱與生俱來的獨特魅力，快速在國際時尚圈竄紅。她徹底顛覆了紅塵俗世認定的美麗框架，將自己視為上帝的藝術創作。由內而外的自信光芒，引領著新世代重新定義對「完美」價值觀，更多元、更深切的體認。

以月球漫步（Moonwalk）的經典舞步風靡全球，現代流行樂天王麥可．傑克森（Michael Jackson）也是一位白斑症患者，麥可．傑克森並不諱言自己有白斑，他在一九九三年接受美國最具影響力的電視脫口秀主持人歐普拉．溫芙蕾（Oprah Winfrey，入選時代百大人物次數最多者，總共九次）的訪談。麥可．傑克森坦言他是在一九八二年發行《顫慄》（thriller）這張全球音樂史上最暢銷的專輯（銷量高達六六〇〇萬張以上）時開始發病，當時二十四歲。

臉部、手腳是特別容易出現白斑的位置，嚴重的白斑則會遍及全身。戴帽子與白手套是麥可．傑克森的經典造型，由於他的白斑始於臉部、雙手，戴上帽子與白手套的目的是為了掩飾臉部、雙手的白斑。麥可．傑克森生前傳聞是使用了脫色藥劑，才讓他的皮膚均勻白皙，這個傳言在麥可．傑克森離世之後，才獲得他私人醫師的證實。麥可．傑克森之所以要漂白皮膚，其實並不是想要當白人，只是一心想要掩飾身上的嚴重白斑。麥可．傑克森的遭遇讓許多粉絲不勝唏噓，八卦媒體挑動敏感的種族議題神經，更是麥可．傑克森生命中不可承受之重。白斑並不是傳染病，世人無須用異樣的眼光看待、歧視患者，唯有大家以同理心感受患者內心的煎熬與壓力，最終才能讓所有白斑症患者，都可以像加拿大白斑名模溫妮．哈洛一樣，勇敢面對自己，活出自信，成就美麗人生。

台灣的夏天陽光十分強烈，許多人擔心皮膚被曬黑，再加上坊間一直流傳吃了光敏感性（Photosensitivity）的蔬菜水果曬太陽，皮膚很容易變黑，真的是這樣嗎？一般皮膚科醫生和營養師所說的光敏感性果蔬，指的是含有光敏感性物質呋喃香豆素（Furocoumarins）的蔬菜水果，常見的蔬菜水果中，光敏感性物質含量最高的就是芹菜。不過，若說吃了芹菜曬太陽，皮膚就容易變黑，就有點杞人憂天了。

實際上，如果你是系統性紅斑狼瘡患者，又是大胃王，長時間曝曬陽光，吃了超級大量（六百公克）的芹菜，皮膚才有可能曬黑。換句話說，日常的飲食方式並不需要過於擔心吃含有呋喃香豆素的食物會讓你皮膚變黑。在呋喃香豆素的家族裡面，補骨脂素（psoralen）、5-甲氧補骨脂素（5-methoxypsoralen or Bergapten，簡稱 5-MOP）和 8-甲氧基補骨脂素（8-methoxypsoralen，簡稱 8-MOP）是三種最容易引起光敏感性皮膚炎（Photosensitive Dermatitis）的化合物。

瑞士毒物專家約瑟夫・施拉特（Josef Schlatter）博士，一九九一年八月發表在《食品與化學毒理學》（Food and Chemical Toxicology）期刊上的研究，一次吃三百公克的芹菜，約含有八點四十六毫克的呋喃香豆素，接著以紫外線A照射，結果肌膚並沒有出現任何反應。施拉特博士為了確認，攝取多一點呋喃香豆素是否會引起光毒性（Phototoxicity）反應，找了四個自願者，讓他們吃 8-MOP 與 5-MOP 各十五毫克，之後再照射紫外線A，結果有三位有激烈的紅斑反應。

從這篇研究可知，一次大量攝取呋喃香豆素，然後曝曬陽光，確實會引起植物性光敏感性皮膚炎，直接接觸陽光的皮膚會紅腫與曬黑。不過，人一天從飲食攝取到的呋喃香豆素量是二～八毫克，並不需要過於擔心。請放心去吃芹菜、九層塔、檸檬、蘋果、無花果、柳橙、喝葡萄柚汁吧！真正要注意的，反而是一些精油被使用在肌膚上時，要避免曬到陽光或其他紫外線。

美國毒物專家勞麗・都蘭（Laurie C. Dolan）博士發表在美國國家生物技術資訊中心（National Center for Biotechnology Information，NCBI）的研究顯示，柑橘類水果，尤其是柚子，其果皮中含有多種化學物質，這些化學物質可能與藥物產生不利的相互作用。通常，柑橘汁是利用包括果皮在內的整個水果生產的。果皮中發現一種天然的呋喃香豆素，也是光毒性的，當暴露於陽光下時會對皮膚產生明顯的毒性。芹菜含有 100ppb補骨脂素（一百微克／千克），食用含呋喃香豆素食品的人，估計飲食攝入為 1.31mg／day，對於六十公斤體重的人，約為 0.022mg／kg／day。人類飲食中接觸呋喃香豆素的光毒性閾值劑量約為 11mg 8-MOP 加11mg 5-MOP，相當於每人約 15 mg 8-MOP。在正常飲食習慣下，進食芹菜和其他常規蔬菜，並未達到呋喃香豆素的光毒性閾值劑量。實際上，因為風險很低的關係，美國食品暨藥物管理局（FDA）並沒有針對含呋喃香豆素的食物，建立規範或提供飲食指引。

根據美國國家衛生研究院（NIH）的數據，世界上有一半人口缺乏足夠的維生素D，主要是生活方式和環境因素導致，如缺乏曬太陽。皮膚黝黑的人更容易缺乏維生素D，因為皮膚中的黑色素難以吸收陽光中的紫外線B，從而降低皮膚製造維生素D的能力。

身體需要陽光來製造維生素D，而維生素D在降低大腦健康衰退風險方面，具有關鍵性的作用。英國埃克塞特大學醫學院（University of Exeter Medical School）教授大衛·盧埃林（David Llewellyn）博士發表在《神經學》（Neurology）期刊的研究報告，發現老年人若缺乏維生素D，罹患阿茲海默症（老年癡呆症）的風險比預期高出一倍以上。盧埃林博士評估了來自英格蘭的一千七百多名六十五歲以上男性和女性的維生素D水平，發現認知功能和受試者的維生素D水平相當有關，血清維生素D濃度遠低於50nmol／L的人，罹患阿茲海默症的可能性比血清維生素D濃度正常的人高出一倍。陽光可以幫助刺激海馬迴（Hippocampus）神經細胞的生長，海馬迴是大腦中負責記憶形成、組織、保存的部分。

半個世紀前，來自愛爾蘭的英國牛津大學流行病學家唐納德・艾奇遜（Sir Donald Acheson）爵士提出一項著名研究，即多發性硬化症發病率可能與環境因素有關。多發性硬化症是最常見的中樞神經系統免疫疾病，患者腦或脊髓中的神經細胞表面的絕緣物質（即髓鞘）受到破壞，神經系統的訊息傳遞受損，影響患者的活動、心智、甚至精神狀態。症狀包括複視、單側視力受損、肌肉無力、感覺遲鈍，或協調障礙。在緯度較高的地區較常出現，醫學界普遍認為，這和高緯度地區陽光照射較少，導致體內血清維生素D濃度低有關。北半球十一月出生的人，相較於五月出生的人，較容易發生多發性硬化症。歐洲北部、美國北部、澳大利亞南部和紐西蘭的發病率高於世界其他地區。可能與病人居所和當地的白晝時間有關。研究表明，曝曬更多陽光的人，罹患多發性硬化症的風險較低。

美國皮膚病學會（American Academy of Dermatology）認為，一個人每天掉落五十～一百根頭髮是正常的。對於頭髮較長的人來說，脫落的頭髮看起來可能會更明顯。每個人的頭皮上至少有十萬個毛囊（Hair Bulb），每天掉落一百根左右的髮絲，並不會在外觀上產生明顯的差異。毛囊中的上皮細胞（Epithelial Cells）經過劇烈的有絲分裂（Mitosis）和分化，並且向遠端移動，形成毛髮纖維及周圍的內根鞘（internal root sheath）和外根鞘（external root sheath）的內層。上皮細胞分裂停止，毛囊進入退行期階段（Catagen phase），其中毛幹（Hair Shaft）的近端角質化形成球狀結構，最終脫落，而毛囊的下部因為細胞凋亡而消退。

上皮細胞對紫外線高度敏感，大約有三分之二的男性在六十歲時會出現脫髮，大部分都是M形禿髮（一種由基因和雄性激素組合引起的脫髮），頭髮在太陽穴處退縮，留下M形髮際線。陽光可使你的身體產生維生素D，進而刺激頭髮的生長並防止脫髮。此外，要提醒讀者注意，如果你的飲食中沒有攝取足夠的蛋白質，你的身體會相對應的減少毛髮的生長，畢竟毛髮都是由蛋白質構成。

無論你是住在東南亞、東北亞或是台灣的任何地區，還是像我一樣住在陽光普照的美國南加州，都有可能因為體內缺乏維生素D，導致一連串的慢性疾病，影響健康。台灣人對陽光最大的誤解，就是將它視為造成皮膚老化、黑斑、白內障和皮膚癌的最大元凶。事實上，現代人的慢性疾病，就是「生活習慣病」，台灣人應該改變生活方式來預防疾病。多年來的科學研究，尤其是這一、兩年的一些驚人發現，陽光中的可見光與不可見光，就是人類最強而有力的天然藥物，它能增加你的幸福感、治癒惱人的疾病、延長你的健康壽命，陽光可以說是你最好的醫生！

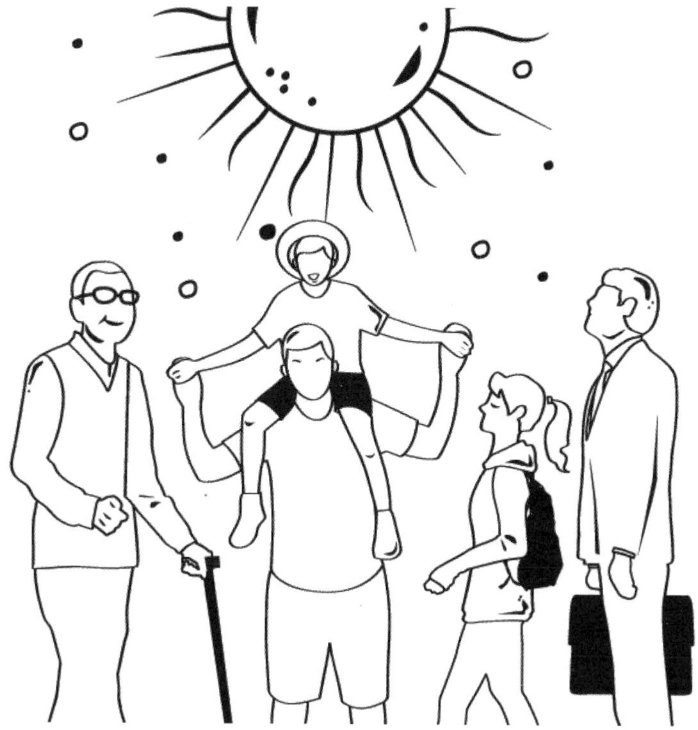

參考資料

Baike.baidu.com　百度百科

Zh.wikipedia.org　維基百科

med.stanford.edu/news　史丹佛醫學院新聞稿二〇二〇年一月七日

Elifesciences.org《elife》科學期刊

《Journal of Practical Dermatology》，March.2009，Vol.2 No.1《實用皮膚病學》期刊

Scitech daily.com/news/health　科技日報健康新聞

m.thepaper.cn/news　澎湃新聞

news.ucsb.edu/2020/020081/drop-temperature　加州大學聖塔芭芭拉分校新聞二〇二〇年十月二十八日

who.int/zh/news　世界衛生組織新聞

《Magical Nitric Oxide》 by Dr.Ferid Murad

Careonline.com.tw　照護線上

Heho.com.tw　Heho 健康

中國時報醫藥保健二〇〇〇年二月十五日

中國科學院微生物研究所

kknews.cc/health　每日頭條健康新聞

healio.com/news/dermatology　皮膚科新聞

Cancer.org　美國癌症協會

National Cancer Institute　美國國家癌症研究所

Emental.medium.com 《元素》科學期刊二〇一九年七月二十五日

《nature》《自然》科學期刊 二〇一五年三月十九日

bbc.com/news 英國廣播公司世界新聞

Ncbi.nlm.nih.gov 美國國家生物技術資訊中心

《Food and Chemical Toxicology》 《食品和化學毒理學期刊》

pubmed.ncbi.nlm.nih.gov 美國國家醫學圖書館數據庫

Sciencedirect.com 《科學指導》期刊

中央通訊社 二〇二〇年十一月二十一日

Program for International Students Assessment PISA，二〇一八年國際學生評量計畫

Nobelprize.org 諾貝爾官方網站

Britannica.com 大不列顛百科全書

《Proceedings of the National Academy of Sciences of the United States of America》 《美國國家科學院院刊》二〇〇五年三月

《The Lancet》《柳葉刀》雜誌二〇一七年三月

National Public Radio 國家公共廣播電台二〇一七年三月二十一日

《The Lancet》《柳葉刀》雜誌 二〇二〇年一月

《The Wall Street Journal》 《華爾街日報》二〇二〇年二月七日

《Science Advances》 《科學進展》雜誌 二〇二〇年十月

《CELL》《細胞》雜誌二〇一八年五月

身體文化166

太陽醫生：更免疫、更年輕、更聰明、更長壽、更苗條的陽光療法

作　者—林慶旺
圖表資料提供—林慶旺
責任編輯—陳萱宇
主　編—謝翠鈺
封面設計—陳文德
美術編輯—菩薩蠻數位文化有限公司
行銷企劃—何靜婷、廖心瑜

董事長—趙政岷
出版者—時報文化出版企業股份有限公司
108019台北市和平西路三段二四〇號七樓
發行專線—（〇二）二三〇六六八四二
讀者服務專線—〇八〇〇二三一七〇五
（〇二）二三〇四七一〇三
讀者服務傳真—（〇二）二三〇四六八五八
郵撥—一九三四四七二四時報文化出版公司
信箱—一〇八九九　台北華江橋郵局第九九信箱

時報悅讀網—http://www.readingtimes.com.tw
法律顧問—理律法律事務所　陳長文律師、李念祖律師
印　刷—勁達印刷有限公司
初版一刷—二〇二一年六月十一日
定　價—新台幣三二〇元
缺頁或破損的書，請寄回更換

時報文化出版公司成立於一九七五年，
並於一九九九年股票上櫃公開發行，於二〇〇八年脫離中時集團非屬旺中，
以「尊重智慧與創意的文化事業」為信念。

太陽醫生：更免疫、更年輕、更聰明、更長壽、更苗條的陽光療法/林慶旺作. -- 初版. -- 臺北市：時報文化出版企業股份有限公司, 2021.06
面；　公分. -- (身體文化；166)
ISBN 978-957-13-8976-9(平裝)

1.健康法

411.1　　110007129

ISBN 978-957-13-8976-9
Printed in Taiwan

33의3

三十三歲的逆襲

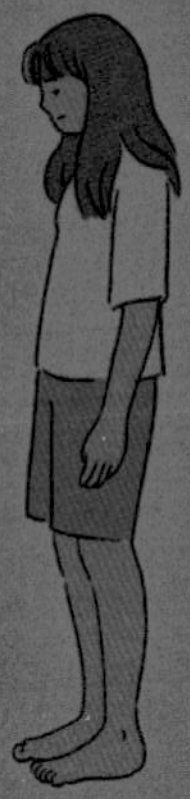

在不夠完美的人生裡，我允許自己軟弱卻依然認真生活

徐妍珠 서연주 ——著

張雅眉 ——譯

目錄

我，沒事嗎？

啪嗒啪嗒……

我的心臟就像即將被當成生魚片的魚那樣瘋狂跳動。

序幕

現在有好多與「健康」相關的話題。總是聽說誰每天早上一定都會喝紅蔘濃縮液，誰又下單訂購了好幾瓶諾麗果汁。

「唉，我們現在也到了要花心思照顧健康的年紀了！一定要按時吃補品才行。我認識的某個女人啊……」

說這句話的是在我們這群朋友中唯一一個在三年前結婚的已婚婦女Y。

「喂！我們才三十二歲而已，還沒到那程度啦！」

即使知道她說這句話沒什麼特別的意思，但聽Y說我們現在已經到了該照顧健康的「年紀」，還是莫名地有些生氣。真無言，這麼快就像個上年紀的老人把年紀掛在嘴邊，難道說我們已經變成大嬸，還是已到中年了嗎？

可笑的是，那天晚上我難以入眠。我正猶豫要不要泡個澡而走進浴室往鏡子一看時，鏡子裡站了一個骨瘦如柴、皮膚毫無彈性的自己。我再次想起Y說我們已經到了要照顧健康的年紀，煩躁和鬱悶的心情席捲而來。我躺在床上翻來覆去，搜尋減肥、管理身材等關鍵字，甚至還開始找住家附近哪裡有游泳池。得在下班後過去，抓個充裕的時間，上九點的課比較好吧？就那樣，我在那天晚上，終究還是荒謬地報名了一週三次、每週一、三、五上課的游泳課。

雖然已經是十年前的事，但我在學生時期還擔任過舞蹈社的社長呢！我向來對運動很有自信，游泳課時學自由式和仰式都毫不費力，卻在學蛙式時突然遇到瓶頸。身體的反應不如預期。不管我再怎麼像青蛙那樣踢水，還是很難往前進。我擔心妨礙到後面的人，也莫名地感到洩氣，只好轉頭朝後面尷尬地一笑：「哎，很難往前游耶！」露出有點難為情又帶點歉意的笑容。

二十歲出頭，不對，是二十五、六歲嗎？在我後面是一個看起來很青澀，皮膚白皙且充滿稚氣的男孩，他輕輕地朝我點個頭。兩週後，我和一臉稚氣的男生已經熟到可以聊彼此的日常生活了。與蛙式踢腳的苦戰成了我們變熟的契機。

「昨天我有事沒去上課。新進度很多嗎？這週週末你會主動去練習游泳嗎？」

「對了，我有一件事很好奇。」

那週週末，自主練習結束後，我們為了解渴一起前往咖啡廳。臉蛋白皙又稚嫩的男孩坐在我對面，他動了動嘴唇，問：

「到了三十歲，妳有什麼感覺啊？」

搞什麼啊？我懷疑他在開玩笑，立刻瞪著他看。然而，令我驚訝的是，他的眼神透露出單純的好奇心，似乎是真的很想知道。現在我身處的世界是現實世界嗎？我瞬間覺得很茫然。我是否也曾經覺得三十歲的生活很遙遠，遙遠到甚至對它感到好奇嗎？

我從來都沒有特別意識過年紀這件事。只有大概想過在成年之後，到了三十幾歲時，或許我會住在一間小公寓裡，開著中型車，享受屬於我自己的單身生活。我也曾稍微幻想過，如果我能過得更好一點，或許會像大多數討論三十幾歲華麗愛情的電視劇女主角那樣，享受悠閒的生活，並談一場幸福的戀愛。

然而，就像我們終究會自然體會到地那樣，談論公主和王子的許多童話，都只是「故事」而已；我也很早就體認到，許多電視劇都只是為了讓我們短暫脫離沉重現實而被製造出來的「幻想」。

每一天都過得比想像中還要平凡。一年的時間相當短暫，那樣反覆不斷的平凡日常，猶如河水般流逝，一年一年累積起來後，我也只有生理上的年紀到達三十幾歲而已。包含我在內，身邊的人也都不曾經歷過生活在某一瞬間突然發生極端變化的事。別說是中型車了，我連小型車，甚至連台摩托車都沒有，而且還住在爸媽家裡，既不住在全租房[1]裡，也不是住在月租房裡。這就是三十二歲的我。

「都一樣。不論是二十幾歲的時候，還是現在。看到長得帥的人還是會心跳加快，跟人分手時還是會嚎啕大哭，人際關係依舊很困難，還是會被父母罵。到了三十歲到底算什麼……」

三十歲算什麼大人？我現在依然像個孩子。

我皺著眉頭回答，一副「你怎麼會問這種奇怪的問題」的樣子。「我現在依然像個孩子。」但我怕他覺得我不夠成熟，終究沒能把這句話說出口。

乒乒乓乓，那時有好幾句沒有意義的句子在我們倆之間的桌面上彈跳。那些句子在尚未滲入內心深處之前，瞬間就蒸發不見了，儘管想要記下來，也很難再回想起來。在

1 韓國特有的租屋文化，房客入住時會繳一筆較高的金額給房東，租屋期間不需額外再繳租金。等簽約期滿後，房東會將該筆金額全數歸還給房客。通常房東會將那筆錢拿去投資或做其他運用。

我腦裡不停盤旋的，只有那個稚氣男孩蠕動嘴唇吐出的那句：「到了三十歲，妳有什麼感覺啊？」真是的，什麼叫到了三十歲有什麼感覺？一副把我當老人看的樣子！你和我都一樣，哪有什麼很大的差異？

等電梯時，我不經意地看向鏡子，與鏡子裡的我四目相對。

這是什麼？

鬆弛的下巴、顯而易見的粗大毛孔和粗糙的皮膚、毛躁而缺乏光澤的髮絲、失去活力的眼神。在鏡子裡與我四目相對的人，任誰看了都知道，顯然就是上了年紀的我。

就是那時。

過去我沒特別留意的各種場面，一一如走馬燈般開始浮現。住在同個社區的小孩子對著我叫「阿姨」；去年生日還收到三盒一模一樣的條裝乳酸菌。另外，W在健康檢查後開始多吃保健食品，並學皮拉提斯；K被人用「適婚年齡的女人會給人壓力」的理由甩掉後流下眼淚；Y老成地說現在這年紀要照顧健康；稍早白皙又稚氣的男孩則天真無邪地問我：「到了三十歲妳有什麼感覺？」

一股突如其來的恐懼感在我體內興起漩渦、打轉起來。危機意識毫不留情地將我淹沒，我這時才正視了三十二歲這個「年紀的現實」。

我，真的沒事嗎？

啪嗒啪嗒……我的心臟就像即將被當成生魚片的魚那樣瘋狂跳動。

歲月的力量，

不如我所想像的那般戲劇化，

我也沒有因此變得麻木。

愛情依然讓我變成傻瓜，

分手總是使我的世界崩塌。

K的分手

我們真能變得麻木嗎？

K真的分手了。

那是一場長達一年六個月轟轟烈烈的戀愛。不對，不對。如果將讓人陷入愛情的荷爾蒙會麻痺理性、誘發熱情、使人亢奮的事實考慮進去，說不定那只是一場非常普通的戀愛。K和她的男友就像戀愛中的任何一對情侶那樣，總是反覆地吵架又和好，反覆地變得脆弱又堅定。那女人常說：「唉，這次真的要放手了。」然後過了幾天又說：「怎麼辦？我是真心愛他，沒辦法分手。」

「等妳決心分手了再說。不要只是隨便說說，要等妳真的厭煩的時候。」

我好幾次真心地這樣跟她說。

沒多久後，K真的分手了。

K的男友是個沒什麼人氣的無名歌手。聽說他小時候曾經在知名的經紀公司當過練習生。如同無數個夢想成為明星的人那樣，他無法放棄不切實際的期待，就那樣白白浪費了幾年的歲月。就像任何忘不了過去輝煌的過時事物那般，曾在頗有名氣的經紀公司當過練習生的自負心，在他默默無名的時期，填補了對夢想的迷戀。

十幾年過去後，他成了一個無論是歌曲、名字、臉蛋都仍默默無聞的三十五、六歲的普通男子。他週末當婚禮歌手，平常則偶爾在業餘歌手演出的弘大小表演廳唱歌。在我眼裡，他只是一個不懂人情世故的公子哥、一個幻想家，但K卻稱他為擁有自由靈魂的藝術家，而且與那個擁有自由靈魂的藝術家約會時，她還負擔了大部分的費用。

「喂，妳這傢伙，結婚要實際一點。」大多數三十多歲的人已經體會到要考慮各種條件才是人生偉大的真理，因此會很在乎現實狀況。但K的想法與普遍的社會價值不同，她說自己愛他並不帶任何條件。在他們戀愛的初期，我也曾大力支持她的信念。彷彿不向現實屈服、不會老去且保持青春的愛情就應該那樣。

我以為K與現實脫節的戀愛會持續下去，但當她三十二歲時，卻說想和那個男人結婚。不過，她的男友聽了之後卻陷入沉默。原本這段關係的失衡被刻意忽略，但如今那層美好的外殼正逐漸被剝去。在我們眼裡，不平衡的狀態開始變得越來越明顯。我和K認識許久的共同好友W總是皺著眉頭說：「你們就像故障的蹺蹺板。」

「那個男人太輕，K則是太重了。不是嗎？珠妍？」

當然戀愛並沒有正確答案。不過，如果說我和身邊的人藉由過去的戀愛史得出了一個真理，那就是他人的建議在談戀愛的當下總是會被當成屁話。即使知道這個事實，包含我在內的朋友們還是會多管閒事，對他人的戀愛發表意見，彷彿那本來就是身為朋友該盡的權利和義務。

「妳看起真的很累，沒事吧？」

對於朋友小心翼翼拋出的疑問，K的反應很尖銳，絲毫不掩飾不悅的模樣。說不定朋友們一方面真心替K擔心，但一方面其實又安心於自己和K相較之下更為安穩的生活。朋友假裝擔心的態度中，包含了他們對自身戀愛的優越感，現在也不是對這樣的事毫不知情的年紀了。總之，這樣的對話來回幾次後，我們全都閉口不提K的戀愛史，K也好一陣子不一起聚會了。

K非常堅定，這與故障的蹺蹺板般不穩定的關係成反比。她的愛情就是那樣。她依然負擔九成的約會費用，不出席朋友的聚會，並且繼續愛著她的男友。讓我感到有些荒謬的是，某天那個男人以「我們都有年紀了」為由，跟K說現在差不多該結束這段看不見未來的戀愛了。

「這樣好像也滿好的。反正那個男人也沒打算和妳結婚嘛！妳不是想結婚嗎？這樣反而更好。」

這句話都已經跑到我喉嚨了，但最後還是沒說出口。

「要喝酒嗎？」

這是我能給她的最大安慰。

「我不行了。我要和他分手，真的要分手，但我得面對面看著他說。」

K從話筒那端傳來的聲音中帶著複雜的情緒。我問了她三次，分手真的沒關係嗎？

「嗯。」

這個字聽起來猶如句點一般非常確定，所以我也不再勸她，「好，那妳結束後回家一定要打電話給我。」

K在二十幾歲時也曾談過一場轟轟烈烈的戀愛。雖然相愛的情侶總是那樣，但唯獨她有種全世界只剩下他們兩人的模樣。她在二十二歲時和同個大學的男生談戀愛的那段期間，經常缺課，也不參加朋友的聚會。當然那時也很難連絡上她。

住在水原的K每次和男友吵架時，就會搭計程車到男友居住的富川[2]，跑到他家面前等他。「喂！這樣要花多少計程車費啊！妳乾脆明天再聯絡他就好啦！」朋友的勸說沒有任何作用。「我和他講好繼續交往了。」她天真爛漫地笑了。

一年後，K二十三歲。

她從水原搭計程車到富川，總共搭了八趟，八次的等待中，沒有一次是等到男友的。K後來休了學，那場轟轟烈烈的戀愛就那樣結束了。雖然朋友又說她做了傻瓜般的選擇，但二十三歲的她承擔不了那樣的離別，整個世界都倒塌了。

三十二歲，又一次的分手，她的世界能撐得住嗎？

我說要過去見她後過了一小時，接到她打來的電話。

「我把放在他家的東西收好拿回來了。我問他真的要分手嗎？他說真的要分，我就說我知道了。」

我在那一週的週六和K見面。我們約在新沙洞一家常去的烤腸店。

「妳真的做得很好。真的很棒。我還以為妳沒有辦法分手……」我的話還沒講完，她的淚水已經潰堤。K說其實如果前男友現在聯絡她說要重新在一起，她應該會答應他。那天我們喝了四瓶燒酒。

兩年前，我們滿三十歲時，W和她的男友分手了。「我分手了，妳們至少幫我辦個派對吧！」她一句話就立刻集合了所有朋友。那時的場地也是在新沙洞的這家烤腸店。

「以前分手的話，連一步都踏不出去。不過現在只要深吸一口氣，似乎就沒事了。唉，果然三十歲就是老練啊！」

她笑著這麼說。

後來過了幾天，W的 KakaoTalk 狀態顯示為「未知」。

鈴聲響了很久，W才接電話。我問她到底發生了什麼事，她笑著跟我說她在清晨時聯絡了分手的前男友。她用一副沒什麼大不了的語氣說：「我早上真的狂扯自己的頭髮。」W後來又再聯絡了前男友兩次。

即使過了三十，分手依然是我們難以承受的沉重痛苦。

K傳訊息跟我說她已經到家了。我因為洗澡，比較晚才看到訊息，等我打電話過去時，發現K已經關機了。原來她正在忍耐啊！我覺得K很了不起。

2 富川市與水原市距離約五十一公里，車程為四十六分鐘。

那天晚上我躺在床上，登入了很久沒進去的Cyworld[3]。在那個現在已經被視為過時、但曾經大受歡迎的社群網站裡，彙總了我二十幾歲時的所有情感，可以說記錄了我的感情史。

雖然那裡充滿了不成熟又未經修飾的幼稚文章，但我卻不覺得可笑。我依然對二十幾歲的自己所經歷的愛情和離別充滿回憶。當時的記憶排山倒海地向我湧來又退去時，我內心滿滿都是退潮後的風景，我始終無法忘卻那被留下的痕跡。

即使已經跨過了明顯的分界，我卻因為現在和以前沒什麼不同而時常懷疑，二十歲的我和三十歲的我之間流逝的這些歲月都到哪裡去了？然而，在安靜流逝的時間中，這些經驗還是讓我們獲得了一個個微小的事物。

「我把放在他家的東西收好拿回來了。我問他我們真的要分手嗎？他說真的要分，所以我就說我知道了。」

「做得好。但妳的聲音怎麼了？」

「我乾了一瓶啤酒。這裡不是有便利商店嘛！我現在在去地鐵站的路上，到家後再跟妳說。」

三十幾歲的愛情會有所不同嗎？

就像許多二十多歲的青澀女孩那樣，我曾經相信只要年紀再大一點，自然而然就能談場成熟的戀愛。我曾經相信透過反覆的經驗獲得鍛鍊後，就能擁有高超的情感控管能力，對大多數的刺激都能不為所動。結果，歲月的力量不如我所想像的那般戲劇化，我也沒有因此變得麻木。愛情依然讓我變成傻瓜，分手總是使我的世界崩塌。

即使這樣，我們還是生出了如指甲般大的微妙力量，能暫時阻擋情感的渲洩，緊抓住殘存的理性。至少不搭計程車改搭地鐵，不再喝得爛醉關掉手機，也不會將社群帳號設定成不公開。這或許可說是我們超過三十後得到的小小收穫？即使不怎麼戲劇化，我們還是每天都產生了細微的變化。

……這真值得慶幸。

3 Cyworld 在手機普及化之前曾經是韓國最大的線上虛擬社群，如同過去在台灣盛行的痞客邦。

為什麼我會覺得

自己的青春

總是在保存期限內呢？

為什麼

我會徒勞地相信

自己會老得比較慢呢？

年輕的有效期限

白頭髮的奇襲

「天啊！有白頭髮。」

我將遮住耳朵的瀏海往後撥時，從鏡子裡看見一根白頭髮悄悄跑了出來。本來只是想確認新買的耳環漂不漂亮，卻發生了這種意想不到的狀況，弄得我心驚膽顫。

七年前我二十五歲時，跟設計師說我想剪短髮。那時站在我後面，正用噴霧器將我頭髮噴濕的設計師姊姊，就像是找到四葉幸運草的少女一般，開心地說：

「天啊！有白頭髮。」

那是我人生中的第一根白頭髮。

「可能是少年白吧！請直接幫我拔掉。」

設計師對反應冷淡的我說：

「姊姊，這個得用剪刀剪短，知道吧？絕～對不能拔。」

「絕～對」兩個字裡，帶有身為專家才有的自信。我不帶任何情緒地回答「我知道了」。不過就是一根少年白髮嘛！後來雖然很偶爾會在髮廊聽到同樣的話，或有朋友看著我頭頂，像採蔘人發現長得結實的人蔘時那般驚呼：「喔！有白頭髮！」但我從來都沒有在意過。

「嗯，直接幫我拔掉吧！只有一根也沒什麼。」

幾年前髮廊設計師建議「白頭髮要用剪的」，這對我而言就像「因為痛，才是青春」的這句話，只不過是虛無飄渺又無法引起共鳴的人生格言。

但是，現在我在鏡子裡看到的白頭髮絕對不是單純的少年白，而且還不只一根。我想把稍微冒出來的白頭髮拔掉而撥開旁邊的頭髮時，又看到三根白頭髮老神在在地占好位置。這是什麼狀況？

我撥開另一邊的瀏海一看，那邊的狀況更糟。雖然心臟跳得比剛剛還厲害，但我還是很快地恢復平靜，找到鑷子把看到的白頭髮一一拔掉。本來還以為是日光燈反射造成的結果，但這個希望很快就變成了絕望。

我瞬間想起了幾年前設計師給的建議，但不知為何，我真的很討厭留下髮根，只把白頭髮剪短。不對，其實我是不想承認。我想要將它們正活生生地往身體裡扎根的證據完全毀滅。

我猜現在的白頭髮是因為龐大壓力而產生的突變。拔掉後好好排解壓力，應該就不會再長了吧？我在五分鐘內用鑷子這強力的武器將長出來的白頭髮連根拔起，一看就知道至少拔了十根以上。然而，我沒有勇氣看著鏡子再次撥開旁邊的瀏海來確認。如果我撥開越多頭髮就跑出越多白髮怎麼辦？那衝擊一定會超過我心臟能承受的強度。

「珠妍啊，妳會去尚熙的結婚典禮嗎？」

大學時在壽司店打工認識的M姊姊傳 KakaoTalk 訊息給我。因為彼此個性合得來，所以我們當時幾乎每天都玩在一起，但後來以M姊姊「結婚」這重大事件為起點，我們的生活目標和同溫層就像摩西分海的奇蹟那般，自然而然地分隔開來，見面和聯絡的次數也逐漸變少，現在甚至變成只有在新年第一天或有喜事時，才會一年聯絡個一兩次的那種關係。

「當然要去啊？怎麼了？姊姊不去嗎？」

「沒有人可以幫忙看小孩，我應該沒辦法去。唉，真的很可惜又覺得很抱歉……我會把紅包轉交給妳，再麻煩妳了！！」

要是姊姊一開口就先跟我說「不好意思，有事想麻煩妳……」就好了。明明就不是「應該沒辦法去」，而是「根本不會去」。就是這樣，大家才會說先結婚的人最好，也才有機會貶低女人之間的友情，說我們的友情比羽毛還輕。這些尖銳的想法不斷從我的腦海冒出來，就像玩打地鼠遊戲時，田鼠一打再打還是不斷地跳出來。我再次將目光移到桌上那幾根被拔起來的白頭髮。

「對了，姊姊妳有很多白頭髮嗎？」

訊息傳送出去後還不到一分鐘就收到了回訊。

「我？不是在開玩笑的。生完小孩後真的變得很嚴重。把瀏海掀起來時，簡直整片都是白的。我染髮都要染兩次，一次染整頭，一次蓋白髮。」

唉，我都沒還沒生小孩耶！心臟再次快速地跳動。

「姊姊ＱＱ，我慘了。我最近長了白頭髮。其他朋友都還沒長的說……壓力好大ＱＱ。」

「那就是中獎了啊，沒什麼。白頭髮是遺傳啦!!」

怎麼會有這麼明快的回答？那就是中獎了，沒什麼？

這答案毫無誠意，最後兩個驚嘆號也真的很討厭。我沒再回訊息給討人厭的M姊姊，而是在入口網站上搜尋「白頭髮」。

問：cati****：我一直長白頭髮！

（我按下點擊。）

答：a**** ****（暱稱：太陽神）：白頭髮的生成是因為遺傳和老化導致毛髮中黑色素不足，沒有方法可以治療。如果真的很在意，建議去染頭髮。

遺傳。

作為誕生在地球上的生命體，我怎麼有辦法違反遺傳的法則？爸爸的肚子看起來一點肌肉都沒有，都是贅肉；而媽媽那過矮的身高，說實話不能說是嬌小可愛。從小這兩件事一直都是我最擔心也最關心的。不曉得是不是受益於這出自恐懼的關心，雖然我沒有完美地克服這些基因遺傳，但我熱愛運動，把運動當作興趣的其中一個理由，終究還是來自想改善遺傳基因的強烈意志。但在關心遺傳特徵的這方面，不包括白頭髮這件事。

仔細想想，爸爸每個月都會自己定期在家裡染髮，媽媽不也是每兩個月就會去一趟髮廊嗎？即使這樣，我也不曾擔心自己會遺傳到爸媽的白頭髮。為什麼呢？因為對我而言，與其說白頭髮是遺傳特徵，它更是一種典型的老化象徵。

老化。

這是誰都會經歷的自然過程，對我而言是和遺傳完全不同的狀況。我曾經覺得爸媽的白頭髮很奇怪嗎？無論是因為老化還是由於爸媽個人的問題，我即使覺得很惋惜，依然很快就接受了。但如果變成是我的問題呢？我只有三十歲出頭，從未想過老化會和我有關。變老對我而言是個不真實、依然難以接受且很遙遠的未來問題。

不過，看看剛剛從我頭上拔下來的白頭髮吧！這不就是無法否定且顯而易見的老化跡象嗎？關於我白頭髮的煩惱，太陽神的回覆非常簡單明瞭。這和人生中其他複雜且棘手的問題比起來，似乎不是什麼大不了的事。他給了「染髮」這個充分可以遮住白頭髮的明快解答，看起來也許是個理所當然且直接了當的答案。

然而，關於白頭髮的苦惱，難道真能那麼輕鬆地帶過嗎？「白頭髮生成的原因來自基因遺傳以及黑色素不足，而且染頭髮就能蓋過去」，說出煩惱的當事人，難道會想知道這種空洞的答案嗎？某天突然發現冒出來的白頭髮，把那些頭髮拔下來後又煩惱了好幾天，最後還親自在網站上丟出問題⋯⋯如果他有揣想過當事人的心情，就不會那麼敷衍地回答了。

我敢說長白頭髮是蘊含人生黑暗現實的沉重問題。這對還自認為年輕的我來說，是正中自尊心的強大打擊，也是個明確的信號彈，這個跡象告訴我，我的人生不可否認地已經開始走下坡、邁入老化的第一個階段，並開始逐漸老去。

我把整齊地擺在桌上的白頭髮隨意撥弄到地上。之前怎麼都沒有發現？突然擺在眼前的老化痕跡讓我的心臟跳個不停，完全沒有鎮靜下來的跡象。

當天傍晚我和K見面，這是繼上次見面後的第一次。我們去了平常很喜歡的小章魚美食餐廳。不知從什麼時候開始，我經常透過吃辣來紓解短期的壓力。到底是累積了多少壓力啊？我好喜歡從大白天就讓胃暖呼呼的那股灼熱感。

我看了一下在鐵盤上炒得滋滋作響的美味小章魚後，很快地又換了姿勢，坐正、挺直腰背並悲壯地看向K。我有必要明確地告訴K，今天的見面絕非隨興，而且非常重要。

「唉，我好憂鬱。上次是我安慰妳，這次換妳安慰我吧！」

「怎麼了？只要沒有違法，我都可以幫忙。難道妳……」

莫非K期待我說出「嗯，我好像和有婦之夫陷入愛河了」這種回答嗎？K的眼神莫名地閃閃發光。我看著她臉上的表情，分明是一臉好奇的模樣。

「我沒心情跟妳開玩笑，我今天拔了十根白頭髮。」

「我還以為是什麼事。染頭髮就好了啊！不說這個了，我上個週末去相親，我跟妳說說發生了什麼事，妳幫我判斷看看。」

討人厭的原來不只有M姊姊。K的記性真的非常差。她失戀的時候我多麼關心她，把她的事當作自己的事，她怎麼可以不把我的煩惱當一回事，彷彿沒聽見一樣？真是壞女人。雖然我有預想到K的反應不會太大，但那種「又沒什麼大不了的」態度，說實在還是讓我有些難過。

話說回來，K又哭又鬧、淚水直流的樣子，彷彿還是前幾天的事，我以為她依然會是那副死樣子，但不曉得她是什麼時候克服失戀的悲傷，現在講起相親時新認識的男人，臉上都充滿了生氣。

好吧，先不說分手和恢復的事。如果暫時不考慮她是我的朋友，K確實是滿漂亮的。她的額頭本來就這麼飽滿好看嗎？好像有點奇怪，似乎有哪裡不一樣了。是微整形嗎？還是……

不曉得K是不是察覺到我盯著她看，突然舉起右手摸摸額頭，說：

「喔！我把髮線換到另一邊了。是不是看起來不太一樣了？」

「嗯，我總覺得哪裡看起來不一樣，原來是因為髮線啊！我只要換了髮線看起來就會很奇怪，一直都是分這邊，頭髮都沒辦法撥到另一邊去。」

「對啊，我原本也是一直都分這邊的。不過我看鏡子時發現，不知道從什麼時候開始，靠近額頭的地方禿禿的，所以我才換邊分。我還換了洗髮精，改用髮廊的洗髮精。」

「髮廊的洗髮精？那不是很貴嗎？唉，我買不下去。」

我回完話後再次看向K時，覺得她額頭前方和分線附近看起來真的禿禿的。「糟糕，她怎麼辦啊？」我一邊這麼想，一邊又默默覺得安心。沒錯，比起掉髮，白頭髮要好上數千倍，不，是好上數億倍、數兆倍。比起頭頂空空的禿頭奶奶，白髮奶奶要時髦多了。比起頭上有一塊一塊的空洞，就算是白頭髮，還是有頭髮長出來要好看得多。比起K，我的狀況真的好很多！

「誒，洪珠妍，妳也是乾性皮膚嗎？妳一笑就擠出皺紋了。喂，不要那樣笑！」

我輸得很徹底。

我曾經以世俗的角度思考過「往後不再年輕」這件事。朋友結婚時；與新認識的人見面時不叫「姊姊、哥哥」，而是叫「某某先生、某某小姐」；被初次見面的小孩叫「阿姨」；在公司裡再也無法將工作上的失誤，當作社會新鮮人出錯在所難免。

但是我當然從沒想過自己已經開始老化，或是變老了。

我沒結婚，也沒生小孩。雖然不比全盛期的時候，但也不是完全沒再被男人追過。我並不覺得自己的體力退化很多，甚至很驕傲自己和一般人比起來運動神經還算不錯。游泳最近不也晉級到中級班了嗎？反而是朋友看我挑戰這個、嘗試那個的模樣，還當面告誡我說：「拜託，妳也省點力氣。妳以為妳還是十幾歲、二十幾歲嗎？」那時我就會懟回去：「喂！我還年輕耶！」我一直都隱約有種自己還保有青春的優越感。但是我竟然長出白頭髮，長出皺紋！

「變老」這件事任誰都知道是個無法違背的自然法則。我當然也想像過自己老的時候，會是個比誰都還有氣質且優雅迷人的老奶奶。然而，我之所以能把事情想得那麼美好，也許是因為我覺得那是個遙遠又模糊的未來。但是「老化」，這個我一點都不歡迎的客人，在我沒發現的時候，默默找上了門。悄悄地、慢慢地、非常安靜地向我靠近，然後再像今天這樣，出乎意料地現出原形，終究讓我猶如被閃電擊中般受到衝擊。我萬萬沒想到，這不受歡迎的客人會像這樣突然找上門。又有誰會想到，面對它猛烈的奇襲，我竟然會連一點防備都沒有，整個人亂了手腳呢？

為什麼我會覺得自己的青春總是在保存期限內呢？為什麼我總覺得自己會老得比較慢呢？白頭髮在對驕傲的我說，年輕不會永遠停留在同一個地方。

唉，變老難道就是這麼悲傷又淒涼嗎？難道只有我覺得承認自己變老非常困難嗎？這心情讓我好想放聲大喊。然而，現在這個瞬間，時間依然殘酷地流逝著，青春漸漸地消失，而象徵老化的白頭髮，大概正在持續生長吧！

真淒涼。

三十二歲的憂鬱夜晚正在流逝。

「可以一起坐嗎？」

不知道上次聽到這種邀請是多久之前了。

公司內八卦的主角不再是我。

好奇怪，我不用再被流言傳聞纏身，

但為什麼我卻開心不起來？

花邊教主

終於成為緋聞八卦絕緣體

不再有炙熱的單戀，不再有值得挑戰的難題。對一個生活還過得去，但也百無聊賴，日子再平凡不過的三十二歲女性來說，究竟什麼樣的事情才能引起感情的波動？

重新去學游泳？雖然看著自己一點一點進步，我確實覺得很欣慰，但那也沒什麼特別的，不過就是那樣。

那麼每週五晚上收看 PRODUCE 101（韓國選秀節目），看到賞心悅目的偶像在節目裡充滿熱情、展現美貌的時候呢？沒錯。看到帥哥時，我的心會立刻快速跳個不停，這讓我確實感受到一點悸動的心情，不過只要一想到我和他們的年齡差距，就會馬上認清現實，整個人冷靜下來，所以這個也略過。

也就是說，即使我是「自發性」選擇不結婚的三十二歲未婚女性，但聽到朋友結婚的消息時，仍會有各種不同的情緒攪和在一起，從我的體內肆意冒出，我終究無法維持平靜的心情。不過拜託大家千萬別誤會，我不是在羨慕或嫉妒那些女人，絕對不是那種層次的問題。

「妳結婚後我要跟誰玩！妳再想想看。」

「吼，別擔心啦！現在都什麼時代了，我結婚後還是會過得像個小姐。」三年前，當Y平靜地告知結婚的消息時，我在她面前發出如狼嚎般的咆哮聲，她聽了之後如此回答我，彷彿是在對自己喊話。不過那時我已經有幾個朋友走上已婚的道路，笑死人了，她以為我還會被騙。

就是這樣。雖然不想承認，但這就是我們女性深刻又濃厚的友情。在促使這友情難以維持的障礙物當中，比起任何苦難或逆境，「結婚」造成的影響是最大的，這點我已經透過許多的實際案例學到了。即使已經到了二十一世紀，能像小姐那樣享受生活的大嬸，不是依然如同公公會在媳婦面前削蘋果那樣罕見嗎？

不曉得大家是不是忘記今天約好要見面，從早上開始群組就非常安靜，什麼訊息都沒有。我緊盯著手機畫面，最後還是選擇投降，決定再被騙最後一次。

「嘿！大家，還記得今天約好要在建大那邊見吧？」

「抱歉，後天是我大伯的生日，今天晚上臨時有約了。Sorry，下次我請客！」

喔，妳果然沒讓我失望。Y小心地告知她不參加。今天只有K、W和我三個人啊！感覺之後應該就是這樣了，我難過的心情還是無法輕易消失。

不，不對。這樣反而更好。因為最近我們的話題微妙地開始有些不對頻，我正隱約有些擔心這個團體的凝聚力會逐漸變弱。Y的話題都是婚後生活，尤其是她婆家的那些事真的無聊到讓人難以忍受，而其他朋友提到相親、男人、公司的話題時，Y則是一臉愛理不理的樣子，不再像以前那樣。偶爾當我們正要聊時下最夯的藝人八卦時，我就會捕捉到Y一副「妳們怎麼還在講那種話題？」的表情，所以為了想出共同的話題，我還苦惱了許久。

「有什麼好難過的，當然是家庭重要啊，難道妳們比較重要嗎？該放棄的就要放棄。」

W直接又瀟灑的言論，莫名撫平了我因為Y的缺席而難過的心情。雖然我沒有親自從W那邊聽過，但如果她有做MBTI的職業性格測試，那麼結果肯定是ESTJ，也就是歸類於「嚴格的管理者」。務實、邏輯很強、原則明確。雖然不喜歡出風頭，但一旦遇到大事時，卻能冷靜地解決，所以是在群體中必要且值得信賴的類型。不曉得是不是因為這樣，她也是我最依賴的朋友。

「W！跟妳說，我的白頭髮真的很誇張！」

「不管去做什麼游泳、跳舞啦，妳再怎麼囂張也老了。去染髮吧！」

好冷酷。飛過來的匕首刺入了我的胸口。我要重新更正——說到W，就是個異常冷靜、個性糟糕的人，雖然在群體中是必要的存在，但這種存在不用多，只要一個就夠了，她就是那樣的人。用一句話來形容，就是嚴格的壞女人。

「對了！K，聽說妳去相親了？太好了！」

「喔，對啊。我們這週末也約好要再見一次面。總覺得會很順利。希望之後也可以約妳們一起見見面。」

「妳不要只看外表，個性啊，還有其他的部分也要考慮一下。雖然現在才講有點晚，但之前那個人完全就是瘋子，妳知道吧？眼光要提高一點。」

果然。雖然K聽了心情不太好，但也說不出什麼反駁的話。面對W嚴厲的指責，K果然也擺出和我一樣的表情，沉默不答以示認輸。

「公司裡沒有不錯的男人嗎？不管是男還是女，踏實的人最好了。妳以前不是有跟誰搞過曖昧……就那個誰啊？」

W乘著氣勢繼續說。

「沒有搞曖昧好嗎？只是大家瞎起鬨的。那個人今年也結婚了，我終於從八卦中解脫了。」

看著生氣的K，遺忘已久的記憶開始悄悄浮現。話說回來，那件事真的讓K承受非常大的壓力，唉。

幾年前，K公司的同事不斷將K和一個當時三十歲出頭的男性——劉小組長——送作堆，害K只要一跟我們見面就提那件事，不斷跟我們訴苦。在聚餐時故意讓K和劉小組長坐一起那是基本，甚至還在舉辦活動時起鬨把他們推去玩情侶遊戲，接二連三開各種討人厭的玩笑。不過，當時承受那種壓力的不只有K。在公司因為各種或大或小類似問題而難堪不已的人，在我身邊絕不只有一兩個。

我也不例外。某天在廁所補妝時，李課長突然靠過來試探性地跟我說：

「珠妍，最近到處都在傳耶！」

「什麼？」

「聽說妳和營業組的朴主任一起去看早場電影？事情都傳開了。你們在交往嗎？」

這是什麼鬼話？我和朴主任好像只有在業務上往來時說過兩次話，我們根本不知道對方的電話號碼，私底下完全沒有任何聯繫。再說了，我天生就愛賴床，出生後連一次早場電影都沒看過。雖然俗話說無風不起浪，但現在的我證明了那種難事也是有可能發生的。

「沒有啊！我沒跟他在公司外見過面，幾乎完全不認識。」

「是喔？到處都有人在談論妳。我也是出於一片好意，講到辦公室戀情啊，妳知道吧？一舉一動都要小心點。如果不想聽別人說閒話，女生還是要謹慎點。」

那女人知道嗎？雖然她身上的問題多到數不清，但最大的問題就是，她不知道自己已經是「老人」了。什麼一舉一動要小心點？什麼做人要謹慎？一股怒氣湧上心頭。我很想找出傳聞的源頭徹底平息流言，也想對那些四處亂傳話的人破口大罵。不過讓我最生氣、超火大的不是別人，正是李課長。

「瘋女人，她自己也是女人，在那邊講什麼身為女人要謹慎點？莫名其妙，實在讓人很不爽，真想嗆回去。」

然而，當時還是社會新鮮人的K和我，不要說頂撞了，根本就不會將不快的心情表露出來。我們很容易就變成公司內被八卦的主角，在喝酒的場合也經常被當作「下酒菜」。按他們的說法，我一下子和朴主任交往，一下子又是在梨泰院街頭被捕捉到的夜店女，一下子又是不認真工作，光是對男職員「賣弄風騷」的狐狸。

我終於理解藝人被各種傳聞和惡意留言折磨的心情。某天「一喝酒就對男人賣弄風騷」的惡意傳聞再次傳入我耳中，我實在無法再獨自忍受，所以在返家參加奶奶的祭祀時，忍不住攔下許久不見的大伯家的堂姐，把我經歷的所有事件，一五一十地都說給她聽。但荒謬的是，我一講完堂姊就立刻笑著回話，我不禁懷疑她有沒有認真把我剛剛所說令人氣憤的話語聽進去。

「可是珠妍啊，時間真的是良藥。」

「什麼時間就是良藥，明明奇怪的是他們。」

「他們只是把年輕女孩當標靶而已，慢慢就會平息的。」

「所以妳是叫我不要在意，就這樣放著不管嗎？」

「妳就把那些當作妒忌或關心吧！變成話題中心的花邊教主，也只是一時的。」

「堂姊妳好像老人啊。」

竟然無法提出直接了當的解決方法，只跟我說時間就是良藥。看來堂姊也沒什麼能奈啊！於是我轉移話題，只覺她像個老人。

「不好意思，請問妳們是三個人嗎？」

某個稚氣的男聲將我從過去的回憶中拉回來。我把頭朝向聲音傳來的那個方向，看到一個長相和聲音一樣年輕，皮膚光滑的男人正在搭訕。他搭訕的對象當然不是我們，而是坐在隔壁桌一群看起來明顯只有二十歲出頭的女孩子。不知為何，原本有些浮躁的我，瞬間鬆了口氣。我也真是的，到底在期待什麼。

男孩的皮膚很白，眼睛圓圓的，長得很可愛，有著時下偶像那種時髦的外貌。大概是因為他的外表很亮眼，所以才會代表他的朋友們去跟那群女孩子搭訕吧！而隔壁桌的女孩子不知道在害羞什麼，都沒有回話，只是互相對看後，咯咯笑著用手遮住臉。看起來有點土的濃妝以及短褲、短裙的打扮，也無法掩飾她們的稚氣。我轉過頭看向K和W。

天啊，她們什麼時候這麼……

這邊也是一樣無法用精緻的妝容來掩飾那份成熟。

「果然是獵豔的聖地，建大就是建大。我們明明也是三個人耶……」

K裝作不知道原因的樣子瞪大了眼睛。

「第一攤我結帳，走吧，我們去續攤。」

嚴格的管理者W似乎是想打斷我和K的玩笑，先從座位上站了起來。

幾天前在上班的路上，我遇到在兩年前升遷的前朴主任，現在他是朴小組長。不知道我們剛剛是不是搭同一班車，我在過閘門之前，看著貼在牆上的全身鏡，在檢查整體的服裝儀容時，朴小組長剛好正從我旁邊經過。他用眼神和我打了招呼。

從地鐵站走到公司大概要十分鐘。早知道剛剛就先去一下地鐵站的廁所。要和不熟的男人單獨走十分鐘去公司讓我覺得很尷尬。不對，原因可能出在他是朴小組長。雖然是過去的事，但那個傳聞還是讓我特別在意他。話說回來，我現在仔細看，發現他體格魁武、看起來酷酷的，確實是容易讓人產生好感的類型。真是的，我之前為什麼反應要那麼大？不過聽說這個人已經有女朋友了？

「大家不是問我有沒有對象嗎？」

「什麼？」

朴小組長突然這樣問道，讓我瞬間心臟撲通跳了一下。

不會吧？現在還在講？

「最近隔壁組不是有個新進員工J嗎？就是那個頭髮長長，看起來很文靜的。」

原來他是在講隔壁組新進來的員工J。她長得像最近的偶像那樣圓圓的很可愛，但說話的語氣和個性卻很文靜又有女人味，和外表看起來不太一樣，所以聽說有一些男職員對她有興趣。

「喔喔。」

喔，是喔？喔，所以呢？我不想給他那種能讓對話延續下去的答案。我強烈表現出我對那個話題完全不關心。不過朴小組長這傢伙不知道為什麼好像完全沒有理解到我的反應。

「我上次剛好碰到她，所以就一起吃了飯。不過不曉得大家是怎麼知道的，到處都在問我有沒有跟她交往。哈哈，很無言吧？」

才怪，你看起來完全不覺得無言，反而是自豪到要瘋了一樣。他一副希望我幫他散布傳言的樣子。門都沒有。

他的微笑還有那不知為何看起來洋洋得意的態度實在令人討厭，我找個藉口說要去買咖啡就先走了。唉，我怎麼會這麼煩躁呢？這不是和我完全不相關的話題嗎？

「可以一起坐嗎？」仔細一想，不知道上一次聽到這種邀請是多久之前了。公司內八卦的主角不再是我了。K之所以能不再被流言傳聞所困，真的是因為劉小組長結婚的關係嗎？好奇怪。我不用再被傳聞纏身，為什麼卻開心不起來？K又有什麼感覺呢？她不被八卦後，真的覺得幸福嗎？

她該不會真的開始把進攻對象轉移到身邊的人吧？

那時我覺得彷彿聽到很像老人的堂姐說過的話，一直在耳邊迴盪著。

「逐漸從中心位置淡出的時機總會來臨，事情慢慢就會平息的。因為妳不會一直都是二十幾歲。」

我們是不是也像蝸牛那樣
一點一點地在進化？
就像能藏住軟弱身體的、
能藏住傷口的外殼，
變得比之前還更堅固。

陌生的天花板

陌生的床、陌生的天花板

「洪珠妍，妳在幹麼？」

在三種情況下，「在幹麼」這句稀鬆平常的問候，會把生活給攪亂。

1. 跟妳搞曖昧的男人在晚上十一點傳來的「在幹麼」。
2. 前男友在清晨兩點傳來的「在幹麼」。
3. 前一天晚上去跟男人見面後的女性友人，在早上七點傳來的「在幹麼？」。

昨天晚上說要再跟相親男見面的K，在一大清早傳來的「在幹麼」代表著什麼意思？

肯、定、有、什、麼、事。

我不自覺地猛然從床上起身，坐直了身子。心臟傳來撲通撲通地低沉聲響。我有自信我非凡的預感有百分之八十都是對的，那預感正在告訴我K肯定發生了什麼事。

「妳說，是發生了什麼事？」

「唉……」

傳來的不是完整的回覆，而是嘆氣和刪節號。神奇的是，那短短的標點符號，帶有某種含義，可能會讓我的預感成真。唉，真是傻瓜。我不由得嘆了一口氣。我很瞭解她，所以我非常清楚這代表什麼意思。

「怎麼了？妳在哪裡？」

「我睜開眼睛時，看到陌生的天花板……」

用最近的流行語來說，K傳來了一個很「潮」的回覆。我應該可以將這些既簡短又不尋常的資訊整理後組合起來，進一步勾勒出昨天的狀況。那大概會是這樣：

一男一女在相親時認識，而且女人對男人有好感。後來兩個人保持聯絡、持續互傳訊息，自然而然約了第二次見面。幾天後再次見面的兩個人，一邊吃晚餐一邊喝酒聊天，然後在熱絡的氣氛之下接著續攤。他們開心地喝了許多酒，感覺非常愉快，兩人從喝酒的地方出來後，一起走向某個地方。然後隔天早上，女人睜開眼睛時，首先迎接她的就是「陌生的天花板」。

以上就是我透過K的刪節號和陌生天花板兩個線索，重組出來的「陌生天花板事件」。

「我等一下再傳訊息給妳。」

我簡短地回覆她之後重新躺平。眼前是我每天都在看的熟悉的天花板。朋友們都異口同聲地對失戀沒多久的K說：

「沒關係啦！破車走了之後賓士就會來。」

躺在陌生的床上看著陌生天花板的K，現在正在想什麼呢？

「我打算繼續跟這個男的見面。」

「什麼？你們要交往嗎？」

早上十一點K打電話過來時這麼說。這又是什麼狀況？這件事和「陌生的天花板」一樣讓人驚訝。

當K的名字顯示在手機畫面上時，我還猜想電話接起來後，可能會聽到她哭哭啼啼地跟我說：「珠妍啊……」，但這樣的揣測卻被K「想繼續見面」的平靜結論給完全推翻了。

作為K的朋友，我瞬間有種想說教的欲望，例如：「這好像有點太急了。是不是要再仔細想一想？」或是：「妳明明還不太瞭解那個人啊！」之類的話。然而，這些忠告終究都只不過是傷人的嘮叨。好吧，我可能太小看K了。我到底算什麼？那點事又算什麼？

「好吧，但妳真的可以嗎？」

「嗯嗯，我沒問題。總會比前男友好吧，不是嗎？送走了破車，就算來的不是賓士，至少也有KiaK5的水平吧？」

我被這不怎麼樣的玩笑堵住了嘴。不過我也非常清楚，反正K也不是好奇我的意見才打電話過來的。K都這樣說了，我還把氣氛搞得很嚴肅也不太禮貌。為了盡可能對K那不知為何令人心酸的玩笑話深表同感，我特別注意說話的語氣後，說：

「我還以為妳會說『我到底為什麼會那麼做？』然後哭哭啼啼的咧。」

「什麼啊，這又不是什麼大不了的事。我跟妳說，這個男人真的不錯。我們很聊得來，他也很有紳士風度，我想認真交往看看。」

「那個男人也那樣說了嗎？他有說要交往看看？」

我現在到底在幹麼？為什麼我沒辦法就單純給予祝福呢？

「妳到了現在這個年紀，還會先說『從今天開始就是我們交往的第一天』，然後再交往嗎？我跟他約好明天下班後一起吃晚餐。」

當我問「那個男人也那樣說了嗎？他有說要交往看看？」時，其實隱含了「可能只是一夜情」的疑心，K一下子就準確看穿我的意圖而生起氣來。她用「明天會一起吃晚餐」的約定，向我證明他們兩個之間不只是一夜情，不對，是不會只停留在一夜的浪漫，之後會正式開始交往，建立像情侶那樣的關係。

「可是妳真的是喜歡他才交往的嗎？如果只是一個晚上的失誤……還是在這裡結束比較好吧？會不會決定得太快了？」

講著講著，那些會傷到K的話就忍不住一直脫口而出。即使是再親近的朋友，也知道這種話絕對不能講，但我就是無法保持沉默，忍不住多管閒事。

「拜託，珠妍，我是真的喜歡。我是因為喜歡才去的好嗎？而且對那個人來說，我也很有魅力。」

沒錯，我們又不是什麼都不懂的小屁孩，在十幾年當中，已經看過各種不同類型的男女關係，也是懂得用大腦和內心來尊重女人的性慾和選擇的三十多歲成人。這到底有什麼問題？這種事又有什麼大不了的？說不定這是一段能撼動K整個人生的偉大愛情的開端。

但K加重語氣強調「有魅力」時，聲音聽起來似乎在顫抖，是我的心理作用嗎？

「和沒有正式交往的男性發生一夜情」，這應該是很不得了的事吧？

那時我二十一歲，C和我從高中開始就是朋友，她在二十一歲生日的前幾天去聯誼。對方是體育系的男生，他念的大學就在C的學校附近，長相非常帥氣。朋友們看到C的聯誼男照片時，都直喊「太帥了！太帥了！」那個男的長得很像當時有名的偶像團體成員，所以C的聯誼理所當然成了朋友們的話題。

「妳要隨時傳訊息說你們在幹麼喔！我們真的很好奇！」面對朋友的要求，C也難掩興奮地回應：「喔喔，我會隨時報告的。如果順利就請你們好好吃一頓！」

「跟你們說，現在見到面了，太驚人了，帥死了！」

然而，C傳來的那則「帥死了」——用字強烈且興奮不已的訊息——是那天的第一則訊息，也是最後一則。不曉得後來發展得怎麼樣，我們直到隔天都沒收到C的訊息。不只是我，其他朋友也都聯絡不上C。

她的手機關機了好幾天。我聯絡C的大學朋友後才知道，她似乎已經連續缺課好幾天。就算在法律上年滿十九歲以上就會被稱為成年人，但現在回想起來，二十歲出頭的年紀，只不過是空有成年人的身分，實際上還是很生疏的新手。那時候的我還不太瞭解當時的狀況意味著什麼。

「她該不會是在哪裡被車撞後，被載到醫院了吧？」

一直到她生日當天，我都聯絡不上她，所以我心想哪怕是她爸媽的聯絡方式也好，一定要想辦法打聽到。於是我約其他朋友見面，打算採取對策。結果就在那天，她透過Cyworld證明了她還活著。背景音樂很憂鬱，她在日記欄位上傳了寥寥幾行字，令人感到一股深深的哀傷。雖然我沒辦法明確回憶起那些吐露出陰暗氣氛的文句，但我清楚地記得，當時我透過那幾行字，猜測到她正處於異常受傷的狀態，而且她承受了非常大的衝擊。

後來我過了好幾週才終於見到C。她不曉得心裡有多煎熬，整個人比之前黯淡且消瘦了許多。我從她那裡聽到當天的事情經過時，忍不住感到憤怒。

「珠妍啊，那個男人大概覺得我很好欺負又隨便吧。」

「妳在胡說什麼？糟糕的是那個傢伙，天啊，真的是個瘋子。」

面對我過激的反應，C試著露出開朗的笑容。然而，那個笑容看起來卻莫名的苦澀。

「可是把那傢伙看成壞人，我會更痛苦。我沒辦法承認自己被玩弄了。當我乾脆認為他是對我有好感才那麼做時，內心還稍微舒坦一點。所以啊，我真的很搞笑，還先傳訊息給他，問他在幹麼。」

「結果呢？」

「他沒回。我真的好想死。」

付出愛時要主動、自主，在肉體的關係中也要掌握自主的決定權，要抵抗以男性為主的父權社會和價值觀，我是這麼認為的。然而，現實和認知往往有相當大的差異。什麼樣的言語會對女人造成最大的傷害？長得很醜？缺乏魅力？都不是，我有百分之九十九的信心可以保證，是「很輕浮」。

與世上驚人的變化速度相比，「看起來很輕浮、很隨便、很廉價」這類離譜的評語依然十分氾濫。這種貶低女性，帶有性別偏見的世界，終究沒有改變。即使我們知道這個世界錯了，但還是沒有勇氣去抵抗。

除了真的很特別、在那方面有意識覺醒的極少數人之外，我身邊大多數的女性都為了不被看作輕浮的女人而承受龐大的壓力。

是哪一天的事呢？有一個同期的男同事在評論某個女藝人：「她很漂亮，但看起來太廉價了。」我聽到後，把之前累積起來的憤怒一次發洩了出來。

「廉價這種話怎麼能用在人身上？你的腦袋才是壞得很徹底！簡直有病。」

我那種憤怒是從何而來的？那時我強烈期盼我擁有的性魅力能被眾人看到，但同時又努力不被人貼上「看起來很隨便」的標籤，如此在兩種情緒中如履薄冰而戰戰兢兢。

C無法認同自己看起來很隨便、很輕浮、可以被當作一夜情的對象，所以傳訊息問對方在幹嘛，我又怎麼可能不瞭解C的心情呢？「幹麼因為那種事就想死啊？只要妳堂堂正正的就好了。」這種話到底有誰說得出口？那不過是某些理想主義者無視現實狀況，不知道在我們的社會中，女性有多害怕被貼上「輕浮女人」的標籤，才會說出這種沒有意義、表面上的安慰。

K正式在群組公告說她交到男朋友時，W說：「喜悅要分享才會加倍。」然後提議大家緊急在烤腸店見面。

那天是星期天晚上。雖然想到隔天要上班就覺得有點累，但比起這件事，我更在意的是昨天和K通話時傷了她的心，而且我還突然想到，K今天應該也不會想和嚴格的管理者W見面。若想擋下W尖銳的攻擊，至少也需要預備作戰的時間，不是嗎？總之在那蠢蠢欲動的義氣驅使之下，我率先表達拒絕的意願：「昨天都見過了，幹麼又要見？」不過意外的是，K很爽快地就接受了這個突然的邀約。

我們見面時有個不成文的「規則」，就是會先簡單聊聊彼此的近況，然後再正式選定對話的主題，不過W一坐下來，就忍不住嘻嘻笑著觀察K的表情。看她的嘴唇不安分地抖動，一副有話想說而心癢難耐的樣子。

「妳跟他睡了吧？」

該死，至少打個閃燈再進來吧！面對W一坐下來就試著突襲的挑釁，K的肩膀和眉毛都縮了起來。

「搞什麼啊，洪珠妍妳說出去了嗎？」

我和妳之間的信任就只有這種程度嗎？我盡可能做出冤枉的表情，緩緩舉起手打算要抗議，結果W再次搶在我前面切進話題。

「拜託，我們這個年紀一看就知道了。吼，那又怎麼樣啊？很棒嗎？很棒吧？所以才會馬上決定要交往吧？唉呦，臭丫頭，到底是有多棒才讓妳這樣？」

她就連和全國最強的對象——在線上遊戲裡一邊問候別人的父母，一邊兇狠地衝上前攻擊的「小學生」——吵起來時，也從來沒有輸過。沒錯，就算突然爆發戰爭，她不用任何武器，光靠說話也能把敵軍殲滅。所以我每次看到她敏銳的觀察力和猛烈攻擊對方的直接表達時都會鬆一口氣，慶幸自己不是她的敵人，而是親近的朋友。

「嗯……就……邊吃飯邊聊天時，發現我們滿聊得來的。我們喝了點酒，他長得也還不錯，就一下子產生好感了。」

K感覺已經放下防備，開始慢慢說起昨天的來龍去脈，也就是那件結果顯而易見、充分可以預測到的「陌生天花板」事件。

「知道了，妳喜歡就好啊！說實話，我啊，在二十幾歲時也是，怎麼說呢，覺得要取得控制權是件有點困難的事。不過到了三十幾歲，不知道該不該說已經確實掌握主導權了。妳們知道我最不能理解的是什麼樣的女人嗎？就是跟男人睡了後覺得痛苦的人。如果那樣就不要做啊，不然乾脆就好好享受。」

這次換我的肩膀縮了起來。W正興致高昂地做出強烈的批判，雖然不能說她講錯，但也不是能在一旁附和的話。過去我有很多後悔和自責的事，而且也花了很多時間反省，她難道全都忘記了嗎？

「喂，妳那樣講不太對。這種事不該怪個人，再怎麼說是三十幾歲，在韓國，尤其是上床的問題，就現實來說，女性還是很難掌握自主權。」

我提到「就現實來說」時，刻意加重語氣一字一字地說出口。就現實來說，提到性愛時無法直接說出「性愛」，而是用「上床」來表達，不知道是不是也基於同樣的心態。我一邊這麼想，一邊偷偷瞥了K失去光采的臉龐，突然在她臉上看到二十一歲的C的疊影。

「確實界定上是有點模糊。不管怎麼樣，我還是覺得狀況已經有了改變，不過有些人搞混了自主權，以為我們會很主動。對三十多歲的姊姊的幻想也全都是這樣，不是嗎？」

我怎麼會不知道？那些將三十多歲女人當作性對象的過度關心，還有那些令人難以忍受、帶著輕浮態度接近的舉動，我也不知見過了多少次。

「比起二十幾歲，男人覺得現在的我更難搞。諷刺的是，他們也把我看得更隨便。」

「小時候有些人想盡辦法要和男人發生點什麼，所以沒見過幾次就交往，妳們知道那些人現在都過得怎麼樣嗎？提都不用提了。」

W大聲笑著說，不過那笑聲裡連一點開心的情緒都沒有。

靜靜聽著我們說話的K，乾了一杯燒酒後，說：「說實話我不太知道這到底是不是好感，妳們也這樣認為嗎？但既然事情都已經發生了，就要想辦法收拾。交往後情況可能會變得比較好吧？」

W似乎小聲地嘆了口氣。K輕輕地晃了晃手中的空酒杯。這次確實不是我的心理作用，我們怎麼可能對這樣的煩惱沒有共鳴？我把酒倒滿她們搖晃的空杯，也將我的安慰一起裝了進去。

我一回到家就躺在床上，連衣服都沒換。疲倦感猛然襲來。房間裡熟悉的天花板映入眼簾。

與斷絕聯絡好幾週的二十一歲的C相比，三十二歲的K看起來似乎好上許多。她還沒痛苦到要斷絕聯繫，也沒有自責，反而還會自嘲，也承認那是她自己的選擇，甚至還正面地評價那是因為她有魅力。不過，這樣的K並沒有擺脫恐懼，她依然害怕被男方貼上「輕浮女人」的標籤。K決定和睡過一次的男人交往，說不定只是在合理化自己的行為。這樣下來或許依然會造成傷害，所以這個結果可以說是不能等閒視之的事。

三十幾歲的我們，在性愛方面真的充分具有主導權和控制權嗎？女性的性慾和選擇真的有獲得尊重嗎？說不定那只是我的錯覺。

我思考著和K之間的對話時，突然想起蝸牛，想起在牠堅硬的外殼裡藏著柔軟又脆弱的身體。我們是不是也像蝸牛那樣一點一點在進化？就像能藏住脆弱的身體、能藏住傷口的外殼，變得比之前還要再更堅固那樣。

然而，我同時也想到，蝸牛不會發動任何攻擊，只是一輩子背著保護自己的殼，我是否也要像那樣，為了躲開被當成輕浮女人的恐懼，而永遠躲在保護膜裡？

真令人傷心。

雖然我不想承認，

但我有好幾次都想大喊：

「到了三十幾歲，

就得被看得很隨便嗎？」

隨便的女人

對我很無禮的世界

有一個令人不舒服的煩惱，是大多數三十幾歲的女人都會遇上的。

三十幾歲的女人，就可以被看得很隨便嗎？

某些人可能會說：「我從來沒遇過啊！」覺得這個煩惱毫無意義，是別人的事。也有些人會說：「幹麼想那些？」然後認為這個煩惱很不可控、既老套又令人心寒。但是我昨天和今天，都在網路上看到好幾個提到這種煩惱的頁面，以及不得不讓人如此聯想的頁面。

「我是三十幾歲的女性，男人初次見面就提上床的事，為什麼會這樣呢？」

「跟我見過面的年下男交到年下女友後，態度就一百八十度大轉變，我是被他利用了嗎？」

「我二十幾歲時真的沒碰過這種情況，到了三十幾歲後，接近我的都是些奇怪的男人。」

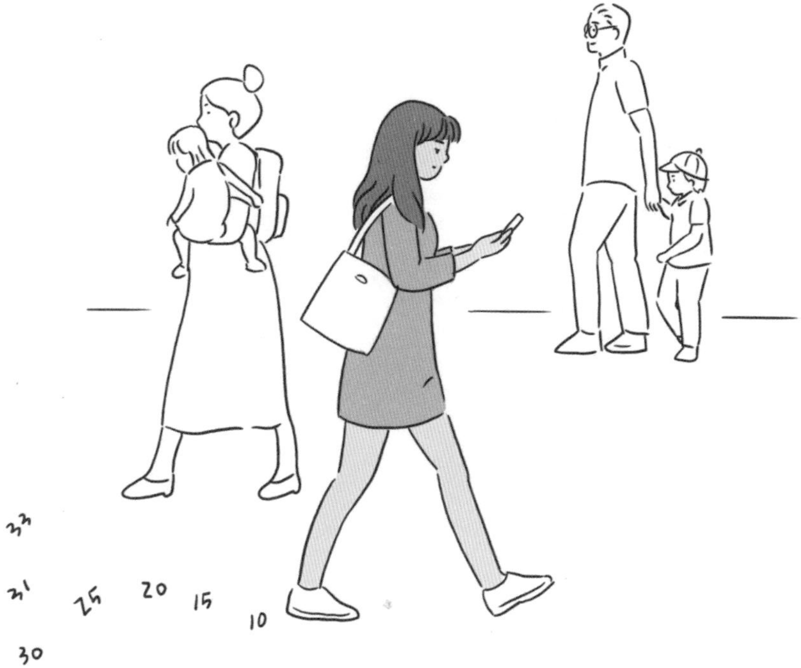
33
31
25
20
15
10
30

這也不是偶然發現的稀有文章，我每次看到這種文章時，都會被兩種矛盾的情緒籠罩，從「別人的看法和價值觀都不重要」這類教科書般的標準答案中，激發而出的強烈批判欲望以及「只要我光明磊落就好」的想法，但同時又因為「別人可能會把你當成沒用的傢伙」這種沒出息的不安，而對那些文章感同身受。

不過說實在的，我從二十幾歲漸漸跨入三十幾歲時，確實感受到這個世界在許多方面都對我越來越無禮。我的意思是，那種煩惱終究不只侷限於「特殊的群體」或「少數」。

那一晚，我們全體四個人久違地聚在一起。雖然確實讓人感到驚訝，但或許是因為大家其實都稍微預想過，所以當K結束那場短暫戀愛的消息一傳來，我們立刻就約好在鐘路區的某間咖啡廳見面，彷彿早已經準備好似的。

不曉得是不是因為連續經歷兩次分手，K的臉頰雖然看起來有些浮腫，但從她緊閉雙唇的模樣中，反而能感受到堅強或決然的意志，所以我也很快就放下內心的擔憂。嗯，果然有三十幾歲的老練。見了兩次面後就把關係整理乾淨，或許就像讀了幾頁書後，實

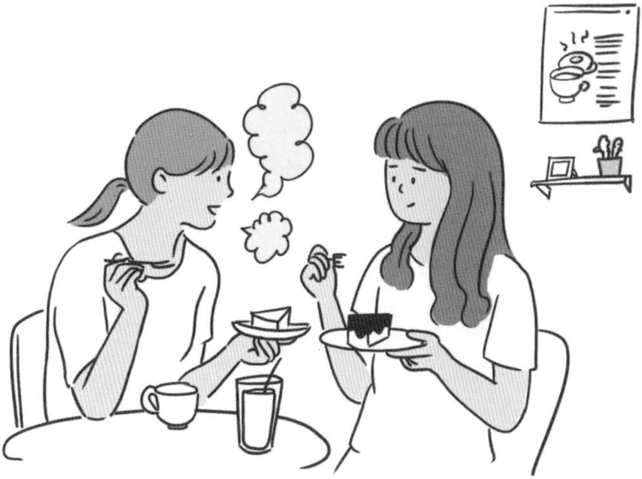

在沒把握能把整本書讀完，於是就闔上書本那樣，也不是什麼大不了的事吧？

「結果你們見了三次面就分手了？是怎麼分手的？」不管怎樣，這問題都是我們今天見面的目的。W果然率先出面，朝著目標丟出沉重的直球。

「嗯……算了，算了。這實在沒辦法說是交往。只能當成一齣笑不出來的鬧劇。」

K彷彿不想再說下去似的，再次緊閉雙唇，搖了搖頭。不過我捕捉到K微妙的表情，她看起來並不是真的不想再講，應該說她反而是想要好好發洩的樣子。W和我交換了眼神，她果然也沒錯過那個瞬間。

「哼。吼～怎麼了？到底發生了什麼事？」

「哈，他真的是很奇怪的傢伙。」

結果K假裝拗不過我們，等不及地開始說出那天的來龍去脈。

「我那天跟妳們見面時，不也說我沒什麼把握嗎？果然隔天見面後，他晚餐吃得很急，我覺得不太妙。後來他吃完後就叫我跟他一起走。」

「回家？」

喔，雖然很善良卻不會看眼色的Y，她的提問把氣氛給破壞了。W「啪」地一聲拍了一下Y的膝蓋，用嘴型示意她安分地保持安靜，阻止她插話。

「我搭上車後，他果然直接往汽車旅館的方向開去。」

「他都沒問妳？不該這樣吧！那個男人太沒禮貌了。」

我不禁脫口而出，彷彿忘了他們上一次的見面就是「陌生天花板」的那個事件。因為我覺得現在這個當下，如果提到K和那個男人在自主欲望的驅使下，彼此達成協議而發生的事件，也就是「第二次見面時上床的事」，似乎不太恰當。

「妳們繼續聽下去。說好要交往後，再怎麼說都是第一次約會，我也覺得不太開心，所以就露出了不情願的樣子。結果那個人竟然嘆了一口氣後這麼說：『K，妳不覺得自己現在這個年紀還「欲擒故縱」或「假裝拒絕」真的很不適合嗎？』」

「一心只想上旅館約會的男友正常嗎？」我看著K，想起了今天早上讀到的文章，那是一個三十幾歲女性的煩惱，文字裡的不安幾乎溢出了手機螢幕。

「結果他看了我的表情後說他知道了，會送我回家。然後開車開得超粗魯，一副生氣的樣子。他為什麼要生氣？他是怎麼想我的？不覺得真的很可笑嗎？我火氣也上來了。最後實在忍不住，就跟他說：『我覺得我們不應該用這種方式見面。』結果妳們知道他說了什麼嗎？」

「他說了什麼？」我們全都異口同聲地問。

「他說他知道了，連一秒的猶豫都沒有。」

驚！

雖然我已經預想過會是不好的結局，但完全沒猜到會是那種發展。我以為是K提分手的，但這狀況明顯是K被甩了，不是嗎？我彷彿從某處聽到嗚咽的哭泣聲而稍微撐住了頭。

通常這種狀況應該要道歉或試著和好，不然至少也要說隔天再繼續談之類的，那才是正常的反應，不是嗎？就算要重新釐清這段關係，也應該選擇其他更有禮貌的方式才對吧？他竟然回答「知道了」，不僅很冷漠，甚至讓人心寒。這是我從未遇過的，讓人非常震驚且陌生的反應。

「真的？天啊，這男人真不是普通的差勁。K妳沒事吧？這樣馬上斷乾淨還算幸運的了。」

Y也難掩慌張之情地安慰K。

「我也是會察言觀色的。雖然我沒跟妳們說，但其實在見面之前，我就覺得他傳的訊息有點怪怪的。一副沒什麼值得珍惜的那種態度，似乎一開始就覺得他自己占上風。唉，他到底為什麼那樣子？感覺他確實對我有好感啊！真是的。」

「那個人就算跟其他女人見面也會那樣啦！那是他個人的問題。妳又沒做錯什麼，不需要猜想那有什麼特別的意義。把他忘了吧！」

「都已經三十二歲了，還會遇到這種人，真的好丟臉。」

我用最合適的話語來安慰K。妳沒有做錯，那個人就是那樣，僅此而已。不過對於K試圖找理由而說出口的那句話：「他明明對我有好感，到底問題出在哪？」我卻產生了一個因為相當、非常、極度抱歉而終究說不出口的想法。

「K，那是因為妳三十二歲才會那樣。那男人說：『妳不覺得自己這個年紀還假裝拒絕真的很不適合嗎？』這句話還會有什麼意思？他就是在問妳三十幾歲難道會和二十幾歲一樣嗎？就是指假裝拒絕也只有特定年紀才有資格那樣做。意思就是，那個人認為三十幾歲的女人是沒有選擇權的弱者。」

但、是。

那種狀況難道只有K這次的見面才會遇到嗎？到了三十幾歲，我身邊的人也像這樣，對我的態度有微妙的變化。

舉例來說，向我介紹年紀大到不像話的人，或是與我完全沒有共通點的人，然後問我要不要見面看看之類的；當我說對於見過幾次面的男人不太滿意，所以把關係說清楚、界限劃分乾淨時，大家就歪著頭做出無法理解的表情等。這些人的態度隱含著什麼意思呢？講得白一點，就是：「妳現在年紀也不小了，怎麼沒搞清楚自己有幾兩重，還在那邊假裝拒絕別人？」

有一陣子我對周遭的那種態度感到不解。為什麼那麼沒禮貌？不過隨著時間逐漸流逝，我也慢慢體會到了。他們那種態度中帶有偏見，認為三十幾歲的女人已經不再年輕，就社會的角度來看，適婚年齡就快過去，跟二十幾歲的人比起來，能選擇男人的範圍明顯大幅縮小，基於這樣的理由，他們覺得三十幾歲的女人在人際關係中屬於弱者，認為「三十幾歲的女人會很不安、著急且焦慮」，這種偏見讓我覺得很悲慘、不舒服又不想理會。所以K的聯誼男丟出的那個問題「K，妳不覺得現在這個年紀還假裝拒絕真的很不適合嗎」，並沒有讓我們只怪罪那個男人怕麻煩的冷漠個性，而是即使會覺得不太舒服，還是會引導我們面對那無法避免煩惱的核心。

三十幾歲的女人，就可以被看得很隨便嗎？

「那時妳跟珠妍和我說時，我不是有提過嗎？男人現在以為連『我們交往吧』這種話都不用講了，把我們想得更隨便。」

「嗯，我同意。妳們也知道嘛！我那個年下男和潛水男。」

沒錯，W說得對。那種事情我也曾經遇過幾次。拋下生活的一切，連續幾週執著地拚命進攻，一副真心愛妳的大情聖年下男，後來才發現他其實有一個交往很久，而且完全沒打算分手的女朋友。還有的男人初次見面就以「實在太喜歡妳才會那樣」為由對我做出無理的要求，我一拒絕，他就立刻潛水，不知道把那個好感吃進哪個肚子了。這些不單單只是我個人的特殊經驗而已，真的。

「現在我們都知道男人在想什麼了嘛！這些男人不說『交往吧』這種話，是因為他們不想談戀愛，但同時又表現出他們的欲望，而且還對此毫無罪惡感。為什麼？因為他們覺得我們理所當然要接受。其實這也沒什麼啦，我們也能接受。如果我們想要，也可能會先提出要求。當然我不是說女人一定不能有欲望，要無條件被動地等待。我的意思是，他們明明不在乎我們的想法，沒有認真想跟我們交往，卻期待我們的態度能乾脆一點。這真的讓人心情超差的。啊，K，我不是說妳是那樣，妳聽了不要心情不好。妳認識的那個男人是真的很奇怪。」

W講得口沫橫飛。我一邊想著年下男和潛水男，一邊覺得W的那番演說實在無懈可擊，每個句子、每個用字都很精準，確確實實得了九十九分。扣掉的那一分，是因為K說了那句善意的謊言。

「W，妳一個有男友的人，怎麼會有這麼多經驗？妳是蛇蠍美人嗎？」

「才不是！我都有講明我有男友，但那些人不覺得我有男友是什麼大問題，他們還以為我會很爽快地答應，一群狗崽子。唉，真是有夠氣的。早知道一開始就去喝燒酒了，要不要去續攤？」

Y本來想緩和氣氛而丟出來的玩笑話，最終沒成功。不曉得是不是之前累積了太多話沒說，W非常認真地吐露對那些狗崽子的憤怒。我突然感到後悔，應該一開始就去喝酒的。鐘路區的菜包肉很好吃，把那些狗崽子當作下酒菜一起享用「正適合」。

「對啊。我那天真的是自己想要才跟他去的。唉，可是……算了，我也不知道。現在想起來，那個人好像沒有想跟我認真交往。他或許本來就有已經在交往的女朋友了？現在仔細想想，覺得他真的很可疑。唉，我幹麼跟他說要交往？真是瘋了。哈，我看起來有那麼隨便嗎？」

「妳身為一個女人怎麼說那種話？不要太自責了！連講都不要再講！」

我們以「誰遇到最多狗崽子」為主題，一度討論得很熱烈的「狗崽子對決」，最後因為K那句自責的話「我看起來有那麼隨便嗎？」而瞬間冷卻下來。就算不講出來，我也能感覺得到，對於K不得不以自責收場的悲慘心情，我們都深有同感。

「唉，我們二十幾歲的時候不是沒有這種煩惱嗎？到底為什麼會變成這樣？」

儘管我們當年的人氣沒有到橫掃周圍的那種明星級程度，但在歌頌青春的社會中，我們各自作為二十幾歲的年輕女性，也算是充分享受了親切的待遇和甜美的滋味，這點想必我們當中沒有人持反對意見。然而，嶄新的三十幾歲的社會，絕對和之前不一樣。世上開始微妙地動搖我們的「自尊心」。

有些人就像那個無禮的要求被拒絕後就立刻潛水的「潛水男」，過度表達自己的好感，初次見面就提出無禮的要求，或是達成了自己的目的之後，便漸漸潛水，把界線給劃清楚。這些案例在我身邊層出不窮，我自己也時常遇到。尤其從過了三十歲那時開始。

那些人到底為什麼不小心點？我直接間接地經歷過幾次像那樣無禮的案例後才終於明白，那些人從女性身上感受到魅力，自然而然產生好感之前，已經先在三十幾歲的女性身上貼上了「打破禁忌的女人」的標籤，也就是將二十幾歲時一直被當作禁忌的女人性慾表現出來、能自由發生性行為的酷女形象。拋下日常生活後連續幾週朝我進攻，讓人誤以為是大情聖的年下男，結果還真的是情聖沒錯。我偶然看到他的社群帳號時，發現裡面有無數張他和「正牌女友」談「真戀愛」的照片，證明了他真的是個情聖。

雖然我覺得很傷自尊心、很心痛，但在看完一部電影後，我終究還是嘩啦嘩啦地哭著接受了事實。

他並沒有為妳著迷。

沒錯，就算他對我，對三十幾歲女性的「酷女人」形象產生好奇心、帶有幻想，但他也沒有認真想和我談戀愛。我體會到自己被丟入了充滿隱形威脅和暴力的世界中。從被動是美德、性自主是禁忌的二十幾歲逃離後，我剛踏進的三十幾歲社會，看似多少肯定了我在性方面的自主權，但同時也在恐嚇我，說我其實無法擺脫「隨便的女人」的枷鎖，說我身為一個女人，身為一個想談戀愛的人，已經掉價了。

在不講理的隱形暴力世界中，以及認為我們在人際關係裡是弱者的偏見中，例如：「三十幾歲的女人顯得很著急且焦慮」、「三十幾歲的女人是會打破禁忌的酷女性」，我們自有為了在世上存活下去而建立出來的規則。

舉例來說，要懷疑並保持警戒，觀察那些人表現出來的好感是否「別有居心」；就算要回應對方，也至少要「見過三次面」；即使產生好感，也要在表面上築起銅牆鐵壁、圍起防守的柵欄；不要製造空隙，讓人覺得妳好欺負等這類「證明我絕不是隨便的女人」的規則。

然而，再怎麼建立規則、設定精密的限制，要完美地逃脫社會套在我們身上「隨便的女人」的枷鎖，依然是近乎不可能的事。因此，如果不想像K那樣戰戰兢兢地擔心男人把自己想得很隨便，或是在和別人見面時，強迫性地檢視自己是否有製造機會讓別人看輕自己，唯一通用的逃離出口就是去結婚，或者乾脆不再關心那個世界。

雖然我不想承認，但我有好幾次都想大喊，難道三十幾歲就可以被看得很隨便嗎？

結果我現在偶爾會仔細閱讀那些讓人心寒的文章，以前看到時，我只是冷笑著想：「這種可悲的煩惱，到底是誰的，又是為什麼要寫？」而且我還會悄悄拿起在書架上陳列的戀愛教練們寫的教學指南，小心翼翼地閱讀，深怕被別人看到。但是那些人充滿自信地提出的解答，簡單來說就是：

「只要看起來不是那樣就行了！只要妳不做出那種會讓人誤會的舉動就行了啊！」

我們不僅變成了弱者、畏縮到不行，似乎連自尊心都被壓扁、碾碎了。

唉，世界為什麼變得對我們這麼無禮？還是我對這一切變得太敏感了？

到底問題出在哪裡？

早知道就去喝燒酒。

我再次這麼想。

假裝沒聽見，

或者假裝沒聽懂。

逃避的戰略終究還是出了差錯。

初學者的逃避策略已經不奏效了。

寬容的女人

充滿隱形暴力的世界，敏感是罪嗎？

不知不覺中，我作為一個上班族的時間已經超過當大學生的時間了。雖然稱不上「熱情」，但我也是個一直以來都勤勞度過社會生活的三十幾歲平凡上班族。是什麼讓學生時代的我和現在的我之間畫出了界線呢？幾年的職場生活讓我失去了自在、笑容和動力。另一方面，我的帳戶有了點存款，同時還長了白頭髮、法令紋，得了火病（因生活中的苦惱無處發洩而出現的心理疾病）。不過，若要說我更具體獲得了什麼，那大概是擁有了身為上班族必備的能力。

「寬容的女人」，這是我經歷七年職場生活得來的稱號。

以前喝了兩三瓶燒酒後，隔天還能再約酒局，現在已經力不從心了。即使我一口氣喝掉了有助於解酒的飲料，還是沒能從宿醉中恢復。吐了幾次後，我下了一個全世界最容易放棄的決心：如果又喝成這樣，我就是狗，真的會變成狗。

「珠妍，妳是不是很忙？」

隔壁組的男職員——鄭小組長問我。他約莫比我大三歲，在公司裡遇到時會打招呼，

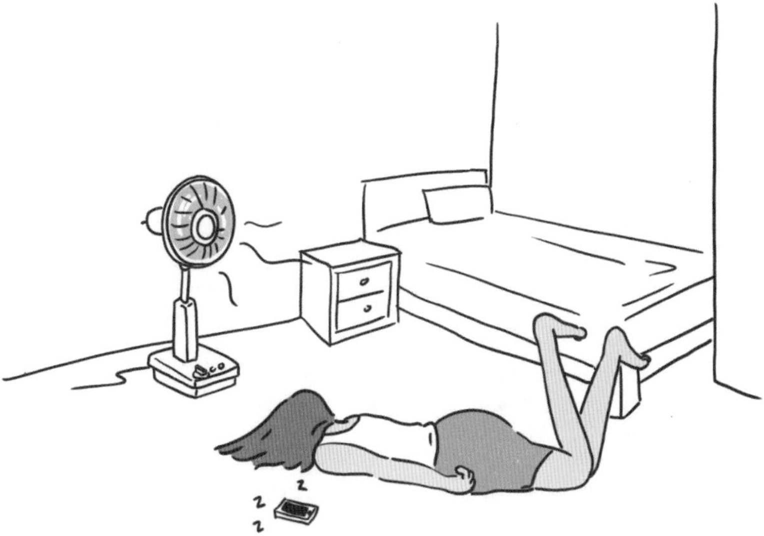
z
z
z

如果沒有工作坊或內部活動，就完全沒有交集，我和他大概就是這種不怎麼親近的關係。這種關係不親近的男人會特地到我的座位來搭話，明顯是有要事，但我實在是摸不著頭緒。

「沒有，我不忙，請問有什麼事嗎？」

在我感到疑惑時，視線聚焦在鄭小組長的手上。不對，正確來說，是聚焦在他右手拿的格式正式的四方形白色西卡紙上。啊，竟然是請帖。真是的，我就知道，如果不是這種事，怎麼可能會親切地靠過來跟我搭話，我們可不是那種關係。

「哈哈，我下個月底結婚。不要有負擔，有空就來吃頓飯吧！」

還說來吃頓飯，一想到即將從我帳戶裡出去的錢，已經有股撕裂胸口的刺痛感湧上來了，他是不是不懂得察言觀色？如果有人問三十二歲後最大的變化是什麼，我第一個大概會選倍增的禮金費用。一直到兩年前，每每收到請帖時，我好像都還覺得很神奇又興奮。但現在對我而言，所謂的請帖就只是比每個月寄來的帳單還讓人有負擔的存在。

不過，鄭小組長，我們真的是這種關係嗎？

「哇，原來你有女朋友？鄭小組長不是不久之前才分手嗎？聽說你每遇到一個人就拜託他介紹女人給你，到處都有這樣的傳聞耶！」

我心裡湧上一股欲望，好想將因為帳單感到苦悶且扭曲的情緒和刻薄的言語一同丟出去。

「喔，好的。恭喜你。當然的啊，我一定會參加。」

然而，經過長期學習後，被內化的社會生活規則和秩序，控制住我醜陋又扭曲的內心，我盡可能地將客套及溫和的指數調升到最高。

「珠妍，妳在減肥嗎？該去吃飯了吧？」

這次又是什麼狀況？

泛油光的臉蛋、光禿禿的頭頂、外凸下垂的小腹幾乎快蓋住皮帶，是閔處長。那模樣簡直就是我在連續劇裡看到的，韓國典型超過五十五歲不維持身材的上班族。

「那個……我今天不打算吃。」

「喔？我看妳的臉，昨天喝了點酒吧？一看就是和男人一起喝的，應該很有趣吧？」

「哎呦，最近連跟我搭話的男人都沒有，看來我也成了過季商品了，真傷心。」

我想到蒙娜麗莎，現在正是我需要擺出撲克臉的時候，但我又趕快做出和善的表情，笑著回完了話。玩笑就用玩笑來回應。我已經工作七年了。俗話說狗在私塾待上三年也會吟詩作樂，我累積了七年的內功，碰到這種程度的狀況，現在應該已經練就了放寬心就讓它過去的技術才對。

「嘖嘖，女人像那樣喝酒，有哪個傢伙會想娶妳？只會有奇怪的蒼蠅飛過來。不要再猶豫了，趕快抓住適合的男人嫁出去吧！」

在「社會生活」這個名詞裡，存在著非常多我單憑意志力難以支撐下去的壓力。情緒勞動、暗中較勁、多管閒事、瘋子質量守恆定律、低潮和職業倦怠。還有另一項不能遺漏的重要因素，那就是這種巧妙又隱約的攻擊。

我試著想像反駁回去。「處長，你剛剛說的話是指我是大便嗎？我聽了心情很不好。以後請你不要說那種話。」如果我這樣回閔處長，會變得怎麼樣呢？

氣氛肯定會突、然、冷、掉。

氣氛肯定會突然安靜到連吞口水的聲音都能清楚聽見，而辦公室裡所有的人都會豎起耳朵聽我們對話的內容。閔處長想必會一臉慘白且難掩慌張地回應：「珠妍，妳對玩笑的反應也太敏感了吧？」對自己說的話感到後悔的人，究竟會是閔處長還是我？說不定我從明天起就會被人們說是敏感大王，甚至被列入公司問題人物的名單。

結果我還是沒有勇氣面對人們的閒言閒語。我靜靜看著閔處長，他一臉天真地笑著，彷彿沒有任何特別的惡意。結束這主題最好的方法，就是表現出「我對你說的話完全沒有任何反感」的樣子。我用溫和的微笑代替言語來回應閔處長。

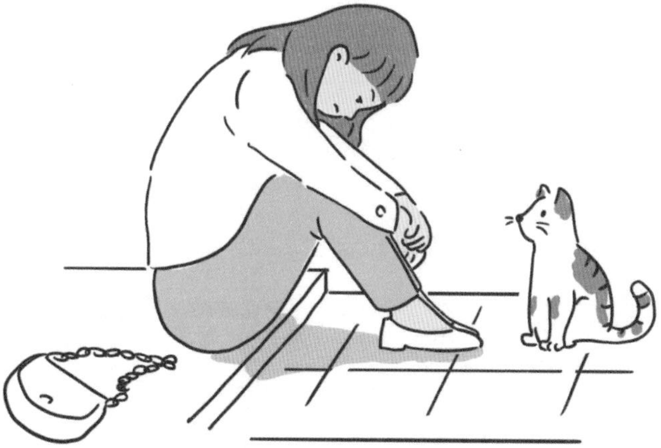

「上班族的生活白皮書」之類的雜誌或特刊專欄，根本比不上我在幾年職場生活中親自習得的經驗。光是憑著我的歷練，都可以出版好幾本書了，像是「洪珠妍的職場生存指南」、「上班族的生存祕笈」等之類的。當然，我並沒有什麼特別的處世之道或祕訣。然而，透過文字和言語學來的間接經驗，和直接經歷而獲得的經驗，肯定還是有很大的差異。

總而言之，我透過實際經驗體會到上班族必備的察言觀色技巧和能力，這並不是什麼了不起的工作技術。簡單來說就是：要懂得察言觀色、要懂得適時附和、不要忘記謙遜、要保持中庸不要太突出、不要樹立敵人等等。這些能力若用一句話來概括時，就是：

「在職場上不要太活躍，要夠寬容，才會平安又長壽。」

因此，我成了寬容的女人。

「之前妳說過的那個處長？妳不是說他本來就不會看人臉色嗎？別管他就好。」

Y打了電話過來，這是我們超過十年友情建立出來的例行規則。喝完酒的隔天，如果沒有打電話確認對方有沒有正常上班，甚至還會覺得很不習慣。

「每天在那邊擔心我嫁不出去，就算他非得管那種閒事好了，但他今天甚至問我昨天是不是和男人一起喝酒，說我那樣喝酒，有哪個男人敢要我，還說只有蒼蠅才會黏在我身上。」

「哎呦，妳幹麼跟他計較。他那個歲數與職務，看起來是因為關心才擔心妳的啊！感覺很友善啊！不要太敏感了。」

「我在他面前當然沒有表現出不高興的樣子。我跟妳說，我就只是笑一笑而已。」

悲劇就是從這裡開始。

「幹麼跟他計較」將發生的問題導向「反正又不是什麼大不了的事」。比起造成傷害的某人的發言，我敏感的反應反而成了問題的起點。

「太敏感」這句話，對上班族來說，終究不是稱讚。還有什麼比這句話更適合表達那些極度不適應社會生活的人嗎？「那個人太敏感了」包含「那個人做人太不圓滑、個性太強勢了、好像稜角還沒磨平、很不成熟」這類的負面意思。與敏感呈相反意思的「遲鈍」，才真的是為了安全的職場生活所需具備的要素之一。我回想起自己回應閔處長的態度，有些後悔我沒多向Y展現我遲鈍的能力成長了多少，而我又是個多麼寬容的女人。

「妳就那樣算了吼？我還以為妳又要節外生枝，害我嚇了一跳。」

「拜託，那種話是勇者在說的，妳不知道我是膽小鬼嗎？」

「珠妍啊，妳知道我們公司的那個勇者吧？」

「知道，我知道，還記得。」

那個故事不知道聽過幾回了。在Y的公司裡，有一個課長級的前輩，喜歡在有意無意間說些打壓他人的話，而某個很有骨氣的新人曾經義正辭嚴地指出那個前輩的問題。後來，比起那個有問題的發言，新人為此較真的敏感態度和指出問題的魄力，更成了人們嚼舌根的內容。不知道這是意外的發展，還是理所當然的結果，最後那個同事被貼上了「以下犯上」的標籤。Y用八卦的語氣非常興奮地說：「妳知道大家都是怎麼說的嗎？都說他故作聰明，幹麼要那麼做。」

這可不只是Y公司新進職員的故事而已。不夠圓融的人經常被說不明智、開不起玩笑、愛挑剔、不夠社會化，最終還被認為不適合職場生活。這種狀況我看過很多。因此，那些人不是被貼上適應不良的標籤後默默被邊緣化，就是不得已地漸漸發展出變得圓融的生存之道。

我無法輕易認同Y說的話。如果那個「以下犯上」的當事人，那個「勇者」是我的同事，我是否能立刻真心地跟他說聲「做得好」呢？針對剛剛閔處長的發言，我並沒有說「處長，你現在是把我當成大便嗎？」而是把這句話吞下去，收起我敏感的反應。我今天也為此真心地鬆了一口氣。

「珠妍啊，我成為已婚婦女後啊，其實妳處長說的那種話，對我而言真的不算什麼。」

「什麼？」

「沒有人會在妳面前露骨地講黃色笑話吧？大家覺得我已經是大嬸了，所以會一副講出來一起笑的樣子，直接對我說黃色笑話。把我當成『該知道的都已經知道』的人那樣。我結婚後度完蜜月剛回來上班的那天，大家看到我還笑著說，我臉色變得很蒼白，整個人都瘦了一圈咧！」

明明就不怎麼好笑，人們還把那些露骨又下流的黃色笑話當作「幽默」，尤其是針對已婚的人，這種事情我也親眼見識過很多次。然而可惜的是，已婚人士和「敏感」這個詞是更不適合的組合。

「那妳回了什麼？」

「我嗎？我們那個時候不都還二十幾歲嘛！還很年輕啊，所以我也不太高興。不過我現在已經可以反擊回去了，沒有什麼啦，都是已婚婦女了。」

「妳？妳說妳那樣做？」

她不是我的朋友中最寬容、最溫和的人嗎？我想像那樣的Y在一旁附和粗魯的玩笑，真的覺得尷尬到不行。

「對啊，結婚前當別人在一旁講很誇張的黃色笑話時，我沒辦法面無表情，只是假裝聽不懂。不過現在沒辦法再那樣了。」Y接著說道。

她說得沒錯，當我們還是社會新鮮人的時候，面對外界的刺激比現在還敏感的時候；還不擅長掩飾內心情緒的時候；不論處在任何不高興的狀況下，都不能把負面的感覺表現出來的時候，我們經常使用逃避的戰略，假裝沒聽見，或者假裝沒聽懂。而這在某段期間中也確實有效。當我們到三十幾歲後，逃避的戰略終於出了差錯。對「該知道的都已經知道」的三十歲的角色來說，初學者的逃避戰略已經不再奏效。我們從長期慣用的逃避戰略中跳脫出來後，改變成其他的作戰計畫。

於是我就這樣變成了寬容的女人。

「汙垢如果沾上來，我就假裝被沾到了。我現在都用黃色笑話回擊黃色笑話。」

Y無所謂地說道。

「珠妍，妳沒吃午餐嗎？妳在減肥嗎？男人不喜歡太瘦的女人。妳有看到鄭小組長未來的老婆嗎？長得肉肉的，完全就是男人喜歡的樣子。」

這是那個叫我不要穿短裙，要我為人謹慎不要落人口實，諄諄教育我的李課長說的話。性別平等意識低落、充滿隱性暴力的這個世界，難道是由特定的性別、特定的問題人物所打造出來的特別世界嗎？不對，絕不是那樣。

我擠出溫柔的微笑，對李課長說：

「哈哈，上了年紀後該減的部分減不掉，不該減的部分卻瘦了。」

寬容真的是很了不起的能力嗎？難道遲鈍才是上班族該具備的技巧嗎？

充滿隱形暴力的世界從來都沒改變過。

不論時間再怎麼流逝，

這個令人不舒服的世界

還是絲毫沒有改變。

我漸漸體會到這個秩序穩固的世界，

是絕對不會崩塌的。

我曾經幸福，也習慣了幸福，

於是，我漸漸學到了逃避受傷的方法。

已讀不回

我是害怕什麼才逃避呢？

「姊姊，妳在幹麼？」

P傳訊息給我。

如果男性好朋友被稱為「男閨蜜」，那麼男生晚輩應該叫「認識的弟弟」嗎？

十年前我在一場四對四的聯誼上，第一次見到P。那次聯誼在配對時，所有人都混雜在一起，結果沒有人順利配對，聯誼就那樣結束了。雖然沒交到男朋友，但二十幾歲時，我們還很相信除了戀人的關係之外，男女之間也可能存在很多種不同類型的緣分。我和P在這十年都很忠於「認識的姊姊」和「認識的弟弟」的角色。

「哇，好久不見，怎麼了？姊姊當然在上班啊，現在已經累了。」

「姊姊週六要幹麼？我會去首爾，我們見個面吧！」

「好啊，真的好久不見了耶！中午見如何？我請你吃飯喝咖啡。」

「咖啡不用，請我喝酒。」

酒？我問號輸入到一半又刪掉，最後索性把手機翻面蓋在書桌上，並且為自己太急

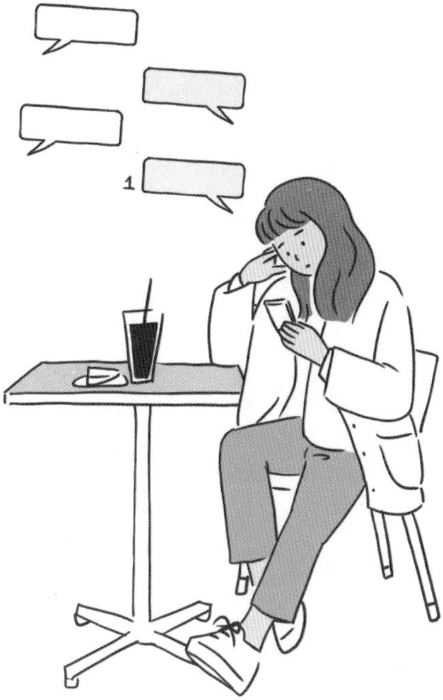
1

著確認訊息，導致標示未讀訊息的「1」消失了而自責不已。

認識的弟弟要我請他喝酒，為什麼這個單純的邀約會讓我這麼猶豫不決？

1. 沒錢。
2. 不會喝酒。
3. 他沒有魅力。
4. 害怕些「什麼」。

是因為沒錢嗎？我現在沒有男朋友，也沒有什麼特別需要花錢的嗜好。也就是說，我並非沒有能力請他喝酒。

是因為我喝不了酒嗎？有一陣子我的朋友還將酒鬼和老煙槍這兩個詞合併，用「愛酒菸」來稱呼我，取代了我的本名「洪珠妍」[4]。雖然我在一年中會痛下好幾次決心，說：「如果我再喝酒就是狗。」但我總是喝得像條狗後又感到後悔，確確實實是個「酒精愛好者」。

是因為他沒有魅力嗎？他的外貌和個性都是我能毫不猶豫地介紹給摯友的水準，沒什麼好挑剔的。

那麼我是因為害怕些「什麼」？

害怕兩個人單獨見面嗎？

從我們對彼此說半語這件事來看，我們之間並不是那種需要拘束於禮節的生疏關係，但如果問我們是否很親密，又還不到那種程度。如果問我有沒有稍微把他當作異性來看，嗯，這個嘛，我也不太清楚。總而言之，和幾個朋友一起見面時，會覺得很開心，而兩個人單獨見面時，雖然有點尷尬，但也不到覺得有負擔的程度。

那麼，我是害怕喝酒嗎？

酒和夜晚營造出來的男女間某種微妙的氣氛變化，不單單是我個人的感受而已。三十二歲，我已經三十二歲了。過去我不知道看過多少，在酒和夜晚共同營造的魔法幻想中，如閃電般迅速發展成羅曼史和各式各樣的關係。

我曾經有一陣子將那種魔法靈藥當作與人見面時的必要條件。在那有點浮躁又帶有熱度的氣氛下，對方的魅力誘惑著我的本能，而我想展現的魅力也發揮到最大值。酒和夜晚不就是愛的催化劑嗎？

然而殘酷的是，酒和夜晚的魔法不只對曖昧中的男女有效。雖然許多羅曼史的案例

4 酒菸的韓文發音近似「珠姸」。

因此而存在，但也有許多，不，是可能有更多失誤和後悔的案例，一直以來也確確實實存在。

這不只是針對P。基於同樣的理由，兩個人單獨喝酒的場合，總是會莫名地讓我感到害怕。而且由非戀愛對象提出「一起喝酒吧」的要求，又是怎麼一回事呢？伴隨而來的猶豫，終究使我果斷做出「已讀不回」的舉動。

「我不覺得是這樣耶！兩個人單獨喝酒又怎麼了？喝到爛醉如泥才是問題。妳不是說他只是個認識的弟弟？不是都認識十年了嗎？」

針對「只有我這樣嗎？」的提問，W冷淡地回答：「嗯，只有妳才那樣。」就算只有一個人贊同，我也會比較安心，結果這個答案等於是證明我太敏感了。

「但是沒有那麼熟，還特別約喝酒，真的有點怪嘛！而且還是單獨兩個人。」

我和他在畢業後大概每三個月會傳一兩次的問候簡訊，然後一年大約會見上一兩次，團體聚會時好像曾經自然地坐在一起。不過最後一次見面，已經是五年前的事了。

總而言之，仔細回想起來，我和他之間確實沒有任何可以被稱為「曖昧」的情愫。我不算對他有意思，但也不是沒有任何情感，大概就是這種很尷尬的關係。像我們這樣的關係，兩人單獨喝酒的邀約真的沒什麼特別的意思嗎？

「與其說特意約妳喝酒，還不如說除了酒之外也沒什麼好約的。哎呦，就跟妳說沒什麼特別的意思了！」

「才不是！那我約他喝咖啡，他幹麼特意說要喝酒？」

也不是什麼值得生氣的事，我卻動了怒。即使我講的話才是對的也沒什麼關係，但在當下，如果把一起喝酒這種嚴肅的邀約當作稀鬆平常的問候，似乎只會讓我看起來更淒涼，所以我持續地和W爭論，執意認為這絕對不是件微不足道的小事。

「他是不是因為白天有約，所以才跟妳約晚上？如果妳那麼有壓力，就跟他說妳沒辦法見面吧！」

「嗯……我不知道，我再想想看好了。」

我講完這句話後，自己也很鬱悶。我到底是不知道什麼，又還要再想什麼？如果我真的瞭解，又明確到能說清楚講明白，就不會做出「已讀不回」這種舉動了。

「妳是白癡嗎？難到妳要繼續已讀他？就算他是弟弟，那樣也太沒禮貌了吧！妳都三十二歲了，是小孩嗎？」

「唉，不知道啦！我等一下再打給妳。」

竟然說我是白癡？但就像W所說的，我的回應確實看起來有點像白癡。我打開和P的**KakaoTalk**聊天室，反覆寫些送不出去的沒有意義的內容，然後又刪掉，光輸個訊息就想了許久。這種傻瓜般的行動就連親近的朋友也無法理解。為什麼？到底為什麼？我又不是小孩，怎麼在逃避呢？

從很久之前就有個體會自然而然地進入我的大腦。「酒和夜晚」帶來的力量，不論是正面還是負面的，都比想像中還要強大。那會促成火花四射的炙熱羅曼史，也會引發讓你揪著頭髮，後悔上幾天幾夜的事情。因此，和別人一起分享酒和夜晚，說不定沒有想像中那麼的單純。

不過是從什麼時候開始的呢？在許多選擇中，我開始認為「逃避」這個選項最輕鬆。

「只要有酒和夜晚，男女之間就沒有所謂的朋友關係。」

我常聽到這句話，不過，我並不贊同。因為這句話等於是將責任推卸給酒和夜晚，藉此簡化了許多現實的問題。現實並不像這句話所說的那麼單純。舉例來說，以下這種狀況經常發生：

某天，女人有一個不太熟也不算疏遠的男性朋友說他失戀了，想約她見面。他們第一攤吃烤五花肉，第二攤喝啤酒，最後去了酒吧，兩人都簡單地各喝了一杯雞尾酒。女人說要回家而站起來時，男人抓住了女人的手腕，用一雙睜大的兔眼凝視著對方。他們都嚇了一跳，同時喊道：「幹麼？」

這個「幹麼」中包含著兩人的不知所措，分別具有不同的意義，實際上並不如表面看來那麼單純。我透過直接和間接的經驗，學到了一項潛規則——在「只要有酒和夜晚，就沒有朋友關係」這句話之前，當女人答應共享酒和夜晚的瞬間，男人同時也對女人寄予了某種「角色期待」。而且我還體會到，在這種角色期待的世界裡，絕對不會輕易改變，那是遠比想像中更理所當然且牢靠穩固的秩序。

怎麼說呢？世界把這些想得太理所當然，甚至連對此提出質疑都很困難。尤其對那些感覺不遲鈍、情緒很敏感的人來說更是如此。因為那種人會敏銳地察覺到對方的想法，並注意到對方期待自己扮演什麼樣的角色。那麼，是因為這樣嗎？如果我無法滿足對方，扮演他所期待的角色，我就會因為自己發現了對方的慌張，又拒絕了對方的要求而感到愧疚，而且，我有時甚至還會有罪惡感。真好笑。

我不想被當成頑強或討人厭的女人，這種心情究竟是出於本能還是後天學來的？我把情感封閉起來，然後用請對方喝酒等各種方式，盡可能在照顧對方的同時，委婉拒絕他對我的期待。雖然我覺得不舒服，但也不想被討厭。然而，不管時間再怎麼流逝，這個令人不舒服的世界還是絲毫沒有改變，我漸漸體會到，這個秩序穩固的世界是絕對不會崩塌的。

我曾經幸福，也習慣了幸福。結果，為了不受傷，我慢慢開始學會逃避。

「姊姊，週六一起出去吧？」

殘酷的是，我還是面臨了無法再逃避的狀況，這時不管是什麼樣的決定，我都得做出選擇。

「他是不是白天有約，才約妳晚上見的？」我一邊期待著可能是W說的這種狀況，一邊將手指放在鍵盤上。沒錯，我們認識十年了。我們在十年當中不都很忠於認識的弟弟和認識的姊姊這樣的角色嗎？

「我在吃藥，不能喝酒耶，一起簡單吃個晚餐如何？」

在這種狀況下，我有必要用吃藥當藉口嗎？雖然我對於為了不讓對方擔心而想盡辦法婉轉說話的自己，感到既可悲又可笑，但我也知道，除此之外，沒有其他辦法比婉拒更能有效減少傷害。

「（驚！）真的嗎？那姊姊妳還是好好休息吧！我下次上首爾的時候再聯絡妳，趕快康復喔！」

確認我的想法沒錯，終究不是件愉快的事。因為這個沒有任何逆轉、在預料之中的結局，會像這樣讓我覺得不愉快又不舒服。「一起喝酒的邀約只不過是平常的問候」，這次W說錯了。現在我知道，一起吃飯或喝酒這些話裡所承載的重量變得更加沉重了。而且也知道面對那種狀況時，我得多麼機靈地反應並保持警戒。

「OK嗎？」

雖然P連續傳來的幾個訊息一直使螢幕亮起，但我還是按下鎖定鍵，趕緊把螢幕給關了。

我是害怕什麼才逃避呢？

我以為過了三十歲就不會害怕；以為我的世界會變得很穩固，不會再如此脆弱；以為我能很準確地判斷並確實表達出喜歡、討厭、正確和錯誤。

然而，對於那不給我選擇權的不舒服世界，以及完全無法表達自身意見就被套上特定角色的期待，我依然覺得很有壓力。

有些事確認後就會受傷，所以我得去除「有希望」的可能性。而我也害怕正視這個事實。

我再次打開螢幕，點進 KakaoTalk 聊天室，把我和P的對話刪掉了。這麼做以後，我把手機丟到床上的角落。奇怪的是，雖然之後不會再看到他的訊息，我的心臟還是跳得很快。

P總有一天會知道我「已讀不回」的意思吧？

即使這樣做對某些人來說，可能會無法認同、覺得很沒禮貌、看起來像是笨蛋的行為，但對於小心謹慎又敏感，沒自信大力反抗這不舒服的世界的人來說，已讀不回，不對，「逃避」這件事，可能是有些心酸的一種防禦方法。這是為了不傷害對方，也為了讓自己不因對方而受傷。

「大嬸。」

令人震驚的世界，

對於努力假裝漠視，

或者企圖否認事實的我，

再次重重地飛來一記勾拳，

要我承認我的全盛期已經結束了。

大嬸

告別人生巔峰時期的信號

〔問〕到底什麼男人才是真男人？應該和什麼樣的男人交往？

當然我絕不是刻意為了找這個問題的答案，才上網搜尋的。只是因為顯示在主畫面上的許多文章中，這篇的標題看起來很適合在上班途中閱讀。這是一篇讀起來不無聊，不需要太花腦筋，感覺很輕鬆、單純且不複雜的文章，我只是被那樣的標題吸引罷了。

〔最佳解答〕我有一個十七個月大的漂亮公主，肚子裡還懷了一個王子。身為一個三十歲的大嬸，我談過幾次戀愛，該知道的也都知道，我想就我的觀點來給妳一些實際的建議。我年輕時也曾被所謂的壞男人騙過、背叛過，真的嘗過很多次失敗的經驗，最後才遇到現在這個眼裡只有我這個女人，週末會無條件和家人一起度過，一下班就趕緊回家幫我做家事的天使般的老公……（後略）

瞬間我微妙地產生一種畏縮的心情。是因為和已婚又生子的那個女人比起來，我的人生顯得一無是處又一塌糊塗的緣故嗎？是因為在那個獲得數十人的認同、有用且實際的意見面前，尚未掌握現實狀況、要走的路還很遙遠的我，看起來很渺小的緣故嗎？

不，那並非是所有的原因。

她不在意那些私密的故事，表現得十分豁達；她帶著人生前輩的光環，不吝嗇地分享自身的經驗；她自我介紹時，說自己是有兩個孩子的「大嬸」，而這樣的人還足足比我小了兩歲，這才是原因。

大嬸。

既不是四十幾歲，也不是三十五歲以上，而是比我小兩歲的三十歲女人，正很自然地稱自己為「大嬸」。

我向來認知的世界崩壞了。某個令人感受到衝擊的世界，咻地朝我的臉飛來一記勾拳。暴露在我眼前的並非我不瞭解的未知世界。我一直以為那對我來說還是遙遠的未來，不，其實是我一直努力想逃避那個事實。現在「大嬸」這個信號正在對我猛力出拳，告訴我：「妳這個笨蛋！妳已經踏入那個世界裡了！」

沒錯，我三十二歲了。雖然很悲哀，但也不是完全沒聽過大嬸這個稱呼。偶爾帶狗去公園散步時，不知怎的都會有小孩子跑過來問我：「大嬸，這隻狗叫什麼名字？」我總是回答：「喔，你是說姊姊養的狗嗎？」如此心平氣和地默默指出孩子們的錯誤，但同時又明確地矯正他們。不過當下我都無法控制住撲通作響的心跳聲。

在那樣的日子，我通常會先讓自己鎮定下來，然後花比平常更多的時間，仔細地檢視鏡子中的自己。竟然叫我大嬸，大嬸看起來應該要明顯像生過小孩，又或是髮型、服裝很土、沒在打扮之類的，至少要有這樣的特徵才對，不是嗎？

我向來都很自豪自己和那種土土的、普遍的大嬸形象相距甚遠。雖然我沒有在追流行，但我的風格很明確，至少每兩個月就會去一次髮廊，超過三十歲後，依然很費心保養皮膚和身材。總而言之，對我來說「大嬸」依然是一個我絕對不想承認，也不想聽到的令人感到慌亂的字。

「真是的，明明只有三十歲，為什麼要叫自己大嬸？這樣害三十二歲的我更尷尬了。」我開始埋怨起那個在看不見臉孔的網路世界中，寫下最佳解答的三十歲的她。

「有人叫過妳們大嬸嗎？」

為了除掉這個似乎整個上午，不對，說不定是一整天都不會從腦海中消失的憂鬱感，我傳了訊息到群組。能對我這苦悶的心情產生共鳴並安慰我的人，不就只有這些和我一樣三十二歲的同志——我的閨蜜們嗎？

「前天在地鐵上有某個大叔下車時跟我說：『大嬸，借過一下。』」K說。

「我們大樓的警衛大叔會跟我說：『大嬸，有掛號信，妳來簽個名。』」Y回應。

「我的男性朋友也叫我大嬸。」連W也是。

看來不管再怎麼努力保養皮膚和身材、再怎麼堅持自己是童顏，只要生理上年紀超過三十歲的人，全都難以避免大嬸這稱呼的攻擊。

「唉，聽到別人叫自己大嬸不覺得很鬱悶嗎？別說是老公了，我連男朋友都沒有。」經歷兩次分手後，沒有什麼新消息的K說道。這個嘛，對未婚的單身女性來說，聽到大嬸這個稱呼，可能比五十幾歲的媽媽被叫「奶奶」時還要更覺得備受打擊。

「雖然我已經結婚，這樣看來確實是大嬸沒錯，但聽到別人叫我大嬸時，心情還是不太好。該說是傷了自尊心嗎？有種女人已經失去魅力的感覺。」

沒錯，就是那樣。如同我們當中唯一已婚的Y所說的，大嬸不單只是隨便稱呼已婚女性的名稱而已。之所以會帶給我們這麼大的負面情緒，不只是因為這代表我們看起來很老、看起來像已有小孩，又或外表看起來很土而已。

其實它非常敏感，是個會傷到女性自尊心的問題。

在大嬸這個稱呼中，不包含對對方的任何性慾或好感，甚至更帶有相反的含意。很潑辣，很厚臉皮，甚至很強悍，大嬸所具備的這些性格根本毫無魅力可言。因此，這會讓聽到的人意志消沈、莫名地覺得自己過氣，甚至還會讓人覺得不安，彷彿自己已經變成了另一個國度的人。

基於這樣的理由，先不論是否已婚、有沒有小孩，抗拒「大嬸」這個可能很單純的稱呼，也許是理所當然的事。這讓我再次想起一個現實——那彷彿永遠不會改變的活躍年輕時期，正逐漸在逝去。

現在我的位置大概在哪裡？我想起許多事實：我不再是公司裡的花邊教主；聯誼的邀約不如以往，次數少到猶如在旱地裡長出豆子那般罕見；費心打扮後出門，卻在繁華街頭因為生氣蓬勃的年輕氣息而感到畏縮。我的心臟不禁撲通撲通地跳。

「大嬸」這稱呼，等於是告知人生「巔峰時期」已到盡頭的祕密信號。令人震驚的世界對於努力假裝漠視，或者企圖否認那事實的我，再次重重地飛來一記勾拳，要我承認我的全盛期已經結束了。

「姊姊，我從明天開始就是高級班了，呵。」

姊姊這稱呼怎麼能讓人這麼開心呢？中級班的一號選手——藍色泳帽——傳來的訊息，將正在掙扎的我從被稱為大嬸的苦悶泥沼中救了出來。本來一起在中級班上課的藍色泳帽，傳訊息跟我說他要離開中級班，之後會升到高一個級數的班級去。

「嗯嗯，知道了，真好。」

我字裡行間混雜著一點嫉妒。我的蛙式還是沒有進步，我沒有掌握到訣竅，只覺得身體一直過度用力。我踢水時腰和腿太用力導致身體下沉，而且頭抬出水面的幅度還不夠讓我呼吸換氣。原本待在同一個中級班、一九九六年生的藍色泳帽與苦戰中的我不同，他已經順利學會自由式、仰式和蛙式，甚至還學會了蝶式。

蝶式，蝴蝶。這個名字很完美地呈現出蝶泳動作的美感。

看著那姿勢時，我甚至覺得光是人的身體動作也能帶給他人感動。然而，我現在的狀況與這份感性完全不同，別說是完整的蝶式了，我就連嘗試蝶式的波浪動作都非常吃力。我本來就常被老師說動作太僵硬，也開始興起放棄的念頭。就算我不想意識到年紀，但這種身體上的變化終究還是讓我退卻。

三十幾歲、大嬸，這些詞彙再次在我腦中盤旋。

我才不是！我搖頭時察覺到有人靠近，猛然抬頭一看，發現休完育嬰假後在兩個月前復職的金主任，正端著咖啡走回位置。我和她沒有特別的交情，卻在發呆想別的事情時與她對視，我覺得很丟臉，於是沒來由地跟她搭話。

「金主任，我如果去學皮拉提斯之類的，身體應該會變得比較靈活吧？」

「妳要學皮拉提斯？還真是學很多東西耶！好厲害。」

「因為我身體太僵硬了，正在想有沒有什麼運動適合和游泳一起學。金主任有在做什麼運動嗎？」

「因為我沒什麼運動細胞，也沒什麼興趣學東西，所以沒特別做什麼耶！」

「真的嗎？如果我像金主任那樣擁有與生俱來的好身材，說不定就會超努力運動，跑去參加比賽也不一定。我是說真的。」

金主任的確很苗條，身高也高，而且四肢都很細長，頭還很小，身體的比例真的非常好。儘管她已經生過小孩，還是全身都沒有贅肉，肌肉很緊實，看來那是天生的優點。我們一樣是三十幾歲的女人，怎麼會差這麼多呢？每次看到她時，羨慕的心情都會默默湧上心頭。

「哎呦，如果我還是小姐的話或許可以，現在都已經是大嬸了。」
我心臟又撲通撲通地跳，而且跳得比之前還要大聲、還要快。

就像陷入愛河中的人常做的那樣，我談戀愛時，也會替我男友取一個只有我會叫的暱稱。當我取好暱稱叫出口時，他就成了我真正的戀人。名稱正是如此建立出社會中的人際關係，替身處那段關係中的人賦予角色，使對方轉換成有意義的存在。

就像金春洙在《花》[5]提到的，所謂的名字、所謂的稱呼，正具有這樣的意義，讓人扮演角色、規範行動、探究存在的意義。然而，大嬸這個稱呼不僅打擊女性的自尊心，還經常扭曲被稱呼者的本質和存在意義，而且彷彿在強調對方「隱退者」的身分——沉默卻又理所當然地對你施壓，要你從愛情、夢想、工作和學業等各種不同的領域隱退。

成為國家代表選手的大嬸、成為醫生達成遲來夢想的大嬸、身材火辣的大嬸，這些

5 金春洙，韓國詩人，卒於二〇〇四年。妳其作品風格按創造階段，依序可分為探究自我存在、敘述意象、超脫意象、宗教及藝術的反思等。《花》為探究自我存在時期的作品，為其最著名且最受歡迎的詩。

人之所以會成為話題，不就是因為她們跳脫了「大嬸」這個稱呼所賦予約定俗成的角色設定，而成為亮眼的存在嗎？

網路上那個看透愛情、不惜給予建議的女人自稱大嬸時，我之所以會感到畏縮；金主任說大嬸和小姐不同時，我之所以會那麼驚嚇，都是因為我仍然覺得自己和以前一樣，擁有挑戰愛情的可能性，也擁有挑戰新領域的可能性。

我尚未失去目標，沒有否認所有成長的可能性，或是自覺已通曉人生而打算從現在的崗位上退下來。因此，我之所以那麼無法接受「大嬸」這個稱呼，並不僅因為它是告別巔峰時期的名稱。也是因為我無法接受這個詞彙狹隘的定義，同時也無法接受這個稱呼所隱含的無禮。目標、成長、熱情和動機，甚至連可能性也在消失後被受困在「大嬸」這個詞彙裡。

天生就燦爛發光的二十幾歲世界已經消逝，人生的巔峰時期可能也正在消逝。然而，難道我存在的意義是能用那些來衡量的嗎？

春去秋來。這世界順向流逝的變化規則，是理所當然的，也是大自然的真理。不過，難道因為秋天和冬天不開花，就認為這兩個季節沒有意義嗎？難道因為脫離了年輕的中心，就是失去可能性嗎？到底誰有資格下定義？

一個人的存在，擁有既深刻又廣闊的本質，這是無法以單一詞彙來限制的。

如同轟轟烈烈的愛情落幕之後，
會有我要獨自一人熬過的痛苦時間，
我也體會到，妳離開後，
在被掏空的位置所留下的思念，
也完全是我自己的責任。
我過了三十歲後，才體會到這點。

絕交

廢除以為會永遠不變的友情誓約

那時，我正在賣血腸湯飯的小吃店裡。

只要到生理期的前兩週，我的食慾就會旺盛到難以控制。每當那時，不論是晚上還是清晨，即使一個人吃飯，我還是得先滿足食慾才能掌控即將爆發的情緒。辣味湯飯、炒小章魚、雞爪等辣勁十足的食物，通常都是我在生理期前獨自吃飯的主要選項。

「跟妳說，聽說E就快生小孩了。」

加入醬料的血腸湯飯一端上餐桌，我就收到W傳來的訊息。她說之前和我跟W上同一個國中的E，就快要當媽媽了。

「不過因為小孩下不來，所以好像要剖腹產。」

W連續傳來的訊息中帶有擔心的意味，她想說E的生產不純粹是興奮或開心的事，也是企圖要喚起我的共鳴。我絞盡腦汁思考該回什麼，不完整的句子反覆寫了又刪，最後我選擇先保留我的回覆。

因為我和E已經正式絕交了。

那時還是絕對不容許「獨自吃飯」的時期。不僅不能獨自吃飯，而且還不能「獨自上學」和「獨自放學」，甚至連「獨自去廁所」也不行。我曾經有每件事都一定要和朋友一起做的時候。

有什麼說法能代表那時期友情的價值呢？容我斗膽借用笛卡兒「我思故我在」的句子來如此描述：「我有朋友故我在。」至少要是這種力道的句子，才能多少呈現當時友情的深度吧！

那份緊密的關係甚至會讓人思考存在的意義，不過締結關係的契機卻往往比想像中的還要偶然。比如說偶然分到同班後偶然坐在隔壁，或是偶然參加同一個活動，又或是像W、我還有E這樣，在體育課排兩列縱隊時，因為身高差不多而偶然排在彼此的前方、後方、旁邊等，都是這類非常瑣碎的原因。

雖然是從身高差不多這種偶然的共同點開始微不足道的關係，但我們終究沒有停留在那裡。我們的友誼建立後，為了證明這段關係並不簡單，我們還替自己取了「霹靂嬌娃」這個名字。雖然很老套，但當時很「夯」的卡麥蓉·狄亞、茱兒·芭莉摩和劉玉玲那令人讚嘆的知性美，以及她們之間默契十足的夢幻關係正是我們嚮往的，所以那可說是一個非常不錯的名字。

就像雪球越滾越大那樣，這段被賦予特殊名字的關係瞬間被強化，展現出團結凝聚的樣貌，證明了我們不再只是偶然、單純的關係。種種強化霹靂嬌娃友情的分享行為，正是能替我們關係佐證的舉動。

從吃了什麼食物、做了什麼的日常生活分享，到以「跟妳們說啊……」為開頭，娓娓道出的初戀男友和初吻之類的祕密，還有以「其實……」為開頭，表達謹慎坦白的複雜情緒等。

除此之外，還有互相牽絆且團結一心的行為。我苦惱要在兩個跟我告白的男生中選哪一個當男友時，要編造取得外宿許可的謊言故事時，還有選擇可能會改變人生方向的大學志願時，霹靂嬌娃的成員總是有權限參與。這是理所當然的事，就像無法否認卡麥蓉．狄亞、茱兒．芭莉摩和劉玉玲是同一個團隊的事實。

使關係變得緊密的那些行為所連結起來的牽絆和強大的凝聚力，讓我確信我們之間擁有「真正的友情」，是「真正的朋友」。就像確信愛情永不改變而立下永恆誓約的新郎和新娘，我們就這樣默默在心裡發誓，認定我們的友誼將會是能持續一輩子最堅定的關係。如果那時能寫下友情的誓約，內容大概會像下面這樣吧？

我們身為彼此最佳的支持者和夥伴，在此發誓，我們的關係將會是這一輩子所有關係中，對彼此最真誠坦白、不涉及任何利益，而且最能互相信任且最親近的關係。

不會斤斤計較、如此簡單又純粹的「真正的朋友」，若不是在那個時期，怎麼有辦法遇見呢？我們共度的時間猶如和家人相處那麼多，對彼此的信賴和理解比任何人都還堅固且深刻。因此，我們是彼此人生中不可或缺的存在。要說她們當時就是我世界的全部、是我生活的意義也不為過。在悠悠流逝的時間之上，我們也一層又一層地建立真正的友情。他們是比家人還親近且站在我這邊的人。我理所當然認為這會持續到永遠。

彷彿多久都不會改變的「摯友」、「霹靂嬌娃」的關係，從高中畢業後開始慢慢產生微妙的變化。畢業對我們來說，不只是在法律上從未成年轉換為成年而已。脫離穿著同樣的制服、懷抱同樣的目標、待在同樣的空間的環境後，我才漸漸擁有和她們不一樣的個人喜好。

舉例來說，我原本以為自己喜歡炸豬排和義大利麵，結果我「最愛」的料理其實是湯飯那一類的食物。另外，其實比起H.O.T.哥哥們的歌，我在聽那些讓胸口嗡嗡作響的重節奏嘻哈音樂時會更快樂，還有和我最合拍的酒，不是啤酒而是燒酒，以及我跟男人交往時，實在無法放棄皮膚要黝黑這個條件等等。

隨著我們要自己決定的選擇變得比以往還多，一直以來共同的生活方式也各自一點一點地變得不同。

我和W上同一所大學，比我們更努力念書的E則上了另一所大學。我們脫離了限制、束縛我們的事物，轉而埋首於各自的夢想。我所認為的青春樣貌大概就是追求新的人際關係、自由和享樂。我剛進大學就持續投入舞蹈社的活動，也積極參加在夜店舉辦的派對，還去了好幾次聯誼。事實上，我完全把學習拋諸腦後。高中太令人窒息了，我彷彿是要釋放那時積壓在心中的遺憾，才會想在大學盡情地享受自由。

與之相反的，對E來說，所謂青春的樣貌是交換學生、就業讀書會、各種競賽、創意比賽之類的。曾經將我們綁在一起的興趣、共享所有事物的生活方式漸漸產生了分歧。這和我是H.O.T.的粉絲，而E是水晶男孩的粉絲這類問題是不同的。我和E聊天的話題，以及我們的意見也都漸漸變得不同。彼此見面的次數和聯絡的頻率明顯在下降。

就算沒說出口，我們也都發現了。能維持霹靂嬌娃友誼的條件正漸漸在瓦解。

曾經那麼堅固的關係，逐漸變得脆弱。與這段關係的起點不同的是，促成這結果的原因絕非偶然。將疊疊樂的積木一塊一塊拔出來後，最後整個疊疊樂就會倒塌。就像這樣，當築起堅固友情的積木一個一個被拿掉，我們的友情也變得岌岌可危。

和平時一樣，當我在霹靂嬌娃的聚餐中，提到我和當時透過聯誼認識的男友所爭吵的內容時，E沒有表示認同，也沒有給予意見，而是直接轉移了話題，她開始說起大學生創業風險的事。瞬間我感受到一股滾燙的熱流在體內亂竄，那時有一塊放在危險位置的積木被抽了出去。我相信會永遠不變的友情誓約已經開始動搖。

沒有共通點的興趣和生活方式、全然不合拍的對話主題和不同的價值觀，這些都意味著我們的距離無法再像以前那麼近，而且也很難再繼續維持像以前那樣什麼都共享的關係。我和E的對話變得和以往截然不同，完全找不到共通點，這樣的對話不再像以前那樣讓我覺得放鬆，而E也是這麼想。雖然不想承認，但是曾經那麼堅信不已的「真正的友情」已經在瓦解了。

隨著大學畢業後進入職場，我們之間的距離變得更加遙遠，見面的次數不斷遞減，從原本每個月一次，到每個季節一次，後來一年只剩一兩次。再也沒有能強化友情的默契、牽絆和行為了。彼此只剩下曾單純的我們在相遇後累積至今的關係中應維持的禮貌和義務性的見面，而且那種見面就像硬將形狀不合的碎片勉強拼在一起那般，對彼此都留下了縫隙缺口，一點都不舒服。

某天，E說她的新娘捧花講好由大學朋友來接，就這樣不帶任何情感地傳達她要結婚的消息。我直覺地認知到，我們分離的時刻已逐漸逼近。

於是我沒有出席她的婚禮，以此宣告我們的友情誓約已經作廢。

曾經以為彼此情誼永遠不變，曾經是我的全世界，而且曾經讓我思考自己存在意義的朋友——E，我們就這樣畫下了友情的句點。我其實滿暢快的。就像脫下不合身的衣服、扔掉原本背著的沉重行李那樣，我有好一陣子心情都很輕鬆。不過在某一天，一股難以承受的憂鬱朝我席捲而來。當在漫長歲月中如沉積岩般累積起來的記憶悄悄浮現時，當一片片如碎片般扎進心中的回憶，毫無預警地被拔出來時，我原本平靜的心臟就會難以控制地快速跳動。後來空虛的心情也持續不斷，整個人彷彿都被掏空了，就像那個時期全都從我體內被抽離一樣。

為什麼我一定要和妳分開呢？

我按了好幾次依然記在腦中的E的號碼。我們曾經是朋友，我想過要倚靠那魔法名稱所賦予的特權，裝作不在意地把訊息傳送出去。

然而我馬上就放棄了。

我們依然不認同彼此現在的模樣。我們只是錯將那熟悉的片段當作對方真正的模樣，所以不知道該如何看待並尊重長大成人的對方，就那樣留下了即使道歉也無法治癒的傷痕。

若能重來，我有辦法不搞砸和E的關係嗎？然而，重新開始那段岌岌可危的關係，就如同在疊疊樂倒塌後散落的積木上重新疊上積木那般，是很危險的舉動。我非常清楚地知道，摔破的杯子無法重新黏回去的這句名言，並不侷限於愛情的問題。

「喂，洪珠妍，妳到底什麼時候才要理她？」

我看著W如今才表露真正意圖的訊息，打算輸入「喔，永遠都不理」，結果輸到一半時才發現，我正在將所有血腸都撈出來放到桌上的飯碗蓋子上。我突然想起來，將血腸湯飯的血腸先撈起來，留到最後再吃，其實是E的習慣。

過了三十歲之後，在我經歷各種人生階段的旅途中，也有許多關係像沙粒那樣從指縫中溜走。不久後我已經習慣那些乏味關係的離去，也不敢再用笛卡兒的話描述我的友情，但其實我知道，很不幸的是，那讓人回顧人生意義的關係依然存在，並沒有消失不見。

不久前，我重看時隔多年的《情書》這部電影，可笑的是，當我看著女主角在雪山上大喊「你好嗎？」的場景時，想起了妳。「妳過得好嗎？」我也曾經想像那樣大聲地呼喊。

如同轟轟烈烈的愛情落幕之後，會有我要獨自一人熬過的痛苦時間，我也體會到，妳離開後，在被掏空的位置所留下的思念，也完全是我自己的責任。我過了三十歲後，才體會到這點。

友情的誓約已經作廢，看似永遠不變的妳已不在我的身邊。然而，我們曾經比家人還親近，曾經比愛人還相愛，妳在我體內積存的情感，說不定比我認為的還要多，我們的關係終究不簡單。我嚼著血腸時，突然這麼想。

不知為何，

原本隱隱約約且模糊不清的某個事實，

漸漸變得清晰。

我們並沒有為彼此著迷。

我知道就算再見一次面，

也不會發生迸出火花、

喜歡上彼此的那種事。

相親

我們為什麼不為對方著迷？

「珠妍啊，妳要不要和他見面看看？」

說話的是Y。她彷彿像突然想起來一樣，從口中迸出相親的話題。把已經戀愛將近兩年的W和上次相親失敗的衝擊尚未消退的K，從聯誼的候補名單中剔除後，我自然被選為聯誼的對象。

「我之前不是有說過，我們公司有一個很不錯的處長嗎？真的很紳士，風度翩翩的那個。他有個很熟的弟弟，他非常推薦。」

「妳知道對方是什麼樣的人嗎？」不曉得Y是不是讀到我內心的OS，彷彿在為相親對象掛保證那般，特別強調為對方牽線的人，也就是那個處長，在公司裡是多麼罕見的品格優良人物。我猶豫不決地玩弄著吸管，沒有回答，結果W插話說：

「好啦，洪珠妍，妳就見一次看看啊！如果是那樣的人推薦的對象，感覺會是很不錯的男人耶！」

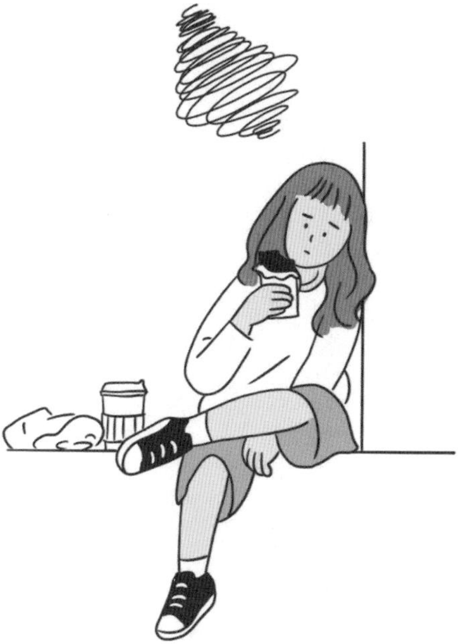

129　相親

「嗯……」

我很喜歡認識新朋友，而且學生時期也很積極參加聯誼，這樣的我對Y相親的提議如此猶豫不決的原因是什麼呢？

我已經單身一年了。當然沒有什麼理由拒絕，不過也不是能爽快答應的事。三十幾歲的相親，在這種情況下，理所當然承載著來自結婚之類現實問題的壓力。然而，就算暫且不提那些，我有必要用這麼人為的方式和異性見面嗎？

三房、兩衛浴、朝南、最佳樓層、地鐵站附近。每次看到為了銷售而貼在房屋仲介公司正門玻璃上的各種條件時，我經常會在心裡揣想那些出售物件的處境。相親經過第一階段的評估和篩選後，牽線人大多會暗自冷靜地將人劃分等級，而且你必須滿足幾項能推薦給對方的條件，雙方最後才會見到面。想想看這種狀況吧！這不就和房屋仲介賣房子的處境非常類似嗎？我很抗拒這種相親必備的人為規則，所以之前拒絕了許多次相親的提議。然而，我也不能因為這樣就連談戀愛都放棄。

對只往返於公司和家裡的普通三十幾歲上班族女性來說，撼動日常的愛情在剛好的、偶然地、突然找上門的那種事，絕對是任何漫畫或網路小說都早已放棄的三流題材。

好吧，就試試看吧！我微微地點點頭，刻意表現出一副答應得不太爽快的樣子。

「他在酒類公司上班，比我們大三歲，聽說住在鹽室那邊。珠妍那我把妳的電話給他囉？」

「不錯的男人不是有婦之夫就是同性戀。」

我十年前第一次看到這個句子時，並沒有辦法認同。對大多數二十幾歲的平凡女性來說，異性的關心是生活中很普遍的事。在那種猶如洪水般滔滔不絕的關心中，我甚至覺得跟男人交往的關鍵只在於自己是否要做出選擇。這是多麼傲慢的錯覺啊！

然而，當我邁入三十幾歲後，才體會到那個句子有多麼貼切地反映出現實。我逐漸從受人注目的中心被推擠到邊緣，而「不錯的男人」也慢慢消失在我的視野中。我不知經歷了多少次失敗的關係、遇過多少「有缺陷的男人」，選擇的範圍實在小到不行，甚至整個大幅縮減了。我再怎麼用敏銳的眼光察看周遭，都很難找到能打動我內心的「不錯的男人」。

現在透過「偶然的相遇」來認識「不錯的男人」的機率已經顯著降低，就好比躺在柿子樹下等蘋果掉下來那般困難。感覺別人都能遇到不錯的人，為什麼偏偏我周圍卻充滿有缺陷的男人呢？我這才開始懷疑我眼光是不是太高。因此，雖然我沒有「馬上」或「爽快地」答應Y提議的相親，卻還是「勉為其難地」接受的理由，是因為對三十幾歲的人來說，相親這類人為且做作的見面方式，反而對見面對象有最基本的保障，不是嗎？我正是出於這樣的期待才答應的。

或許我在相親時能遇到打動我內心「真的很不錯的男人」，這說不定是一種能預防失敗的方法。

「您好，我是處長介紹的金珉錫。」

果然是篩選過的。還好他傳來的訊息非常簡潔有力。

就算我相親的經驗再怎麼少，到了這個年紀，多少都會從直接或間接的經驗中，累積一些大家默許認可的相親指南。相親是一對男女在對彼此相關資訊不充足的狀況下，初次認識對方的場合，只要進行得順利，那可能會成為戀愛的前哨戰。為了向對方凸顯出自己在戀愛這方面，是符合條件的不錯異性，多少也要照著指南去做，才是比較安全的選擇。這也是我周遭親友的共同意見。

我們先將見面的時間定在週六下午四點半，這算是挺不錯的選擇。雖然最近流行在尷尬的時間見面後喝杯咖啡，覺得沒有緣分就立刻起身走人，但我覺得在太早的時間見面，然後在太陽還很大的時候就看著彼此的背影道別，莫名有些丟臉。不過如果因為這樣就在很晚的時間見面，到夜深才分開，我又會擔心是不是初次見面就要一起喝酒，喝一喝如果醉了怎麼辦？就算沒有喝酒，一想到隔天將會產生的疲憊，內心還是會有負擔。

下午四點半，可以吃個稍早的晚飯後喝杯咖啡再道別，算是不錯的時間。接著相親的場所定在論峴站的三號出口前面，這也是個不錯的選擇。

相親的時間和場所都定好了。這等於是在跟對方見面之前，先安全通過了多少會令人有些在意的第一道關卡。

再來是第二道關卡，身為相親的主角，我得確認自己的狀態。不管是在哪種見面場合，第一印象都代表了一個人的整體形象。

雖然大家或許都是這樣，但我之前就已經在三十二年的人生中體會到，想改變已經深入腦海的第一印象，幾乎是如奇蹟般困難的事。再加上這次不是一般的場合，而是相親。若因為一次的失誤而破壞第一印象，那麼不僅這段關係在開始前就會結束，對對方來說，我的形象也會永遠停留在沒有魅力的相親女三號。當然相親男見了一次就不會再見，所以沒什麼關係，但幫我牽線的人可能會因此失去一直以來累積起來的名聲。所以不僅是為了我，就算是為了Y，我也有義務要盡全力花心思讓人留下良好的第一印象。

外貌，影響第一印象好壞的最大因素當然是外貌。其實如果像秀智那麼漂亮，不管怎麼樣都會過關。不過外貌是天生的，這我也沒轍，我可不是秀智。我最該花心思的是造型。在三十幾歲女性的相親場合上，很容易散發出非結婚不可的氣息。像去髮廊做過頭髮的那種造型，一不小心就會讓妳看起來像急著要結婚。

絕對不能太過頭。

彷彿從時尚雜誌裡跑出來的時尚潮人穿的那種服裝、鑲滿花邊的公主風洋裝、緊身的連身洋裝或金屬飾品等性感的造型，稍有不慎就會在對方腦中植入過於強烈的形象，或是增加心理上的距離。看起來像是沒太花心思，但也算是有型的正統相親打扮，應該還是最安全無虞的吧？

都到了這年紀，我應該要能因應需求，果斷地從衣櫥裡拿出合適的衣服才對。但每次打開衣櫥時，衣服都少到讓我懷疑我平常到底是穿什麼出門，這是十年來一直都沒解開的謎。經過一番深思熟慮後，我選了參加朋友婚禮時已經穿過幾次的象牙色連身洋裝和一雙樣式簡單的黑色高跟鞋。洋裝的款式雖然並非時下流行，但看起來自然又有型。我綁了低馬尾，讓頭髮自然往後垂下，飾品的部分，只戴了貼耳式的小耳環，避免過於誇張的造型。我心想這個程度的裝扮至少不會給人不好的印象。

週六下午四點十分，我一到論峴站的三號出口，就在視線所及之處，看到幾個可能是相親對象的男人。在這些男人中，究竟哪一個是我的相親對象呢？今天要和我相親的金珉錫先生，他的 KakaoTalk 主頁上並沒有設定任何內容，沒有任何照片也沒有任何狀態訊息。這是代表我不用擔心他會虛張聲勢嗎？不對，說不定他是個有很多祕密的人。然而，光憑著那些資訊，我也很難推測他到底是什麼樣的男人、有什麼樣的喜好。

我一邊希望在初次見面時，男人的外貌和打扮絕對不要讓我忍不住嘆氣，一邊不動聲色地掃視站在出口旁邊的男人們。雖然都是初次見到的男人，但不曉得是不是因為想到這當中或許有人會和我發展成戀人的關係，所以有些緊張，覺得喉嚨乾燥，還不自覺地吞了口水。在好幾個可能對象中，一個穿著直條紋襯衫和休閒長褲、打扮俐落的男人，在與我對視後輕輕地向我點頭。

「您應該還沒吃飯吧？我已經預約好餐廳了，現在就過去吧！」幸好他預約的餐廳正如我所預期的，是專門賣義大利麵和披薩的西式餐廳。現在坐在我面前的男人雖然沒有長得很帥，用最近流行的話來說，並不是提親時一定會安全過關的那種外貌，不過如果跟適婚年齡的朋友介紹「這是我要結婚的對象」時，大家都會說：「喔～」大概就是像這樣，長相還過得去的水準。雖然初次見面時總是非常尷尬，臉部肌肉都不受控制，但比不是很喜歡對方還更讓人不舒服的狀況，就是尷尬的沉默。身為相親的主角，我們似乎都熟悉這種狀況，於是點了適合在相親時享用的代表性餐點後，便自然地試圖展開對話。

「珠妍小姐，因為妳傳訊息的語氣比較生硬，我還以為妳是個冷淡的人，不過實際見面後，我覺得妳看起來還滿溫柔的耶！妳經常聽別人這麼說吧？」

不會吧！

他到底在講什麼啊？我活了三十二年，從來都沒聽別人說過我看起來很溫柔。這個人到底是視力不好，還是觀察力很差？又或者是本來就習慣自然說出違心之論？這個嘛，我也不知道答案是哪一個。不過有一點我能確定，那就是他正努力用一些讚美和玩笑來打破尷尬的氣氛。我突然覺得坐在我面前這個外貌還算可以的男人，顯得非常可憐。

「喔……對啊。珉錫先生給人的感覺也很好。對了，我聽說你在酒類公司工作，那是不是有很多機會接觸到酒？感覺很多人都會羨慕你耶！」

我也努力用自然且溫和的語氣，提到我事前得知的少部分資訊。我明明沒有上過演員訓練班，現在卻彷彿專注扮演在電視劇中會出現的相親女角色。對話內容不要太老套，而且要常提問盡可能帶動話題。對了，還必須搭配能提升好感的淡淡微笑。

「哈哈，沒有啦！雖然有很多人那樣想，但我不太會喝酒。我國高中都在美國念書，在學生時期第一次偶然喝到酒時，吃了很多苦頭，後來就不太喝酒了。」

他默默地將自己的留學生活摻入對話中，藉此對我丟出幾個與自己相關的資訊。他國高中時在美國讀書，之後畢業於韓國不錯的大學，現在則是在酒類公司擔任課長的職位。他大概從小就受到父母在物質上充分的關心與資助，生活不虞匱乏。他長得非常平凡，如果要閉上眼睛勾勒他的外貌，大概會完全想不起他臉上的任何特徵，而現在我從他臉上感受到他是一個完全不懂何謂貧窮和困難，典型菁英背景出身的人。

我同樣也稍微對他釋出幾個與自己有關的資訊：還算健康的生活方式，以及幾個一般人都會覺得不錯的優點。也就是在告訴他，如果我們的關係更進一步，也不會有什麼問題。

我現在沒有思考我對這個人有多少好感，也沒有去想他對我有多少好感。我只不過是想著在曾經流行一時的配對節目中，被當作中場評分的「便當約會」而全力以赴罷了。就算沒辦法登上擄獲所有男人心的「椅子女」[6]寶座，至少也要避開沒有人選擇自己而

---

6 來自韓國SBS電視台於二〇一一年至二〇一四年間播放的綜藝節目《另一半》。該節目為真人實境秀，每集的參加者會在節目選地的場所——愛情小鎮，進行一連串活動，藉此尋找自己的另一半。其中，以「椅子女」稱呼受到多名參加者喜愛的女性，而受歡迎的男性則被稱為「椅子王」。

獨自吃飯的屈辱。或許是出於這樣的心情吧？畢竟這關乎牽線人的名聲，而且我也有自己想達成的目的。這終究不是個輕鬆的場合。至少我不想要徒然地被甩掉。

在有限時間內，盡可能做出對方會感興趣的自我推銷，彷彿就是今天見面的重點。我們在吃飯、喝咖啡的三個小時中，都專注在做出會讓對方心情好的稱讚，以及不至於感到難為情且適當的自我介紹。就那樣我們順利地，不對，應該可以說是很滿足地結束了今天的相親。

我透過今天的見面和對話得知了以下的內容：他在富裕的家庭健康成長，目前任職於相當不錯的公司。另外，他不太喜歡抽煙喝酒，而且長期在國外居住，思想算是滿開放的。我沒有在他身上發現任何問題，任誰來看他都是一個無可挑剔的男人。就像Y所說的，他確實是足以讓人掛保證的不錯男人。我現在非常清楚，為什麼Y信任的上司會那麼推薦他。

但是，我真的有辦法和他談戀愛嗎？

實在很難想像我們交往的樣子。

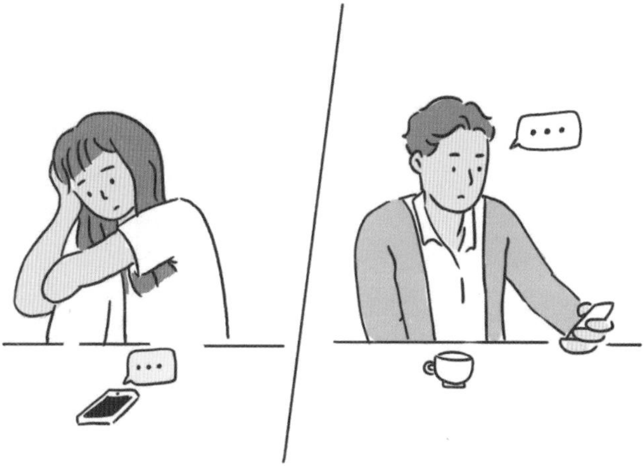

我還沒梳洗就把臉埋進枕頭裡。我盡全力按照相親指南來扮演角色，讓自己看起來像是「不錯的女人」。這就是劇終後舞台布幕拉下時，舞台劇演員的心情嗎？不曉得是不是超出預期地過度消耗能量，疲憊感瞬間席捲而來。

「珠妍小姐，今天很開心，我們下次再見。」

相親男的訊息正好在此時傳來。他真的覺得今天的見面很愉快嗎？是因為他的大頭貼依然空著的緣故嗎？我實在很難捉摸他的心情。不過在「下一次」這個詞彙中，莫名地有種模稜兩可的感覺，原本隱隱約約且模糊不清的某個事實，漸漸變得清晰。我知道，我們並沒有為彼此著迷。就算再見一次面，也不會迸出火花或喜歡上對方。

我們為什麼不為對方著迷？

擁有感覺不錯的條件還是不行嗎？難道有我們自己都不知道的重大問題？還是超過三十歲後，看人的標準變得更挑剔了？又或是我的眼光在不知不覺中變高了？

我也不清楚。相親可以讓我跟「保證不錯的異性」見面，某種程度上來說，確實是能預防失敗的方法。而且綜合來看，對方確實也是Y信任的上司大力推薦的「好男人」。

他很穩重、有禮貌、社會地位也很高。然而，就算他沒有什麼大問題，也符合許多條件，但絕不代表他達到足以讓我陷入愛河的標準。我們之間缺乏某種能讓人期待浪漫愛情的要素。

在預料中如指南般的見面過程——在彷彿已見過多次的場景中與人相親——我們真的有用心和對方交流嗎？那三個小時就像在眼前放置沙漏那樣，已經先設定好時間。我們不是用自己真實的模樣，而是用「相親女」和「相親男」的角色，遵守著沒有風險的安全指南，這樣究竟能如何陷入愛河呢？

就像最近流行的相親應用程式廣告所說的那樣，說不定對某些人來說，戀愛也要經由客觀的基準挑選出最佳對象再見面，這反而是更有效率又合理的方法。然而，那種看似合理的方法，連人的情感都能量身定制嗎？經過幾次的篩選和條件的搭配，並且按照安全指南和對方見面，或許能避開最糟糕的緣分，但卻無法保障那就會是最好的緣分。「不錯」就如同字面上那樣，只是「不錯」而已，終究不是「最佳」。那次沒什麼可挑剔的相親，對象是沒什麼問題的「不錯的人」，充其量只是一次不錯的經驗罷了。

久違的相親還真不錯。

然而重點是，在壓抑情感的角色扮演中，我們並沒有為彼此著迷。而且就像之前我談過的幾次戀愛那樣，對我而言，戀愛依然是浪漫互動的同義詞。若你問我會不會擔心以後就連這種見面機會都再也沒有了？是的，我會怕。不過我更害怕的或許是反覆經歷這種莫名讓人感到空虛的見面。

我在窺探。

是為什麼呢？

即使我知道那是陷阱，

一接觸就會使人猜忌、嫉妒，產生自卑感。

窺探社群媒體

擺脫不了隱密的比較陷阱

最近上下班搭乘地鐵時，總是只專注地看著人們的頭頂。當我在那些毫無相關的人的髮絲中，看見他們的白髮穿過數萬根頭髮冒出來時，我都覺得感同身受，彷彿和他們一起走在老化的路程上，同時也被難以忍受的沉重悲傷給籠罩。

幾個月前，我在側邊的頭髮中「發現」的幾絲白髮，已經超越了「發現」的問題，正在急速增長中。我還在興致勃勃拍下的自拍照中，發現髮線起始處在不知不覺中禿了一塊。我從沒想到自己會遇到這種事，這讓我想起小時候未曾解開過的謎題。為什麼大嬸們全都留著相似的短捲髮造型呢？她們可以留長直髮，也可以把頭髮綁起來做造型啊！原來這並不是如我所想這麼簡單的問題。

幾週前，我放棄了一直以來的盤髮造型，又名包包頭造型。將前面、後面和旁邊的頭髮全都往上綁起來，只會增加白頭髮被別人看到的危險性。再加上額頭已經開始禿了，頭頂大概會更可怕吧？又長又黑的長直髮已經不再了。或許十年後，不對，可能五年後，我也會為了掩飾光禿的頭頂、讓髮量看起來更多、讓白髮看起來更少一點，在把白髮染黑的同時也接下接力棒，去燙個一脈相承的「大嬸捲髮」，來營造錯視現象也不一定。而且那個捲髮的捲度，鐵定會隨時間流逝而變得更小、更細。我試著想像自己的頭髮燙得捲捲的模樣。該死，糟透了。在客滿的地鐵內，我看著人們的後腦勺，真的好想放聲大叫。

「欸超扯妮優看到金智妍低 Instagram 嗎」

「怎麼了？」

W傳來的訊息把緊緊黏在我身上的雜念給撕了下來。這與平常很冷靜的W不同，從她打錯字且沒有加標點符號的狀況來看，鐵定有什麼事讓她非常興奮，忍不住想要馬上跟人分享。

講到金智妍，她是我和W的高中同班同學——一個成績名列前茅、話很少、外貌普通且個性安靜的人——並不是特別顯眼。她留著一頭與時下流行相距甚遠、沒有瀏海的整齊短髮，戴著一副度數很高的厚重眼鏡，這些特徵完全就是典型的模範生造型。雖然她的個性和相較之下活潑又外向的我和W完全相反，不過我們幾個偶爾會趁午休和下課的空檔聚在一起聊天，算是「有些共通點」的朋友。

然而，大概也就只有那種程度吧？隨著高中畢業後各自進入不同的大學就讀，我們也理所當然地漸行漸遠。不曉得從哪時候開始，就連她的電話號碼都從我的通訊錄中消失了。即使這樣，我也不覺得有什麼好奇怪的，只是經常也會從其他高中同學那裡聽到一些關於她的消息罷了。

「她最近好像結婚了。不過我看到她上傳到 Instagram 上的婚禮照片，賓客中還有藝人耶！」

「原來是那樣，呵。不過我和她互相都沒有追蹤，呵呵。」

面對W傳來的訊息——金智妍「不平凡」的結婚消息——我裝作「那也沒什麼大不了」的樣子，在回覆中加上「呵呵」，表現出冷靜且漠不關心的態度。

雖然我和W共享所有的祕密，但至少這一點我絕對不想被她發現：智妍已經結婚的事實；她的新婚房是位於二村洞的大坪數公寓；她老公是家境很好、人脈也很廣的企業家。這些我都已經知道了。

你們問我是怎麼知道的嗎？因為高中同學金智妍的 Instagram，從很久之前就已經成為了我祕密窺探的空間。

我打開Instagram，點進搜尋欄位，最上面的帳號是最近人氣高漲的網紅，第二個是已經變成過去式的曖昧男，然後第三個是智妍的帳號。這代表著什麼呢？也就是說，我偷窺智妍的行為非常頻繁。

（點擊。）

用網格型態呈現的多張照片一次映入眼簾。主宰我學生時期的Cyworld格式——多行字句的內文——在這裡已經過時了。Instagram的時代明確地告訴我一項事實：一張照片的呈現效果比好幾行字還要強烈。

社群媒體時代的來臨，一併帶來了新的監看模式。現在我隱密的窺探開始了。就算不跟智妍見面、就算沒有從朋友那裡聽說她的消息，我也可以單憑幾張構成網格的照片，自己組合出金智妍的人生。

三十二歲的金智妍，我用大約超過一百張的照片來推測：她從小就在父母的全力支援下做自己想做的事、學自己想學的東西，擁有非常優沃的生活。在某個影片中，她熟練地用鋼琴彈奏古典樂，雖然我好像在哪裡聽過那首曲子，卻不知道是誰的音樂。這個影片證明了她的教養水準，同時也證明了她的富裕程度。我在學生時期怎麼不知道呢？雖然這是三流漫畫中常見的設定，但我怎麼沒發現被她高度數眼鏡遮住的美貌，完全超出我的預期呢？當然持續地運動和自我管理，像是皮拉提斯、重量訓練和醫美這些也是必須的。如果只有這樣就好了，可惡的是她還取得了國內一流大學的學士、碩士學位，目前正在研究所攻讀博士。她具備知性美的所有條件，完美到我甚至懷疑這是否真有可能。我試著用 Instagram 照片組合出金智妍的人生，顯示有道一般凡人無法超越的高牆，她過的簡直就是名人的生活。

最新上傳的照片就是W說的婚禮照片。不過其實我已經看過好幾次，所以非常熟悉。透過這張照片，我得知智妍的婚禮在高級飯店舉辦，而且這場婚禮的陣仗相當豪華，甚至有好幾個我認識的藝人出席。雖然已經有幾個朋友踏進已婚的世界，所以我有一些參加婚禮的經驗，但這種規模的婚禮，我從來沒有看過。金智妍就那樣深深走進了我終究無法踏入的「那些人居住的世界」。

金智妍的人生看起來竟然這麼完美。她的粉絲人數足足超過我的十倍，一張照片的「讚」就有一千個以上，照片下面還有許多羨慕她的留言。另外，這就叫做物以類聚嗎？她還有好幾個富有的朋友都像她那樣過著奢華的生活。我順勢點了她標籤在婚禮照片上的老公的帳號。若要說這個帳號是個陷阱，我也已經點進來看了好幾次。

智妍的老公帶著顯出貴氣的自然微笑，那就像我曾在網路專題報導上看過的，年輕成功企業家似曾相識的笑容。我小心翼翼地試著把那個微笑放大，結果弄到一半突然害怕了起來。會不會被發現我偷偷觀察他們的日常生活到這種精細程度？如果我不小心誤觸了「讚」的愛心按鈕呢？如果我不小心打錯字，留下了亂七八糟的留言呢？我和智妍超過十年都沒連絡，現在說彼此是朋友都會覺得不好意思，如果被她發現我的窺探行為呢？大概在三年中，我都會經常在睡前想起這件事，然後覺得非常丟臉到氣得踢被子。

我趕快按下返回上一頁的按鈕。

在地鐵內，被黑暗染色的窗戶上，模糊地映照出我的模樣。我看見了方才還非常擔心的白頭髮和變少的髮量。煩惱著這些問題的我，看起來實在是再寒酸不過了。

好羨慕，然而「羨慕」這個字似乎不太夠；好嫉妒、好淒慘，我甚至還好心痛。

「原來是那樣，呵。不過我和她互相都沒有追蹤，呵呵。」

「喔，是喔？我們不是還滿熟的嗎？」

「呵呵，是嗎？」

用有沒有追蹤來討論人際關係的親疏實在有點可笑。不過因為我在沒追蹤的狀況下，偷偷窺探以前同學的生活，我怕這種悲慘的心理會被W發現，所以才用漠不關心的態度回覆，然後關掉了和W的聊天室。

比現在還年輕很多的時候，我認為我們就像被排成一列種在花園裡的幼小作物，屬於同一個種類，長得非常相似，都是同一個團體中平等的一員。我們全都將大學入學考試當作唯一的目標，吃同樣的學餐、穿同樣的制服和運動服，還遵守耳下十五公分的髮禁，維持著相似的模樣。同樣的目標和許多限制自由的規定，在當時雖然被視為讓人反感的沉重枷鎖，但同時也將我們屬於同一個群體的意識植入腦中。當然大家的外貌、個性、打扮等稍有差異，不過也很細微，就只有那一點點的不同。

然而，到了三十幾歲，我們的差別已經不只是在同樣的制服套上不同的外套、穿不同價格的鞋子，或是背不同品牌的背包而已。現在我們生活水準的差距已經明顯拉開了。十年歲月帶來的變化，大到讓人認不出來，我甚至懷疑我們真的曾經歸屬於同一個群體嗎？被排成一列種在花園裡、看起來很相似的幼小作物，現在已經各自長成不同的模樣，那差異一眼就看得出來。三十幾歲的生活，脫下了十幾歲時勉強用同樣的制服、耳下十五公分的髮禁和相似的模樣打造出來的外殼，正赤裸裸地將現實的差異呈現出來。

練習賽早就過去了，三十幾歲是實戰。

我不會任何絕招，只是個赤身裸體的基本角色，現在正混在持有武器的人和付出驚人努力以養成實力的人當中。我和那些人之間明顯的差異清楚可見，不需要特別分析。明顯拉開的差距，藉由社群媒體大幅提升的曝光效果，終究讓我掉入隱密但又明確的比

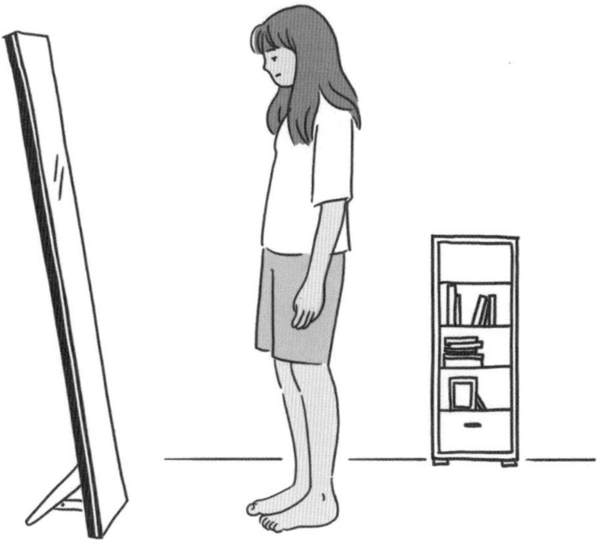

較陷阱之中。

我在窺探。為什麼呢？

即使我知道那是陷阱，一接觸就會使人猜忌、嫉妒，產生自卑感。明明不會跟智妍見面，我卻非要瀏覽她的 Instagram，把我的不幸從陷阱底部拉出來，最後獨自被孤立在那裡。

據稱人類有三大基本欲望，但這是錯的。除了食物、性和睡眠之外，還有另一個欲望，那就是「比較的欲望」。或許基本的欲望應該由這四項來組成也不一定。仔細想想，比較的欲望總是存在我的人生中，從不曾消失。朋友之間當然會互相比較，在公司時也會，不對，在學校也是，不對，再往回推是從幼稚園就開始了，不對，說不定從妹妹出生後就開始比較了。過去在我的人生中有非常多比較對象。我有時候甚至還會搜尋那些在新聞報導裡或網路上和我素昧平生的人，把他們的狀況拿來和我自己的比較。在由許多不同關係組成的社會中，若說評價和比較我人生中必備的同伴也不為過。

事實上從這個欲望延伸而出的行為，有時會帶給我心安的感覺，緩和了我的不安，讓我確認自己是處於有利的位置，而這促使我產生優越感，有時甚至還讓我嘗到人生的小確幸。然而，在多數的狀況中，這種行為雖然讓我產生成長的動力，卻也進一步引發

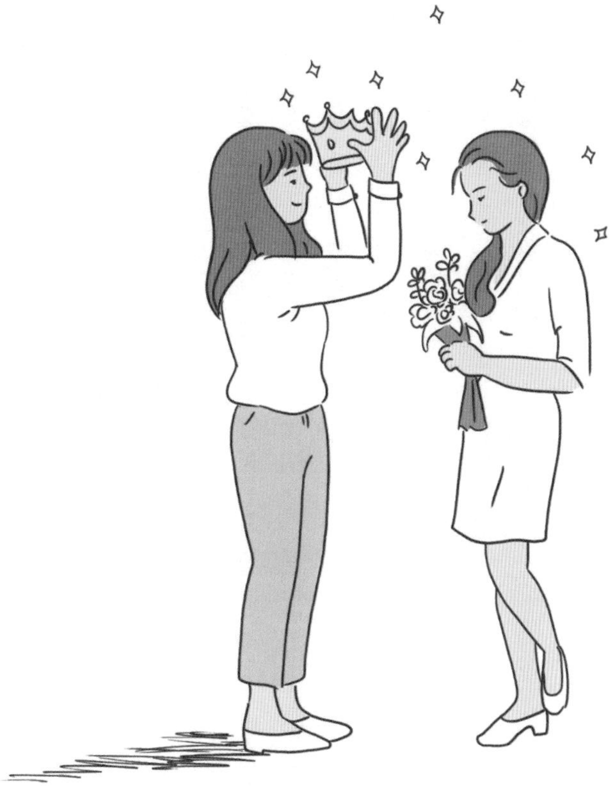

超越羨慕與憧憬的情緒，使我產生妒忌、自卑、挫折等心情，一下子就讓我的自尊心和生活滿意度大打折扣。「起初雖微小，最後必昌大」這句話說不定也適用於這種狀況。尤其是在人生中各種事件接連發生的三十多歲的這個時間點，原本只不過是打扮或個性不同的那種微妙差距，現在已經「昌大地」拉開了距離。比較行為和因此產生的負面情緒，也隨著大幅拉開的差距而變得相當嚴重。

比起在高中時期，發現原以為和我們屬於同一個群體的金智妍所穿的外套和鞋子，其實是我爸媽絕對不會輕易買給我的高級品時；或是看到金智妍和三年來都背同一個背包的我不同，每個季節都會更換不同的背包時，在朋友關係變得更疏遠的此時，金智妍的消息更讓我感到畏縮，擺脫不了挫敗的感覺。這或許是很理所當然的事。因為那微妙的差異在不知不覺中擴大，現在正以更直接的方式呈現出我們之間誰優誰劣。

當然，作為一個「能滿足人心欲望的地方」，如果有人在窺探我的 Instagram，那麼經我嚴選後上傳到 Instagram 的照片，也會代替我證明我過得還算是幸福。不過，每次接觸到包含智妍在內那些「我無法超越」的朋友的消息時，我總是被比較的圈套困住，主動掉入自卑感的深淵中。

我真能脫離比較的陷阱嗎？

事實上，「控制」這種比較心理的忠告，已經多到遍地都是——要愛你自己；要確立清楚的內在價值觀；要擺脫不必要的比較，專注在你自己的生活上等。我聽得可多了，淨是些有益卻也用不著別人提醒的話，如果我是因為不知道這些道理而覺得痛苦，或許還會比較好些。

沒錯，如果我能接受那些忠告，或許在某個瞬間我就會不再煩惱，有好一段時間都能感到舒心也不一定。然而，只過了一天，不對，只過了幾個小時，我還是會重新回到原點，按下 **Instagram**。

那麼如果我刪除 Instagram 呢？但我為什麼要那樣做？我沒自信做到，而且也不想那麼做。

那麼如果我成為不管和誰比較也不會遜色的優秀存在呢？這種妄想根本不可能成真。我再怎麼使出渾身解數努力掙扎，也不可能過上能和金智妍並駕齊驅，或者超越她的華麗生活。除非是電視劇，不然人生幾乎都不會產生劇烈的變化。

「金智妍根本就是藝人，她從以前就很漂亮又善良，呵呵。」

W再次從雜念的世界中將掙扎的我撈出來。然而讓我驚訝的是，W的回覆中不摻雜任何的妒忌或諷刺，反而有種灑脫的感覺。

「妳不羨慕嗎？」我輸入到一半又馬上刪掉。我好像知道W的心情。

不和任何人比較，確立自己的價值觀，珍惜並愛護自己，這些說不定要等我瞎了，或是被孤立在無人島上才有可能做到。而且即使我修煉了一輩子，要我不陷入比較的陷阱，就現實上來說依然是不可能的事，除非我變成聖人。

我乾脆像W那樣承認我很羨慕，然後將智妍剔除嫉妒對象的候補名單，就當她是與我活在不同世界的偶像好了，即使這樣做和我現在的狀況所需的理想解答還有很大一段差距。如果還是不行，那麼小心地不被比較的圈套困住、留意不掉入深淵中，或許是更好的方法也說不定。

我決定承認：和W不同的是，我還遠遠沒辦法做到「瀟灑」，不對，其實我依然很糟糕又不成熟——想到我光是看到藝人買房的新聞標題，就會嫉妒到不想點進去的事情，就覺得第一個選擇並不適合我。

我決定承認：以前我沒注意到金智妍其他的樣貌，誤以為她和我是同一個群體中平等的一員。然而，她現在正過著和我非常不同的生活，而且對根本「瀟灑」不了的我來說，這個「不同」並沒有單純停留在認清事實，而是輕易地將我引入自卑的陷阱中。因此，暫時阻斷通往那個陷阱的道路或許對我來說才是正確的選擇。於是我就那樣將長久停留在搜尋紀錄裡的智妍的帳號刪掉了。

同時我期盼這樣也能預防「氣到踢被」的黑歷史事件發生；能將在任何地方都派不上用場的愚蠢心情藏入深處；能讓我暫時從這厭煩的比較陷阱中掙脫出來。

其實除了智妍之外，我還有很多要煩惱的事，像是白頭髮和明天也等著看我是不是會遲到的閔處長。而且這種隱密的窺探行為，光是針對我的前男友和他的現任女友就已經夠我煩了。

之所以會經常懷念二十幾歲的時候，
是不是因為想重新找回
能用未曾受傷的樣貌去愛的，
那個還很單純的我？

年下男

關於錯覺的泥沼，以及那甜蜜又有點苦澀的幻想

「姊姊，妳今天會來游泳吧？」

游泳課的藍色泳帽——一九九六年生的朴城範——傳來了訊息。

我和一九八五年生的相親男金珉錫，基於見過面的禮儀，偶爾會傳一些訊息，不過並不太積極。我們沒有明確約好下一次見面的時間，只是互傳早安、午餐吃了什麼、要下班了這類的「禮貌訊息」，後來漸漸只剩早晨的問候，最後變成每過幾天才傳訊息確認彼此還活著，就這樣我們的感情漸漸消失，變得模糊。

結論就是，我和相親男沒有再見第二次面。反正出於禮貌的後續約會，既不有趣也沒什麼必要——我一邊這麼想，一邊又想到對方的心情也和我差不多，不得不承認有一團團苦澀的滋味和挫敗感在我內心深處浮現。該怎麼跟朋友說？又該怎麼在她們面前故作瀟灑？這又是另一個現實的問題。

「週三姊姊沒來所以沒聽說吧？今天只上一下下的課之後就會去聚餐。我也會參加

「中級班的聚餐，姊姊妳會去吧？」

咦？

雖然游泳課的確上了幾個月沒錯，不過別說是熟識了，大部分的人我都還不知道名字。他們是我每週三次頂著素顏、戴著泳帽、脫下外衣後見面的人，雖然認得出臉，但每次只穿著泳衣遇見時，我都會省略問候，默默避開視線，關係真的很尷尬。

我試著想像和他們一起用手拿炸雞啃咬的畫面，以及初次見面時必然會有的不自在的自我介紹，還有在那個已建立深厚友好關係的舊學員場合中，大夥愉快地聊天，我慘遭冷落而畏縮的模樣。那對本來就吃力撐過一週的我來說，顯然只會有更大的疲憊感。而且還是在適合狂歡的週五夜晚。對上班族來說，週五夜晚極具象徵意義，不是嗎？難道沒有比游泳課聚餐還更適合在週五夜晚做的事嗎？

我看了一下最近的 KakaoTalk 聊天室。

「一九九六年生藍色泳帽——朴城範」、「K、W、Y、一九八八家族」、算是比較熟的「一名公司同事」、想不起來哪時候加了好友的廣告帳號「美***皮膚科」、「媽媽」，還有四天前就變得很安靜的「相親男」，這些就是我最近用過的聊天室。即使我不參加聚餐，也沒發生什麼更有趣或更具建設性的事。其實我最近的生活根本毫無樂趣。我思考了一下，回覆了藍色泳帽：

「要辦在哪裡？」

聚餐地點是在游泳池附近的一家菜包肉店。我一邊為不用在初次見面的場合用手抓雞骨頭啃咬而感到安心，一邊走進餐廳裡。在店裡最角落的地方有幾張併起來的桌子，大約可以坐十四、十五個人，而且桌上已經有基本的下酒菜，一看就知道是「團體預約」的座位。已經有七八個人先抵達後占好位置了。

我坐在還沒有人的最左側桌子的沙發上，觀察前來參加聚餐的人們。哇，有沒有戴泳帽差別這麼大喔？大部分的人戴泳帽都有種受辱[7]的感覺。我報名游泳課後，在家中的廁所裡試戴泳帽和泳鏡時，不也很認真地考慮要不要退課嗎？不過，有時候因為眼睛、頭型還有髮型都被遮住，所以很難猜測年紀，也意外地能掩飾缺點。我現在體會了這個事實。

站在那邊、髮量稀疏的陌生大叔，是穿著只有手掌大的花花三角泳褲的那個人嗎？

當我陷入沉思時，城範不曉得什麼時候到的，已經坐在我的前面。好吧，反正至少還有你在，可以安心了。至少能避開連一個人都不認識的窘境。

「那個，妳好，這裡有空位嗎？」

過來的是一對姊妹，跟我說話的姊姊每週都穿戴不同顏色且花紋華麗的泳衣和泳帽，總是吸引我的目光。她白白胖胖的妹妹則是一直都穿基本款的黑色泳衣。華麗的姊姊大概是三十五六歲，和她一起來上課的妹妹則是二十五六歲。

「有，請坐這邊。」

其實我不知道她們的名字，也從來沒跟她們說過話，但我們每週見面卻多達三次。只不過是沒講話罷了，這種見面的頻率應該比大多數人和摯友見面的頻率還高吧？我一邊做出「真心歡迎」的微笑，一邊趕快把包包和外套移開，好空出位置來。穿著華麗泳衣的三十幾歲姊姊坐在我旁邊，而穿著基本黑色泳衣的二十幾歲妹妹則坐在城範的旁邊，我們這桌的空位全都坐滿了。幸好我現在可以不用再擔心，自己會在已經有友誼基礎的舊學員之間變成孤家寡人。

「那麼，等大家都坐好，我們就要開始倒酒囉！」

---

7 韓文泳帽和受辱的發音相似。

不管在什麼樣的團體中，總是會有老前輩，就是樂於擔任聚會總務和聚餐主持人的那種「人氣大嬸和大叔」。游泳課如果有頒獎典禮，我們班的「人氣」大嬸應該會拿全勤獎。她現在為了讓大家安靜下來，正準備要進行敬酒致詞。

「不過妳真的是三十二歲嗎？真的？」

不曉得城範是在開心什麼，他一邊微笑著幫每個人倒啤酒，一邊還不忘記對我丟出典型的屁孩頑皮攻擊。為什麼年紀只對女性形成枷鎖？從人們用「半五十」來稱二十五歲開始一直到現在，我不知道遇過多少這種幼稚的年齡攻擊事件。

「喂，你長得也不像二十幾歲。」

即使我明知年輕不值得炫耀，上年紀也不該被取笑，我還是一邊自我合理化，告訴自己這種不像話的攻擊沒什麼好在意的，然後一邊又硬要幼稚地反駁「你看起來也很老」，一副「長相顯老」是最佳的復仇一樣。

「不過姊姊看起來真的不像三十幾歲。」

「喔～謝謝～」

這也算是稱讚嗎？煩躁的心情漸漸湧現。最近我常看見「不像媽媽的身材」、「這樣看起來真的是三十幾歲嗎？」之類的低級新聞標題，這本來就夠讓我生氣的了。到底三十幾歲是要長得怎麼樣？

「姊姊，可是啊……」

又怎麼了？

「我覺得妳很漂亮。」

噔。

我心想他是又要講什麼頑皮的笑話而抬頭一看，結果目光對上正直勾勾地盯著我看的城範。這是為什麼？我瞬間避開了他的視線。我猶如在毫無防備的狀況下遭受攻擊，什麼反應都做不出來，整個人都愣住了。

不管他出於什麼樣的意圖，在別人面前討論外貌，經常都會被當成是沒有禮貌的舉動。然而，當「姊姊」和「漂亮」連在一起的瞬間，就像是發揮了魔法般的功效，複雜的問題也會被稀釋而變得單純。之前心中湧現的煩躁與不快，也驚人地平靜下來。

「看一下我這邊，大家都舉起杯子，第一杯要乾喔！好，敬〇〇〇石川泳游中心中級班！」

謝天謝地，剛好人氣大嬸的敬酒致詞傳遍了整間餐廳。

我也跟著小聲地喊「乾杯」。我一邊享受灼熱的觸感沿著喉嚨滑下，一邊輕鬆地乾掉一杯啤酒。這是什麼感覺？現在這瞬間，好像有一顆小石子打破我平靜的日常。

我試著一一回想我和他之間發生過的事。

仔細一想，我們初次見面時，他不就一直在課堂上跟我搭話嗎？還特意叫我介紹女生給他，這也很奇怪。沒有上游泳課的日子也會私訊我，今天還邀我來參加聚餐。他自己明明是高級班的，卻來參加中級班的聚餐。而且他竟然說我漂亮，竟然當面說我漂亮！現在回想起來，確實有很多值得懷疑的地方，為什麼我之前都沒察覺呢？說不定他一直都在發送信號給我。

「姊姊，等一下我們要不要去續攤？」

怎麼回事？這個強烈的信號？他不會真的喜歡我吧？

這個想法浮現的瞬間，原本寧靜的內心突然像刮起大浪的大海那樣久久難以平復。這個世界產生了一百八十度的變化。一個小時前的朴城範和現在我眼前的朴城範是同一個人嗎？不對，絕對不是。

本來我對他沒什麼特別的感情，只覺得他像個小孩子，現在我卻很在意他了，莫名地留心他每一個舉動、表情和手勢。他舉起啤酒杯時，可以從袖口稍微看見他手臂上的青筋，而他握住啤酒杯的手掌也非常大，這些都讓我重新感受到他是個「男人」的事實。我這才發現，一九九六年生的他在游泳池外，脫下泳帽、不穿泳衣改穿日常服裝時，看起來很帥，聲音也很好聽。

然後我也體會到——在人生中，「心動」會極其突然地在任何一個預想不到的瞬間強烈襲來。

我無法否認最近的趨勢是年下男。

看看那許多用年下男當題材的電視劇、廣告和音樂吧！這些不都明確地在告訴大眾：熟悉的年上男時代已經勢微，嶄新的年下男時代已經來臨了嗎？就算不像電視劇的劇情那麼誇張，在電視外面的世界，氣氛其實也差不多。仔細一想，從李昇基[8]用歌曲高唱「姊姊是我的女人」那時起，不對，或許從很久以前劉承俊[9]唱〈姊姊我愛妳〉那時起，女性就很渴慕能和年下男談戀愛了。

「姊姊，妳平安回到家了嗎？」

那天晚上一到家就收到這則訊息，我不知道在一週當中翻出來看了幾次。我在想什麼呢？我的內心為什麼會有反應呢？年下男怎麼會讓那麼多的姊姊心動呢？

8 李昇基，韓國男藝人，一九八七年生。首張專輯的主打歌〈因為是我的女人〉直率地表達出對年上姊姊的喜愛，深受大眾歡迎。

9 劉承俊，韓裔美籍歌手兼演員，一九七六年生。一九九七年出道後，發行了〈姊姊我愛你〉這首歌曲。

他們不會算計。

他們不會屈服於現實，不會害怕開始新的關係，而且他們不會猶豫，對於條件他們也什麼都不問、什麼都不計較，只憑著感情如暴風般前進。另外，他們也不會態度曖昧，都是堂堂正正的。他們是完全純粹的感情綜合體。有誰能不被吸引呢？

他們還擁有反轉魅力。

他們很年輕、清新又帶點稚氣，而且很可愛。然而，可愛的少年會在某個預料不到的瞬間細心體貼，或是變身成勇往直前的男人，「咻」一下子就闖進心門。這種反轉魅力的確會刺激姊姊們，是讓姊姊們「心動」的關鍵。他們靠近時帶有致命的魅力，還會心思細膩地傳訊息確認妳是否安全回到家。如果做到這種程度，要喚醒姊姊們的戀愛細胞，應該是綽綽有餘吧？

他們清新又性感。

隨便想一個與此同齡的男同學吧！難道還需要說明嗎？

年下男有魅力的理由、應該積極考慮和年下男交往的理由，實在多不勝數。

然而，二十四歲和三十二歲足足有八歲的年齡差，這個龐大的年齡差距很不真實。脫離現實的狀況——與相差八歲的年下男搞曖昧——可能會將我丟入深不見底的不安深淵中。說不定在不久的將來，我可能會為此付出龐大的代價。雖然我不想現在就開始想這種問題，但我可能會因為各種社會偏見、負面眼光、像化石那樣僵化的傳統觀念而承受痛苦，然後終究因為無法超越現實的障礙而放棄也不一定。

不過，不管怎麼樣，可以確定的是，這不是我用頭腦思考的模糊情感，而是我真的有被他吸引的地方。在與三十五歲的金珉錫相親時完全沒感受到的心動感覺，我確實在二十四歲的朴城範身上感受到了。瞧瞧這快速跳動的脈搏吧！這是真的。

我決定了。好，衝吧，GO！

對某個人萌生的好感真的會攪亂日常。打個比方，應該就像黑白的無聲電影，加上色彩和聲音那樣，產生了立體的變化。

有些信號證實了我單調又平淡的日常正在產生改變。頻繁地照鏡子、平常覺得很煩的事也可以不計較、笑容變多、比較從容、精神很好而且完全不會覺得疲憊。簡單來說就是「活力充沛」。遇到瓶頸後，越來越覺得有負擔的游泳課，現在也變得很期待。遇見藍色泳帽時，彼此互相偷看一眼的短暫瞬間，成了我日常的樂趣。

不曉得是不是託同桌吃飯而增進友誼的福，身穿華麗花紋泳衣的三十幾歲女學員和我之間的距離感，似乎大幅拉近了。聚餐和私下閒聊使我們原本模糊的關係變得明確。透過親密關係這可靠的武器和「人氣王」的救援，使本來在課堂上總是很畏縮的我，增添了不少自信。

「妳好，今天來得很早耶！今天的泳衣也好漂亮。看來妳妹妹沒有來？」

「喔，珠妍，謝謝妳。對啊，她說今天有事不能來。」雖然我正用嘴巴跟她聊天，但事實上我的眼睛正默默地在尋找藍色泳帽。

不過我今天沒有看到他的身影。他會晚一點到嗎？但一直到課程結束之前，我都沒有找到藍色泳帽。他今天有事嗎？我簡單沖個澡後在回家的路上持續煩惱著。

要聯絡他嗎？要傳訊息給他嗎？如果他覺得我很奇怪怎麼辦？他應該不會覺得這個姊姊幹麼要這樣吧？他會覺得我太超過嗎？不會的，我也可以傳訊息啊！他自己不也傳過？他不會想太多的。他會不會反而覺得開心？我煩惱了足足一個小時後，決定要試著傳一則盡可能符合二十四歲的單純訊息。

我在 KakaoTalk 的聊天室中找到他的名字時，瞬間發現我犯了一個很大的錯誤。他的大頭貼照片是和某個女人合照的甜蜜背影，而且我還憑直覺推斷出照片中的女人正是那個白白胖胖、身穿基本款黑色泳裝，和我上同個中級班的二十幾歲妹妹。

到底為什麼？怎麼會？從哪時候開始？是從那天開始的嗎？還是在那天之前？

城範為什麼要傳訊息問我會不會來上游泳課？為什麼還特意叫我參加聚餐？他明明是高級班，為什麼要參加中級班的聚餐？為什麼，為什麼續攤時要找我一起呢？一直偷看我又是為什麼？那許多的信號到底是什麼意思？為了使狂跳不停的心臟鎮定下來，也為了讓我自己理解，我試著挖出我和他相處的每一個畫面，仔細回想當時的狀況。

我想起來了，瞬間我渾身發麻，彷彿有電流從我的腳底竄到頭頂。明明是高級班卻參加中級班的聚餐、約我一起去續攤的那個場合、課堂上他偷看的方向，這所有的場景中都有身穿基本款黑色泳裝的那個女生。

那麼我呢？

衝擊的力道無法減輕，快速跳動的心臟則彷彿要跳出胸口，難以平靜下來。然而，我的頭腦逐漸恢復了理性，開始做好掌握現實狀況的準備。

其實根本沒有什麼明確的信號。

他沒有向我告白，也不曾說喜歡我。雖然心裡很不是滋味，但將那個二十幾歲的女人代入時，這個故事更講得通。所有一切都只是我在腦中建構出來的想像。我很清楚，現在就算去找反駁現實的證據，也不會有什麼改變。我又不是沒跟男人交往過，也不是不瞭解男人，都三十二歲了，竟然連綠燈和錯覺的泥沼都不會區分，怎麼會這麼丟臉？

我突然想起我和三十五歲的金珉錫——跟二十四歲的朴城範形成很大對比的人——那場不冷不熱的相親：枯燥又空虛的氣氛、按照熟悉且安全的指南進行索然無味的約會、盡可能壓抑情感而似乎只有空殼的時間。然而，事實上就連這些狀況也都在預料之中，不是嗎？枯燥和空虛的問題不只發生在和異性見面的時候。

三十歲的現實真的很難對付，它徹底壓制住我、吞食我，而且把我整個人都攪亂了。儘管我不是受歡迎的黃金單身女或職場女強人，但對平凡的三十幾歲上班族來說，長期以來的社會生活和在那當中無法理解的規則、複雜且空虛的人際關係、無法排解的孤單，都是讓人覺得很害怕又吃力的事。我為了不受傷而將自己藏在堅固的面具和盔甲裡，難道這只是我個人的生存戰略嗎？我以為永遠與我無關的沉重現實的煩惱，還有令人不安的龐大社會壓力，究竟讓我們多麼疲憊？

就算為了填補空虛和匱乏而試圖對人際關係寄予期待、就算為了渴慕的愛情而試圖付出努力，對被日常的痛苦鍛鍊後而將自己藏起來的人來說，像以前那樣單純的關係，終究都是比夢想還要遙遠的事。因此，比起帶有熱情的見面，他們甚至覺得，能將傷害降到最小的表面關係和枯燥的碰面反而比較自然。

我經常懷念二十幾歲的時候，但我並非只是懷念「那個年紀」。我之所以會懷念，或許是因為我在內心深處，依然企圖掙脫壓迫及擾亂著我的現實，希望能重新找回用未曾受傷的樣貌去愛的那個單純的我。

就像我和金珉錫那場若有似無、模糊到消失不見的相親，存在感很強烈的朴城範這個年下男的陷阱和錯覺的泥沼，說不定也是預料之中的事。雖然我覺得自己的情感已經荒廢太久到乾枯，但同時又覺得說不定我其實一直都很渴慕那些情感。頑皮的愛神邱比特射出了年下男的猛攻和「曖昧」的幻象之箭，我等於是最適合的「標靶」。

「姊姊，妳平安回到家了嗎？」

我再看了一次一九九六年生藍色泳帽傳的訊息。我曾為了這個單純出於好意的關心而心動且苦惱了一整週，這段期間我得到了充沛的活力和真實的情感。所謂的活力，不就是活動的力量嗎？

當然，短時間內我大概無法完全忘記這種丟臉的情緒，不過比起自責，我更想要擁抱自己，跟自己說：「沒關係，這不是什麼大不了的事，這不是那麼蠢的事。這只不過是在被徹底壓制的現實壓力中，隱藏得很密實的單純情感和它純粹的力量，以及想為我暫時注入生氣的邱比特的箭，所營造出來甜蜜又苦澀的幻象罷了。」

即使我們
在過去一起累積的回憶
多到滿溢出來，
彼此的關係
還是必須有著「禮儀的距離」
才能繼續維持。

男閨蜜

我們之間的距離有幾掌寬呢？

「下週M說要給我們請帖，要約在哪裡見面？」

K的訊息讓我想到M即將在下個月舉辦婚禮。即使曾經那麼要好，還是只在有喜事時才會規劃和他們見面的行程，這不就是上班族的，不對，「大人」的悲慘宿命嗎？

「話說因為M要結婚，所以連L都能見到耶！終於全員到齊了，呵呵。」

在我回覆「約在大家都方便的地方吧」之前，看到K突然提到「全員到齊」時，我莫名感受到一種微妙的情緒。正如「剩下的只有同屆」這句話，M和L都是我的男閨蜜，我和他們之間足以炫耀的深厚友誼並不亞於K、W和Y。K轉達M結婚消息的訊息提醒了我，今年我們連一次都沒有全員相聚過，同時也從我記憶的深處挖出了停留在某處的那時期。

男女之間真的有純友誼嗎？

我曾經對「異性」和「友情」的組合感到非常陌生。對國高中都就讀女校的我來說，所謂十幾歲時的友情，只限定於同性朋友之間共享的情感和姊妹愛。對幾乎沒和男孩子接觸過的我來說，男女之間有沒有純友誼的議題就像是別人的故事，只屬於那些就讀男女合校的人、參加宗教活動的人或從小有異性朋友住在隔壁的人等特別被挑選過的狀況。當時我的朋友和我一樣都是學生，而且都是住在同一個社區、擁有類似背景的同齡女孩。因此，那時期的我所認定的人際關係，等於如果是不熟悉的存在就絕對無法進入，是非常狹隘且單調的世界。

然而，我邁入了二十歲。

在大學開學典禮前，有迎新活動、新生說明會，之後還有迎新宿營等各種活動。於是我正式開始接觸性別、年紀和環境都不同的各類人。當然，在突然踏入的嶄新世界中，並非所有靠近我的人都能成為和我累積深厚友情的摯友和夥伴。如同通過漏斗的狹窄管道後篩選出來的最終物質，我們也在三月一整個月當中，經過許多的失敗和個人的探索戰，最後終於在人群中，各自找到往後要和自己分享同一個時間和空間的朋友。

學期初時，我還以為只是幾個要好的人常常一起行動，後來在那些人當中接續誕生出幾個團體，而我也自然地歸屬於其中一個團體。成員有K（♀）、W（♀）、Y（♀）

以及L（♂）和M（♂），四個女生兩個男生。是男生而不是女生，是異性而不是同性，第一次有異性踏入我的朋友領域。

在那之前，異性朋友並不存在於我的人生中。不過，L和M的登場，以及我和他們成為朋友的過程，意外地並沒有那麼困難。在當時，迎新宿營的焦點當然是由男同學們主導的男扮女裝競賽。在那個適合破冰的活動當中，將性感舞蹈的精髓完全展現出來，理所當然拿下第一名的人，就是L。後來大家一起喝酒時我過去找他，馬上就發現我和他非常合拍，而且也和坐在附近的其他同屆瞬間熟絡了起來。

自從我們成了朋友之後，有許多雖然很細瑣，但確實幫助我們累積友誼的互動。例如：課表都排得幾乎一樣、在空堂時一起玩、一起準備考試或者一起吃午餐等非常平凡的日常。當時我們還能一圓在校園草坪上活動的夢想。我們曾經一起翹過一兩次課，然後在草坪上喝啤酒享受悠閒時光，也曾經在課堂結束後，一起圍坐在漢江公園，享受專屬於二十歲出頭大學生的青春。透過這些瑣碎又特別的行為，我們成為了生命共同體。

在我們進行友誼活動的那些時間裡，有過多少的談話呢？我們每天聊著無關緊要的小事，接受不分尺度的玩笑話，經常喝著酒談論人生的哲學。有時也會跟彼此吐露之前說不出口的家庭問題、戀愛問題，甚至還會認真地和彼此分享未來的計畫。諸多的談話，足以將我們凝聚成一個有歸屬感的團體。

除了在校內一起生活，我們還曾經到外地一日遊，也曾經訂了民宿，在那裡通宵玩樂。當初我們是那麼地親密無間，如此累積下來的深厚情感，又怎麼能用言語就說得清楚呢？異性和友情的組合對我來說不再陌生，而是非常舒適又熟悉的存在。

在我覺得他們就和同性朋友沒什麼差別的同時，偶爾也會突然認知到他們和我的性別並不同。因為他們和我的暗戀對象是同一個性別，所以比起W、K或Y，M和L更常扮演我戀愛煩惱的諮詢對象。雖然《男人來自火星，女人來自金星》這本書大流行的時期早已過去，但我依然覺得火星的世界很陌生。他們告訴了我，女人不知道的男人語言，也試圖說服我接受那無法理解的世界，而我對他們亦是如此。

總之，我們不分性別，以朋友之名對彼此的煩惱和矛盾產生共鳴，一起分享許多的時間、空間和故事，藉此形成堅固的共同體。或許我們能解決人類的難題也不一定。就那樣，我轉而支持「人們能與異性建立親密的友誼，男女之間有純友誼」的主張。

然而，有一些事讓自認為友情堅定的我們陷入煩惱。與男閨蜜之間的關係和女閨蜜有些微妙的不同，其中存在著幾個絕對不單純的問題。

他們完全不可能變成潛在的戀愛對象嗎？

有人覺得「男閨蜜」這個字比較接近友情；相反地，也有人覺得這個字比較接近「曖昧」。如果考慮到這點，那些不單純的問題或許就變得很理所當然。雖然我不想承認，但在男人和女人這種性別不同的關係中，性魅力介入的可能性，以及將對方視為一般異性而產生好感的機率等，是無法否認可能會發生的事實。

在同屆中，某個自認為和閨蜜是「純友誼關係」的人，因為對對方產生異性情感而關係發生變化，這終究不是少見的事。尤其在意想不到的關係中產生校園情侶時，我們不僅感到驚訝，同時也受到很大的衝擊，並感到恐懼。「某天對異性的感覺突然蠢蠢欲動，開始把男閨蜜看成男人」，某個女同學的告白正應證了「異性朋友的關係果然是潛在的戀人關係」的八卦流言。

因為生物學上的差異而產生的吸引力，後來發展成「曖昧」的微妙可能性，在男女的朋友關係中，成為了絕不微妙的障礙物，確實有這樣的機率。對那些主張「一定有一方是帶有異性的好感」，如此企圖貶低我友情的人，我總是生氣地反駁絕無此事，但其實我也暗自有些懷疑，擔心如果我們之間發生那種變化怎麼辦。然而，我仔細一想，硬要將人和人之間的關係用二分法劃分成「戀愛對象」和「什麼都不是」的存在，豈不是更奇怪？威脅友情的問題除了性方面的吸引力之外，還有很多各式各樣的問題，而且那些也不僅只會發生在和異性之間的朋友關係上。

所幸和許多人擔心的不同，我們將「朋友的好感」和「異性的好感」分得很清楚，而且持續維繫著關係的平衡，沒有做出「友達以上」的舉動。因此，我們能充分維持平靜的朋友關係。

有第二個稍微比較困難的問題。雙方的戀人是否能認同我們只是平凡的朋友關係？那時還是因為戀愛而內心洶湧澎湃的時候，我們也持續地談戀愛又分手，看著彼此與他人的交往和分離，如此度過了二十幾歲的時光。

有的人一談起戀愛就會產生很大的變化，甚至讓人懷疑他還是不是同一個人，M就屬於這種類型。在戀愛中會和朋友減少聯繫是當然的，但當戀情岌岌可危或是分手時，卻總是找我們：「你們在哪裡？一起喝酒吧！」我有時很生他的氣，還曾對他發洩不滿。然而，我當然知道聯繫變少是無法避免的事。

我敢保證，幾乎沒有人會單純地看待並支持自己的戀人和男閨蜜或女閨蜜之間的友情。有人認為「寧願承受戀人的不悅，也要繼續和朋友見面」，其實對於這樣的想法，我也深有同感。

我們曾經約各自的戀人，嘗試以「情侶聚會」的方式來證明兩者能和平共存的可能性，也順著各自戀人的意思來協調，讓他們產生信賴感，同時也說明我們不是「異性」而是「真正的朋友」，如此表達懇切期盼能被接受的想法。

不過，是不是連這樣做都太貪心了？我突然體會到，不論我們的存在對彼此而言具有什麼樣的意義，不論我們如何努力維持平衡，我的存在對我朋友的女友來說，依然可能是一種威脅。光憑這點就能構成充分的理由，不該勉強彼此的情人接受自己是「他們情人的朋友」這件事。我們的戀愛和戀人，也和我們的友情一樣應該得到尊重。因為我們更有自覺地檢視自己，盡可能減少私下的聯絡，並且逐漸降低了見面的頻率。

時間流逝，我們超過了二十五歲，接著又過了三十歲，我們之間的禮儀稍微變得更細膩又敏感。見面和聯絡的頻率變得更少，我也逐漸習慣偶爾才有的聚會。

L率先結婚後，Y也跟著走上已婚者的道路，現在全員到齊的聚會真的只限定於特別的狀況。再也不可能通宵玩樂。雖然偶爾見到面時，我們會像年輕時那樣嬉笑打鬧，高喊「今年常常見面吧！」但下一次的見面總是在一年一次為了紀念而舉辦的新年聚餐或年末聚餐，又或是下次有喜事的時候。

我終究接受了事實。

即使我們在過去一起累積的回憶多到滿溢出來，彼此的關係還是必須有著「禮貌的距離」才能繼續維持。

男女之間真的有純友誼嗎？

以前我們每天早上聚在教室，空堂時間則圍坐在系館的交誼廳裡，不斷聊著日常的「故事」。與那時不同的是，我們現在會透過偶爾上傳到 Instagram 上的照片來確認彼此的日常。雖然無法像當時那樣——三不五時就見面、大家一起去旅行、通宵喝酒到天亮，或緊抓話筒替某人諮商煩心事，但為什麼呢？就算我內心深處偶爾會感到刺痛，卻不會只覺得失落或難過。或許是因為我體會到，這並非大人悲慘的宿命，而是在大人世界中促成的真正友情。

大人的友情說不定就是像這樣。彼此如果不積極互動就難以維持關係，如同需要適度的關心與體貼，也要有恰當的形式、禮儀和規則，尊重彼此的同時，也要維持合適的溫度和距離。我透過我的男閨蜜們體會到了這些。

之後全員到齊的見面或許會變成好幾年才一次，聯絡的頻率可能也會大幅降低，不過這樣就夠了。重要的不是見面和聯絡的頻率，而是我們在「朋友」的這個分類中，作為合作夥伴、作為顧問、作為彼此真誠的支持者，不分性別地在人生中一起累積了非常愉快的友情。而且我們共享過的時間、空間和許多的故事，也是無可取代而且非常有意義的，不是嗎？

就那樣，我今天也在上班的途中幫他們的照片按「讚」，藉此代為傳達我的思念與情意，同時一邊也想著我們之間禮貌的距離大約有幾掌寬呢？

許多事物持續在消逝。

我放棄的不只有愛和人。

不知不覺中，

連我的信念也不再堅定了。

失去的時代

三十歲左右，每天都在離別

去年寫在日記第一頁的新年目標，我連一個都沒確實達成，甚至連一個也沒執行，一年就那樣過去，新的一年又開始了。

記得一直到幾年前，我還會去普信閣聽鐘聲，或是去看新年的日出，為了「特別」的開始而做一些自己覺得有意義的事情來迎接新年。但隨著歲月流逝，我越來越沒有迎接新年的興致。別說是悸動了，我連期待的心情都沒有。我躺在床上看YouTube影片，看著看著就收到了幾個告知新年來臨的訊息。

「大家新年快樂！」

K依然記得在一月一日傳祝賀訊息。她的訊息讓我實際感受到新的一年真的開始了。

「在三十三歲過去之前，我今年一定要結婚！呵呵！」

「歡迎妳加入有夫之婦的世界，呵呵！我今年要不要也來規劃一下懷孕計畫？」

回訊給K時，W表明了結婚的決心，而Y則是表達想生小孩的意願。看著她們宣布今年的新希望，我莫名覺得那像是異國的語言。我才在想為什麼會突然有股悲傷的心情湧上來，原來是因為我急劇地被拉回現實。

我三十三歲了。令人沮喪的是，我沒什麼特別的成就，卻已經三十三歲了。

我想著至少也要買幾本書來看，於是打開網路書店的網站，搜尋「三十歲」，結果出現很多與三十歲相關的書籍清單。那些書感覺都很相似，原因是什麼呢？「三十歲一定要知道的理財技巧」、「三十歲要知道的買房知識」、「成為有錢人關鍵就在三十歲」、「為了健康生活的三十歲財務規劃」、「三十歲的成功學」和「三十歲的領導力」。

好陌生，都不是我在找的書，我對這些題目都沒有共鳴。為什麼這些書裡只有這麼現實的屬於大人的三十幾歲呢？也是，我之前也曾經茫然地認為，三十幾歲時就會煩惱理財技巧、升遷等經濟安定或社會成功的問題。我曾經想像，我的三十歲會是和之前完全不一樣的生活。我曾經以為，到時我一定會脫離二十幾歲的苦惱和徬徨，生活在理當安定且從容、確實又穩固的世界裡。

然而，我的三十幾歲沒什麼了不起，也很不成熟。組成新家庭這件事對我而言依然是非常遙遠的事情，帳戶裡的存款也沒有多到足夠能讓我花心思在理財上，而且如果你問我在職場上的成就是否能安慰我，說實在的也很不怎麼樣。

當然，並不是所有三十幾歲的人都是這樣。掃視KakaoTalk的聯絡人列表時，大概有一半的人都把大頭貼照片設成結婚照或是小孩子的照片，看來有許多人都組成了新家庭，過著安穩的生活。從社群媒體中可以輕易窺視到他人三十幾歲的生活，而且可以具體看見他們生活的樣貌。本來以為和我差不多的某個人，已經安定下來，正在度過他人夢寐以求的生活；有的人則實際去執行我只在腦中想像過的挑戰和冒險；有的人則滿足於自己的生活，安靜地度日。

不過在那些人當中並沒有我。我總是用得過且過的方式一天天地生活下去。不斷有事物在消逝。原本一起組成共同世界的朋友，漸漸一個接一個前往他們打造出來的嶄新世界，愛情也是如此。我從浪漫的關係中脫身，轉向現實的世界，我的愛情也同時失去了光芒。

我放棄的不只有愛和人，遠大的目標也漸漸變得渺小，堅定的信念已經在動搖。我決心不順從感覺結婚、不按照社會制定的速度，而是按照自己的節奏過著自由的生活，但我這種生活，卻偏離了普遍遵循生命週期的人生，這不僅切斷了我與他人的共同點，同時也讓我感到寂寞和焦躁。我覺得追隨世俗的事物很平庸，但那種風氣卻自豪地嘲笑著我，緩緩掐住我的脖子。我決心要堅守自己的主張，不被他人的觀點左右，但一脫離他人關心的視線範圍，我卻馬上感到畏縮。我深知這個社會就是這樣，因此當我遇到不合理和不正當的行為並未正面迎戰，而是選擇逃避或不去理會。可笑的是，我的個性並沒有如我所想的那麼堅強。

不知不覺中，我的信念不再堅定。

我曾經相信自己也能成為電視劇或電影裡的主角。後來過了三十歲才體會到，我絕對不會是在自始至終都很完美的故事中受人注目的那種主角。現在對我來說，電視劇就只是電視劇，電影也只是電影。夢想和可能性都正在逐漸消逝。

某個二十幾歲的人問我：「到了三十幾歲，妳有什麼感覺？」我回答他：「三十歲也沒什麼了不起的。」正如我所回覆的，我原本以為三十幾歲只是二十幾歲的延長賽，不會有什麼改變，但這是我天大的誤會。時間在不知不覺中流逝，除了我之外，許多事情也都在改變。充滿可能性和自信心的時期、那個信念很堅定的二十幾歲世界，在不知不覺中，已悄悄變成三十幾歲的世界，它只替我留下不安、焦躁和不確定，其餘的許多東西，它都從我這裡奪走了。我所要背負的三十幾歲的壓力，絕不是開玩笑的。白頭髮的登場和「巔峰時期」的退場只是其中的一部分。

我逐漸遠離了愛情、人群、夢想、信念還有青春。沒有什麼成就，失去的東西卻一直在增加。空虛和失落每天都一點一點地朝我襲來，在習慣反覆離別的日常當中，我也一點一點失去力量。

「牛奶喝完了耶！」

爸爸閉著眼睛躺在沙發上，右手還握著遙控器，似乎尚未進入深沉的睡眠，於是我為了讓他聽到，故意大聲地喃喃自語，接著就套上鋪棉大衣，準備出門。我其實是想假裝去便利商店買東西，然後在外面抽根菸再回來。

我在不會有路人經過的漆黑角落，點燃了香菸。這個樣子讓我覺得自己更可憐。雖然新年第一天從清晨開始就用頹廢的樣子在這裡抽菸，這種處境看起來很可悲。但是過了三十歲之後，還因為怕被爸媽發現而偷偷跑出來抽菸，這模樣更是可笑又卑微。

與我苦澀的心情相反的是，香菸的味道很甜。不過模糊地在空中散開後馬上消失的香菸煙霧，看起來卻很寂寥。它不會在世上留下任何痕跡，彷彿不曾存在那般完全消失不見，就好像我的人生一樣，讓人覺得淒涼。我呆呆看著香菸的煙霧時，突然想到金光石的歌。

「又一天離我遠去，就像我吐出的香菸煙霧。」

當時唱〈三十歲左右〉[10]的金光石，是不是也是像這樣在抽煙時想到歌詞的呢？他說不定也體會到——二十歲時所擁有的青春夢想，到三十歲左右就會像香菸的煙霧那樣飄入空中，虛空地消失不見。

漸漸地離我更遠　那曾經以為能停留的青春
被掏空的我的內心　再也找不到什麼
一點一點慢慢忘卻　那曾經以為能停留的愛情
又一天離我遠去　原來每一天都在離別

在我自以為能變成任何人的時期、信念很堅定的時期，在我納悶「青春到底是什麼？到底都失去了些什麼？」如此不懂失去是什麼的那個時期，我很難理解這首歌。我在對歌詞及字句都毫無共鳴的狀態下，只有偶爾在感傷湧上心頭，試圖沉浸其中時，才盡可能把歌唱得像那麼一回事。我十幾歲、二十幾歲時就像那樣相信完美的理想可能實現，而且很樂觀，不懂什麼是匱乏。然而，人生哪裡像我想的那麼簡單啊。

10〈三十歲左右〉為韓國已故歌手金光石發表於一九九四年的歌曲。金光石因擅長用歌曲呈現人生不同時期的感性而深受大眾歡迎，被稱為唱歌的詩人、唱歌的哲學家。

失去堅信會站在我這邊的人，面臨關係的消失；失去以為很堅定的信念；失去以為很完美的理想；失去夢想中的「自己」，當我體會到這是我人生必然的宿命時，我已在不知不覺中過了三十歲。我只不過是不完美地度過每一天，但不知從何時開始，〈三十歲左右〉已經成了貫穿我三十幾歲生活的主題，每一句歌詞都刺進我的胸口。那曾經以為能停留的青春，卻逐漸離我遠去。為什麼我會這麼狠狽？為什麼無法承受這樣的自己？為什麼三十歲特別徬徨又痛苦？我好像清楚瞭解那種心情了。

就結論來說，這首歌比任何言語都能帶給我更大的安慰。因為這首歌讓我體認到一個事實，那就是有某個人正和我一起背負失去的悲傷，並非只有我獨自寂寞地沉浸在孤獨當中，對於離別和失落的徬徨，也並非只有我一人。

為什麼到現在還是有許多人在唱這首歌呢？大概是因為無數樸實又平凡的人，也都在因各自失去的悲傷產生共鳴的同時，發現不只有自己苦痛而得到了安慰，而且也想確認自己的人生沒有出錯，藉此安心地繼續度日。

當然，這種殘酷的失去的悲傷，是三十歲必經的路程，要完全被治癒或許是不可能的。在我的人生中，不會發生中樂透或遇到白馬王子這種戲劇性的變化，就像是我未來也不可能度過小時候所夢想過的「理想人生」。

不過，是為什麼呢？在失去朋友、愛情、夢想、理想、信念和青春的同時，我似乎才終於有些體悟。所謂的人生，就是不斷地逝去，待時機成熟，與曾經擁有的眾多事物道別，然後在已然虛空的世界中，就那樣一天又一天地生活著。我再次望向在空中散去的香菸煙霧，如此思考著。

雖然不是輕輕地按，按鈕的聲音就會變小，但我還是因為怕吵醒爸爸，盡可能小心翼翼地按下密碼鎖打開玄關的門。

「妳剛剛出去了嗎？」

「嗯嗯，去了一趟便利商店。」

一打開門就聽到從睡夢中醒來的爸爸問我話，我怕身上會飄出菸味，趕緊往廚房走去。我一邊打開冰箱門，一邊故意大聲地發出窸窸窣窣的塑膠袋聲響，彷彿要證明我的確剛從便利商店回來。我假裝自己真的去了一趟便利商店，假裝在香菸煙霧中短暫思考人生的時間並不存在，假裝什麼事都沒有發生過。

過了三十歲之後，我又體會到了一個真理——就像一直以來的那樣，不會因為到了新的一年，也不會因為瞭解到些什麼，世界就瞬間產生變化，或是我突然有所成長。雖然明天的我依然會窩囊地看爸媽眼色，偷偷躲起來抽菸，而老人閔處長無禮地多管閒事時，我仍然只會回以寬容的微笑，但我還是這樣到了三十三歲。

到三十三歲這年紀，我似乎能理解金光石寫的歌詞，知道何謂每天都在離別，知道人生換句話說就是失去，知道我只能平靜地面對失去，如此度過接下來的生活。

使我猶豫的事物，
究竟是什麼呢？
並非因為我個性不夠狠毒，
或意志太過薄弱，
也不是因為我瞭解厭惡的內心
改變不了什麼的那種無力感。
是憐憫，
這是憐憫的泥沼。

憐憫的泥沼

為什麼我沒辦法徹底討厭呢？

讓我覺得職場生活很痛苦的最大原因是什麼？

無限反覆的日常與薛西弗斯式[11]的刑罰別無兩樣；負責的職務與使命感完全無關；繁重的業務讓取得工作與生活的平衡變得如夢一般遙不可及；倦怠和離職的欲望也在快遺忘時就再次找上門。造成壓力的原因就像這樣遍布工作的各個層面中。不過身為一個工作七年的上班族，我敢保證，最讓現代人感到辛苦的第一個原因，依然是人際關係。

第一次促使我去找辭職信格式、忍不住下載可以讓上班族匿名交流的 Blind app、刺激我離職的欲望、讓我每週定期購買樂透、導致我每到週日晚上就嚴重失眠、引發我內心深處的怒氣與憤恨的那個人——我比任何人都更有資格討厭的李課長——聽說在休了四個月的病假後，已經回來上班。

唉，我不知不覺地嘆了口氣。雖然這可能是我不想被人發現的醜陋內心，但我還是希望她永遠都不要回來。不過無奈的是，沒有任何一位神祇仔細垂聽我懇切的期望。

她，那個女人終究還是回來了。

就像新年常見的那樣，在「春酒」這個正當名目之下，以凝聚彼此、展望未來為名所舉辦的聚餐，又一次不顧慮人們的心情舉辦了。老一輩的人依然期待在這樣的場合要求團隊的向心力，同時也紓解他們的壓力。然而對一般的職員來說，在工作場所以外的地方和上司見面，只不過是份苦差事，令人備感壓力，根本就不會有趣。

我看著空無一人的桌子，正非常慎重地思考。在公司聚餐中最重要的就是選座位。要選邊邊的位子嗎？還是中間比較好？問題是出在我光是為了避開「老人界的帝王」——閔處長——而苦思戰略，就煩惱再三嗎？

然而避開閔處長的喜悅也只有一瞬間，因為發生了更不幸的事：李課長竟然坐在我正前方的空位！真是荒謬。

11 薛西佛斯為希臘神話中一位受罰的人物。他必須將一塊巨石推到山頂，而後當石頭因為本身的重量再次滾落時，他得再次把石頭推到山頂上，如此反覆不斷地做同一件事情。故在英文中常用「薛西佛斯式」來比喻「永無止境且徒勞無功」的狀態。

「天啊，是課長。您的身體有比較好了嗎？」

如果說我有在妳底下學到些什麼，那應該就是盡可能藏住個人的情緒，裝出無所謂的表情和語氣吧？並不只有服務業才需要情緒勞動。身為一個完美的情緒勞動者，我也履行了這個角色的義務，在漫長的歲月當中，我不知度過了多少痛苦的日子。我再次體會到過去的四個月猶如美夢一般轉瞬即逝，同時也努力控制住湧上心頭的情緒，盡量擠出擔心的表情。

「我覺得這樣的機會很難得，所以本來想趁機好好休息，但忙著照顧小孩，都沒休息到。」

妳一定不知道，我每天看著妳大頭貼上那張看起來和樂融融的家族照片，都不斷在心裡暗自祈禱妳的子女一定要遇到像妳這樣的上司。事實上，就連我前年夏天休假出國時，在義大利的特雷維噴泉前丟銅板，認真許下的願望都是這個。而且今年年初，我還一邊聽著新年前夕的鐘聲，一邊想著妳……

「妳今年三十三歲吧？唉，珠妍現在年紀也大了耶，要趕快嫁人才行。不管不婚主義再怎麼流行，看看那些沒結婚的人，真的都變得很糟。」

完全沒慎思熟慮就直接講出口的那種話，垃圾般的態度，而且竟然還嘆一口氣，是什麼意思？怎麼不管過了幾年，她都沒有變？難道我有跟她要求特別待遇嗎？我只不過希望她能遵守基本的禮貌，這有那麼難嗎？

「喔，是。」

「妳和以前比起來真的變得很時髦又漂亮耶，珠妍妳自己也知道吧？」

「什麼？喔，對。」

果然，當李課長不做些狐狸般狡猾、討人厭的舉動時，就是沒有內餡的包子、沒有辣椒醬的拌飯了。就算不照鏡子，我也可以感覺到我的耳朵整個變紅發燙，甚至懷疑自己是不是冒煙了。

我一直覺得過大的鼻翼是我的缺點，所以在一年前去動了縮鼻翼的手術，李課長想講的就是這件事。事實上，這個垃圾已經不是第一次在別人面前像狐狸那樣不動聲色地丟出話題了。當然，動整型手術並不是什麼需要遮遮掩掩的事，但也不用到處宣傳吧？而且她又不是當事人。

沒必要再跟她聊下去了。如果妳是為了要表現出親暱才開玩笑，那麼妳做錯了；如果不是在開玩笑，這麼說就太無禮了。看看旁邊的同事那不知所措的表情吧！這不就證明了李課長方才的言行有多麼不恰當嗎？

不過，難道我為了結束這個話題而做出略為尷尬的笑容，其實錯了嗎？李課長終究還是用得意洋洋的態度，又再補上一句：「珠妍妳手術真的做得很好！」

拜託適可而止好嗎！

這句絲毫不猶豫且毫無內疚的無禮發言，讓我的腦袋猶如挨了一拳。她在我面前咧著嘴笑得很純真，一副沒有想羞辱我、沒有任何惡意的嘴臉。如果把職位階級都拿掉，只有我們兩個單挑，那麼是否能終止這種令人厭煩的隱形暴力呢？但是就算在那樣的對決中獲得可笑的勝利，又有什麼用處？我盡可能地壓抑想口出惡言、大聲反駁的欲望，只是坐在那裡發呆。

「真的是瘋女人，這種程度可以跟公司告狀了吧？」

我找藉口去上廁所後，馬上打電話給Y。因為我實在無法控制這快要爆發出來的情緒，如果沒有趕緊找人吐苦水，內心實在無法平靜下來。

「確實是個瘋子。唉，最近這種世道，怎麼還有那樣講話的人？」

即使沒有今天這件事，仔細回想就會知道，她從以前就一直在折磨我。總是特別針對我表現刻薄的態度，並且鄙視我。打扮、化妝等不必要的外貌批評是基本，她總是在很多人面前，徹底無視我的工作成果，甚至嘲笑我。

除此之外，她用已婚要養育子女為由，藉口說自己很忙，理所當然地把她應該要負責的事情丟給我做，還對自己的過失絕口不提，讓公司認為業務上的疏失好像就是我造成的。工作上的壓力本來就很難承受了，她還用上司的名義，要求我情緒上的勞動，讓我飽受雙重痛苦的折磨。一想到這些事，糟透的心情就難以平復。

「大家都很討厭她，但只有她自己不知道。她自己！」

「嗯嗯，妳一定要舉發她，那個女的再這樣下去真的不行。」

講到這裡，使內心鎮靜下來的計畫已經宣告失敗。現在我再也無法原諒她了。明天一到，我就要將李課長包括今天在內的所有惡行，全部都說出去。如果我那麼做，就算她是個充滿熱情的工作狂，也不可能不被處分。好，說不定這樣反而比較好。如果想求我原諒，就來試試吧！我是絕不會改變心意的。

洪珠妍，妳到目前為止都忍耐得很好。畢竟還是要看場合，今天就先忍下來，明天一上班我就要立刻檢舉她。我下定決心後，讓內心平靜下來，恢復理智，整理一下服裝儀容，重新走回座位。

聚餐時，只要到一定的時間，位置順序就會自然地更動。幸好我能趁一些人去抽菸而空出位置時，偷偷避開李課長換到其他的空位。我坐到其他桌後，故意更興奮地提高音調和別人乾杯，同時也稍微瞥向李課長那邊，結果看見她獨自一個人坐在四人桌。所以平常就要好好待人啊，我看到似乎沒有任何人在關心的她，內心有點痛快。我趕快轉移目光，怕一不小心就會和她對視。我以為抽完菸回來的人會去坐在李課長旁邊，但和我預想的不同，那些人把李課長那桌的空椅子拿走後，很自然地過來圍坐在我們這桌。

我忽然意識到好像有什麼部分出錯了。就算她那樣，應該還是要有人關照一下才對，不是嗎？在我拿起酒杯，猶豫地要站起來的瞬間，李課長先起身了。

我因為預料之外的狀況而感到尷尬時，李課長平靜地從我旁邊經過。我擔心會對上她的視線，慌張地想避開目光，卻還是不自覺地稍稍瞥向她的臉龐，那瞬間我在她臉上捕捉到過去我從沒留意過的樣貌——斑白的頭髮和皺紋。

「走吧！我們去續攤！續攤！」

當複雜的想法浮現腦中時，微醺的閔處長高喊著要去續攤。有幾個人爽快地答應了，不曉得他們是真的覺得就這樣回家很可惜，還是為了討閔處長歡心。

第一攤聚餐草草收尾後，一群人醉醺醺地抵達續攤的地方，但我沒在人群中看見李課長的身影。

她還沒來嗎？還是已經走了？我試著在手機裡搜尋李課長的聯絡方式，不過很快就作罷了。都沒人在找她，我有必要這麼做嗎？不，不對。事實上，比起覺得沒必要，或許是因為我發現她那了不起的自尊心已經受傷了才沒那麼做。

她沒過來續攤的事一直讓我很在意。沒有人留意她是否出席的這時刻、想到她的自尊心應該會大受打擊的這時刻，我以為會很痛快，但是為什麼呢？我一點都不開心。不僅如此，反而還覺得心煩意亂。酒都喝不下去，心裡有些苦澀又煩躁，就這樣在兩股互相矛盾的情緒衝突之下，結束了春酒的聚餐。

我在床上躺下來，打算要睡覺，但是李課長斑白的頭髮和皺紋，還有她身邊位置都空著的情景，不知怎麼地就是無法輕易從我腦海中抹去。我真的很不想這樣，但當我在看起來一直都很惡毒的李課長身上發現一個小小的缺口時，心中卻升起憐憫的情緒，憤怒和厭惡的心情都被削弱了。

唉，煩死人了，幹麼看起來一副很可憐的樣子！

嘆氣的同時，一股微妙的心情也隨之被吐了出來。如果壞人一直都很壞，如果世界很單純，一點都不立體，我心裡該會有多舒坦呢？能夠百分之百地討厭一個人，就算不是很痛快的事，至少也不會像這般讓人難受至極。發現某個討厭的人看起來很可憐的瞬間，心生憐憫的這瞬間，我的憤怒不就像這樣無故地消退，然後又掉入更複雜、更深層的痛苦泥沼中嗎？

我為什麼沒辦法徹底地討厭妳呢？比起想盡情發洩憤怒的那時，在憤怒和厭惡平靜下來的此時，我的心情更為苦悶，這是為什麼呢？到底這憐憫的情緒和沉重的心情是出自什麼緣故？

客觀來說，我的立場絕沒必要可憐她。過去她仗著上司的權勢，不知道有多愛欺負我。為了討好敏感的她，我不知道有多麼辛苦。受氣的總是我，每次她暴怒時，大家都看著我做出同情的表情，而且在他們的安慰中，我總能感覺到自己被當作最可憐的人。想起這些，就覺得光靠今天這件事都還不足以彌補我所承受的。沒錯，今天的事有什麼大不了的？就一天沒人關心她而已，又怎麼了？她落魄的樣子不正是我日日夜夜引頸期盼的嗎？

然而，使我變得猶豫的原因究竟是什麼？並非我個性不夠狠毒，或意志太過薄弱，也不是因為我瞭解厭惡的心情是改變不了的那種無力感。

是憐憫，這是憐憫的泥沼。莫名覺得她可憐的這種陌生情緒正在妨礙我，讓我無法百分之百地討厭她，讓我躊躇不定、猶豫不決。

到底是什麼讓我深陷憐憫的泥沼呢？我也不清楚，我之前能夠那麼討厭她，或許是因為我刻意在迴避她的苦衷，將她劃分為和我完全不同的存在。或許是因為我一直以來，都覺得這個惡毒的女人就算被刀刺也會滴血不流，她根本不會知道我所經歷的人生煩惱或痛苦。世上並沒有那麼好過、許多的欲望都不可能實現，而且人會變老也會感到孤獨，我一直認為李課長鐵定不會被這些痛苦的枷鎖給束縛。

但是當我意外地發現李課長身上的脆弱時，當我捕捉到她上了年紀的臉龐以及看起來莫名孤單的模樣時，我體會到她的處境其實和我也沒有什麼太大的差別。世界上的每一個人都在經歷屬於各自的痛苦，我現在才突然體會到這個事實。

比起得到安慰，這反而使我陷入泥沼之中。當我發現她和我沒什麼差別時，當我發現我的痛苦和她的痛苦無可奈何地連結在一起時，就掉入了讓我進退兩難的泥沼中。純粹討厭的情緒平復之後，複雜的憐憫之情湧上心頭，導致我無法全然地感到憤怒。

我想起平靜地從我身旁經過的李課長。那瞬間在我心裡為什麼會湧現出複雜且微妙的情緒，讓我難以言喻？所有掙扎度日的人都很可憐，而且這個事實不論再怎麼故作鎮定地企圖掩飾，終究還是會露餡，就算不刻意宣傳，大家還是會知道。或許是因為我突然發現這個讓人不舒服的事實，所以才會產生那樣的情緒。

「洪，妳明天真的會舉發那個人嗎？」

「喂，妳絕對不要忍耐!!」

Y傳來的訊息似乎比我還激動，而且就連W都表示支持，與Y合力煽動。

「嗯嗯，當然要說，如果她又那樣對我，真的就要去舉發。」

然而，我卻隱瞞我沒辦法徹底討厭她、沒辦法真正生氣的事實。如果她們知道我覺得那女人很可憐，知道我對她產生惻隱之心，會有什麼反應呢？她們說不定會帶著些許的負面情緒，搖著頭表示難以理解，然後強力指責我不懂得對理當生氣的事情感到憤怒。

但我還是決定要將這些情緒吞進肚裡。我並沒有完全理解她，也不是原諒了她的惡行；我並不希望她過得幸福，也不是為了撫平她的傷痛。拚命生活的人終究也只是軟弱的存在，而且如同薛西弗斯無法脫離加諸於他身上的刑罰那般，任誰都無法逃避沉重壓在自己身上的孤單及痛苦，全都得自己承擔，我僅僅是對此感到有所共鳴罷了。這麼說明足以解釋我現在所感受到這種混亂的情緒嗎？

那女人重回職場，終究不是件讓人心情舒暢的事。

女人味這個詞彙中所蘊含的形象，
依然是現今社會非常重視的觀念，
這點毫無改變且堅定不移。

在這種基準之下，
很少有人
能對他人的評價麻木無感。

失去女人味

喪失女人味的恐懼

「生產後，覺得自己沒有女人味了。」

不久之前，我在偶然看到的新聞中，讀到一名女藝人坦承自己在生產後，身處在女人味日益減少的恐懼當中。像那名藝人那樣經歷過懷孕和生產過程的媽媽們，在報導下方留下許多留言，似乎都對她失去女人味的狀況和恐懼的心情非常有共鳴。

我目前未婚，懷孕和生產與我完全不相干，但即使如此，我依然無法毫不在意地忽視那些留言。對我而言，身體、女人味，還有與性魅力相關的煩惱，從十幾歲開始直到現在，都是我極度關注、非常熟悉、且認為是理所當然的問題。

就算得了重感冒，我也很排斥去醫院，總是會等身體自然痊癒。但現在發生了一件事，讓我在醫院開門之前，就先站在醫院門前等候。那就是在我的腋下長出了一個硬硬的腫塊，而且還有點痛。

當時我一邊看電視一邊無意識地摸著腋下，卻摸到一個腫塊，瞬間嚇到毛骨聳然。我坐起身來，馬上打開入口網站開始搜尋：「腋下腫塊」、「腋下痛症」、「乳房癌初期症狀」、「乳房切除」，當我查到乳房切除的關鍵字時，甚至不安到口乾舌燥。

難道是乳癌？如果醫生說要切除乳房的話怎麼辦？

我被極度的不安和恐懼籠罩。接踵而來的擔憂讓我徹底失眠，隔天立刻急忙跑去乳房外科看診，在男醫師面前脫下上衣，雙手高舉過頭，躺在診療床上。平常掛婦產科門診時，我還會堅持要給女醫師看，但我現在連煩惱看診的是女醫師還是男醫師，而事先在網路上搜尋的時間都沒有。我唯有誠心期盼狀況並不嚴重。

所幸根據超音波檢查結果，在我腋下長出來的腫塊並不會有什麼問題。

「這是副乳，並不是什麼疾病，也不是發生了什麼問題，這個什麼都不是，不需要擔心。」

我一邊想著還好沒什麼事，一邊放心地鬆了一口氣時，才意識到自己現在脫了上衣，正擺出「萬歲」的姿勢躺在床上。當我覺得這樣很尷尬時，正在用超音波檢查胸部部位的醫生突然停下了動作。

「Stop.」

護理師按照醫生的指示，迅速暫停顯示螢幕的畫面後，做了一些紀錄。方才稍微安定下來的情緒瞬間又起伏不定，脈搏快速跳動，心臟彷彿要跳出胸口。

「左邊的胸部好像有看到什麼耶，感覺要做一下組織切片檢查。」

檢查結果在整整一週後出爐。雖然說是滿短的時間，但這些等待的日子卻比任何時候都還要可怕。我帶著比一週前還要憔悴的面容坐在醫生面前。醫生說這是纖維腺瘤，不會發展成疾病，也不需要接受治療，只要每六個月到醫院做定期檢查就可以了。

「如果放著不管，不會變成癌症之類的吧？」

我在一週當中不曉得有多擔心，開口說話時，嘴唇都乾澀到裂開了。醫生親切地替我說明：「不會因為不處理就變成癌症，不過如果纖維腺瘤變大，產生不適，可能就需要切除。」

「切除手術應該不是要切除乳房吧？」

我好不容易將差點吐出口的傻瓜問題吞了回去。我真心表達感謝後走出了醫院。雖然每六個月就要到醫院檢查一次，但我還是脫離之前恐懼的桎梏了。那恐懼不是別的，正是失去女人味的恐懼。

在那個禮拜裡，導致我產生危機意識、感到恐懼的並不只是乳癌這個恐怖的疾病、可能會在擔驚受怕的罹癌過程中逐步邁向死亡，或是因此必須經歷抗癌治療的肉體痛苦。令我感到驚訝的是，比起那些更讓我怕得發抖的根本原因，是可能要切除乳房的心理恐懼，也就是女人味的喪失。我害怕會失去女性的代表象徵，同時也是最能凸顯女性魅力的身體部位。失去女人味，為什麼會替我帶來這麼大的恐懼？到底有什麼東西是如此無法放棄的？

就算我年過三十，多少接受自己從話題的中心漸漸被排擠到邊緣的事實，但我並不擔心自己會完全失去女性的魅力。雖然我的胸部和以前比起來失去了一些彈性，而且看起來稍微受到了重力的影響，但所幸我很喜歡運動，所以到目前為止看起來還是擁有「不錯的」身材和「不像大嬸」的外型。

有些男人會無禮地接近「該知道的都已經知道」的三十幾歲女性，或是默默地將關心的焦點放在「性」方面，遇到這種事情時，雖然都會引發我的怒火，但說不定我同時也感到安心。我經常會遇到他人假借讚美的名義而無禮地評論我的外貌，雖然那時我都會表露出不悅的樣子，但其實在我內心深處，同時也悄悄浮現安心的情緒。這種糟糕的心態，我從沒跟任何人說過。可笑的是，這種矛盾心情的根源和歷史，要從我十幾歲時說起，從那時一直到現在，構成我核心價值的主要因素，不就是女人味和性魅力嗎？

性魅力竟然是形成我存在價值的主要因素。雖然這讓我覺得既可悲又苦澀，但正如在我人生中，愛情與性慾是和各種社會成就一樣重要的課題那般，事實上在構成我核心價值的這件事情上，女人味和性魅力都是不可或缺、非常重要的一環。基於這樣的理由，對我而言，比起任何形式的失去，喪失女人味、再也無法作為女人來吸引他人目光，這些更會動搖我存在的價值。

即使已婚的女性擁有法定上能滿足性方面關心和欲望的伴侶，她們對這問題的困擾也都一樣。

「而且胸部會下垂，小腹也會變大嘛！」

我們當中唯一一個已婚女性Y，真心吐露了她沉重的煩惱。我們從「害怕懷孕和生產」的普遍煩惱開始，聊到雙薪家庭和育兒問題等日常話題，然後又繼續談到在最近的社會競爭之下，小孩的教育很令人擔心等等，結果Y在最後提出因為懷孕和生產而發生的「身材變化」也讓她很煩惱。雖然我擔心我的反應會害她覺得更緊張，所以沒有表現出來，但其實我非常認同她說的話。事實上我也是一樣，就算我同意生完小孩的女性身體很神聖又偉大，還是很難表示那樣的身體在社會共同的美感基準之下是很美麗的。

我敢大膽推測，Y感到不安的原因，不單純只是身材的變化，也就是說比起害怕熟悉的身體產生陌生的變化，她更害怕擁有女人味的身材會走樣。身為一個在這個社會活了三十年以上的女性，我也知道懷孕和生產所造成的身體變化，再怎麼用神聖的母性和祝福來美化，還是可能會讓女性感到喪失自我的恐懼和不安。

在媽媽們常用的網站上所上傳的煩惱，則更讓人感到痛心。「我的乳房不是胸部，感覺好像是孩子的飯桶」、「好像變成哺乳類動物」、「產後身材走樣，老公好像不把我當女人看了，好傷心」。常常見到她們有人身處「餵母乳而身材走樣」以及「母愛」這兩個煩惱之間，並為此感到內疚和自責。於是生產後依然維持「小姐」身材的人，便成了人們羨慕的對象。即使成為已婚女性而擁有心愛的丈夫，女人們對於女性魅力的欲望，依然是很基本的問題。從這點來看，害怕懷孕和生產的Y的煩惱，絕對是非常現實且普遍的。再怎麼努力將自己的定位轉化成母親，喪失三十年以來一直視為理所當然的女性魅力，就像是在否定過去作為女性在社會上生活的自己。

雖然上了年紀，隨著歲月流逝，身體會產生變化是理所當然，但「女人味」這個詞彙中所蘊含的形象，依然是現今社會非常重視的觀念，這點毫無改變且堅定不移。在這種基準之下，很少有人能對他人的評價麻木無感。因為手術、生產還有停經而產生變化的身體，導致自我認同產生混亂，陷入憂鬱當中的人，又有多少呢？

「妳看看那些藝人吧！妳也是一樣，只要好好保養就行。妳現在的身材也是我們當中最好的啊，很快就會恢復的。」

我沒有要求Y改變心態，或是跟她說「不管妳身材如何妳的身體都很美」。另外，如果天真地安慰她，說一切都能用一個生命的誕生和包含丈夫在內的家人的愛來克服，感覺也很奇怪，不太恰當。與其這樣，我選擇幫助她想起她出眾的美貌及魅力。

週三，是有游泳課的日子。我一邊抹肥皂一邊用搓澡巾搓洗腳趾縫隙，那時我突然產生一個想法：「如果有問題的不是胸部，而是腳趾的話，我會怎麼樣？」如果醫生說要切除腳趾，我會那麼害怕嗎？胸部和腳趾同樣都是身體的一個部位，只不過社會對胸部賦予太多性方面的意義，我竟然只因為這樣就往返天堂和地獄數十次嗎？

不過我還是鬆了一口氣，因為代表性魅力的象徵沒有被毀損，我的女人味還保留著，得以確認我的存在是名女性。我差點失去的不是毫無魅力的腳趾，而是最適合凸顯魅力的身體部位——乳房，但我並沒有失去，所以我能光明正大地脫離綑綁我的恐懼，也就是害怕女人味被削弱的恐懼。

不過，如果危機再次找上門呢？

我知道，這只是暫時解脫、只是延期罷了。總有一天，又會有其他失去女人味的危機找上門來威脅我，導致我缺乏自信的生活產生裂痕，再次將我推入恐懼當中。

我怎麼會不知道呢？我不會永遠都是很有魅力的存在，擁有女人味和性魅力的身體也不會恆久不變、不能永遠維持。時間一旦流逝，那只會變成沒有意義的空殼。

最終，我總有一天勢必得丟棄將年輕和美麗與女性並列的固定觀念，重新定義女人味的意義。雖然這不簡單，卻是非常明確的解答。

然而，這明確的解答和我的距離卻極其遙遠。我一輩子都是如此學習並生活的，一次就要將喪失的感覺拋開，展現出堅決的態度，豈是容易的事？我沒辦法毫不在意地無視一名女藝人擔心失去女人味的恐懼，沒辦法嘲笑Y出於擔心而將孕育生命的聖潔行為和走樣的身材拿來比較，也沒辦法安慰停經後覺得女人的生活已經結束而傷心的媽媽，透過其他事來尋找自我認同。只要嚴格的社會評價基準和苛刻的社會關注角度仍然存在，在很長的時間內，我大概都很難從失去女人味的傳統恐懼中掙脫出來。

我把泡沫沖掉，看著鏡子中的胸部，上半部為了組織切片檢查而插針的痕跡還留著，但至少曲線還沒有消失，我再次感到安心。

我不打算費力掙扎了，而且我決定承認自己很難從那種恐懼中掙脫。不過又有誰會知道呢？就算僅僅是像這樣硬撐著，或許在某個瞬間，我也會突然成長而貼近解答；或許在某個瞬間，連痛苦的情緒也會悄悄消失不見，彷彿不曾存在那般；又或許會藉由喪失這痛苦的契機，成為一個超越一切、不再動搖的真正大人。

我也變老了。

就算不是乾枯又貧瘠的秋天，

也不能說是陽光明媚的夏天。

我正面臨

漸漸畫出下降曲線的現實。

抗老

追求抗老的社會

我照鏡子時發現嘴巴周邊有法令紋。有道淺淺凹陷的紋路從鼻翼往下延伸到嘴邊。我感到慌張又著急，趕緊揉一揉那附近的肌膚，但法令紋還是猶如最初就存在一般動都不動，完全沒有變淡的跡象。怎麼會這樣？它是什麼時候在這裡的？就算我想回想那個開端，也想不起來。在我理所當然認為臉上不會有皺紋而沒有特別留心的期間，它猶如突然降臨的災殃向我襲來。

又來了。

我想起不久前突然遭遇白頭髮的奇襲。一開始我還否認現實，忙著把看到的白頭髮一根一根拔掉，後來還去搜尋如何避免長白頭髮等，為了抹滅白髮的痕跡而尋找解決的辦法。然而在這過程中，白頭髮卻彷彿在嘲笑我那般呈倍數快速增長，對我發起猛烈的攻勢。最終我只好宣告投降，定期去染髮，與白頭髮妥協。總之，經過我刻苦的努力，別人如果沒有特別仔細看，是不會發現我長白頭髮的，所以就某種程度來說，我算是成功偽裝了。

不過，皺紋的問題就有些微妙的不同。不管我再怎麼用粉底液仔細塗抹，只要我一笑，就完全徒勞無功了。

悲哀的是，現在身體老化的痕跡已經轉移到無法隱藏的臉蛋上了。為了避免法令紋變得更深，我吸飽氣鼓起雙頰，愣愣地看向鏡子，但只在可笑的表情下看見一張醜陋的臉，以及費力想否認皮膚老化現象的內心。

雖然轉移到臉上的老化痕跡讓人沮喪又悲慘，不過還是有個能替我帶來些許安慰的事實，那就是對每個人來說，時間的流逝伴隨的都是必然會滅亡的命運。所幸老化並非是只有我會遇到的事。今年三十三歲的我的那些朋友們，也都察覺到自己的外貌正在悄悄產生變化，因此各自擁有不同的煩惱。

最近聚餐時，K承認她正在使用髮廊販售價格昂貴的防落髮洗髮精，與此同時還每天服用適量的啤酒酵母。朋友問她那有什麼效果時，K指著自己的髮際線，用帶有強烈自信的嗓音說：

「妳們看看這個，感覺真的有長新的頭髮出來。」

一年前K在擔心掉髮的問題時，我覺得還沒輪到自己憂心，當時心中難掩隱約的優越感和安心的情緒，但不知從何時起，我開始發現自己髮際線附近的髮量不如以往，所以開始有些擔心。現在不是自以為狀況比較好就能自我安慰的時候了，就速度來看，說不定反而是我該比較心急。幸好我從K手上獲得了有效長出新頭髮的啤酒酵母產品資訊，心裡不禁為此鬆了一口氣。

不知從哪時候開始，在我們的聚會中，跟「抗老」相關的主題變成了很適合的聊天話題，所有三十幾歲的人都有共鳴，而且還能夠聊很久。我們互相分享許多關於皮膚科、經絡按摩、居家保養品等抗老產品或保養方法的情報，而且也經常討論其他友人實際體驗過的驚人效果。

我們去旅行時，一定會買一些小禮物回來送朋友，這是我們之間長久以來的習慣。W不久前和男友出國旅行時，也依照這項慣例買回禮物，於是我對禮物抱有一定程度的期待，但出乎意料的是，我從W那裡收到了足部去角質凝膠和護足霜等足部保養產品。竟然是足部去角質凝膠？有誰收禮物時會想收到足部去角質凝膠之類的東西？又不是要穿涼鞋的季節，雖然天氣是滿乾燥的，但用身體乳液就很足夠了。我本來期待收到像護唇膏之類的基礎化妝品，又或是那個國家的零食之類的，所以終究沒能藏住不太滿意的神情。

然而，W的選擇果然是對的。就在我沒注意到的期間，腳後跟不知不覺變得粗糙，厚厚的繭已經龜裂了。我看著那陌生的模樣，不禁嚇了一跳。過去歲月的痕跡，原封不動地累積在我看不見而沒有多花心思照顧的各個角落。W送了比任何東西都更實用的「抗老」禮物。

懊悔的心情突然席捲而來。我後悔自己一直認為老化是很遙遠的未來問題，和我毫不相干；我後悔自己對連跟手指甲般大的，不對，是連腳後跟角質般微小的關心都沒有投注。我明明知道自己活在流逝的時間當中，但我所能想到的總是僅限於離我最近的未來。我無法想像自己總有一天也會變成老人。在我眼中，老人似乎從以前開始就是老人了，因此，我一直覺得老化是別人的問題。然而，白頭髮、法令紋以及角質化後不再柔軟的腳後跟，正在提醒我一個非常明確的事實——老化不再是遙遠未來的問題，也不是他人的問題，而是當下我自己所面臨的問題。

不幸的是，「老化」這個攪亂我日常的詞彙所帶來的可怕災難，不僅僅是外貌的變化而已。我也開始感受到身體逐漸變差的細微變化。我確信自己的身體很健康，對此從不曾懷疑過，但現在我的信心卻一滴一點在動搖。

最近W一意識到自己貧血的症狀，就馬上去做全身檢查，然後參加每週三次的皮拉提斯課程。這種問題，在更年輕一點的時候是可以不去在意的。因為腋下長出小腫塊而在隔天一大清早跑去乳房外科的我也不例外。我意識到自己的身體不再充滿活力，而且還可能會罹患疾病。書桌上方的空間，原本只有不曉得從哪裡偶然得到的綜合維他命，現在卻放著許多我之前絕對記不得、名稱很複雜的營養食品，而且數量還有穩定增加的趨勢。例如：增強免疫力的蜂膠、有益肝臟健康的水飛薊素之類的。

我也變老了。雖然這種說法可能會被罵「不過才三十幾歲談什麼年紀變大」，但就算不是乾枯又貧瘠的秋天，也不能說是陽光明媚的夏天。我正面臨漸漸畫出下降曲線的現實。

我不想變老。即使我知道這是所有人都無法避免的自然法則，但我還是不想變老。這個期盼只是不成熟且不切實際的願望嗎？

我突然想起幾個月前媽媽接受拉皮手術的事情。媽媽去的整形外科診所位於新沙站正前方的高樓內。即使時間已經很晚，診所內還是有很多人。從那些人的臉上完全感受不到時間的軌跡，不僅沒有皺紋，而且還非常緊緻，所以看起來也莫名地人工。

奇妙的是，在那些人當中，臉上處處保留歲月痕跡的媽媽，反而像是異樣的存在。皮膚最光滑，看起來只有二十幾歲的診所組長，負責替媽媽諮商。不曉得媽媽是被那女人態度親切又溫柔的說明給迷住了，還是被二十幾歲特有的耀眼光芒和自信滿滿的年輕氣息給震懾住，總之她在諮商後就毫不猶豫地定下手術的日期。

「妳不要跟爸爸說。」

媽媽覺得爸爸絕對無法理解，為什麼要將一百五十萬韓幣的巨額投資在無法永久維持的美感效果上。

不過手術之後，媽媽的皮膚大大恢復彈性，看起來有明顯的變化，所以她終究難掩喜悅，彷彿忘記自己吩咐女兒保密的事，還問爸爸有沒有覺得她哪裡變得不一樣。幸運的是，爸爸給了一個明確的答覆，說媽媽「看起來年輕了十歲」。媽媽聽了之後，故意得意洋洋地補充了一句：

「你也跟我一起到皮膚科做醫美吧！你現在看起來就像個老人。」

我以為爸爸會說超過五十五歲的男人幹什麼要保養皮膚，要媽媽別說不像樣的話，但不知怎麼一回事，爸爸竟然出乎我的意料，二話不說就答應了媽媽的提議。

「對啊，爸爸也去做做看。」我一邊在旁邊附和，一邊覺得快要六十歲的中年男人做醫美，總有點不那麼光采，莫名地讓人覺得丟臉又不自然。然而，什麼才算自然呢？難道是在身體快速老化時，呆呆地什麼都不做，光是坐著等老嗎？還是認為微整形這類行為違逆時間的流動而拒絕接受嗎？

現今社會正在流行抗老。

在電視中看見人們一臉童顏、身上沒有贅肉，依然保有年輕身材，並不是什麼特別的事。不只有藝人是這樣，就連搭地鐵時，許多的廣告看板上也都寫著「你要用那種臉蛋和身材生活嗎？」彷彿在大聲斥責我沒有好好保養。為了死守青春，許多人心甘情願地投資他們的時間和金錢。白髮、掉髮，以及被黑斑和老人斑覆蓋、失去彈性的鬆弛皮膚，擁有老化象徵的這些人，終究被排擠在外，不受這個社會的歡迎。這個社會將「變老」當作一種衰落，在這個認為年輕才是美麗，只崇拜年輕的社會中，老化對任何人來說，絕對都是不受歡迎、且令人畏懼的客人。

在這樣的社會中，究竟什麼樣的態度才是自然的呢？我為了方才覺得「中年男性」和「醫美」的組合很不自然的心態感到丟臉。就算身體衰老了，對重返年輕的渴望也不會消失。雖然人都會變老，但即使年近六十，哪怕只有一點改善也好，也都渴望看起來能更年輕，不希望自己淪為被社會排擠的「老人」，在現在這個社會，這不是很自然會擁有的盼望嗎？

人們明明知道社會上只讚美年輕的美好，疏於尋找老年人的價值，卻還是希望人在上了年紀後，要維持成熟的樣貌，優雅地老去，說不定這才是刻薄的暴力。我一邊看著爸爸布滿老人斑的臉，一邊這麼想。

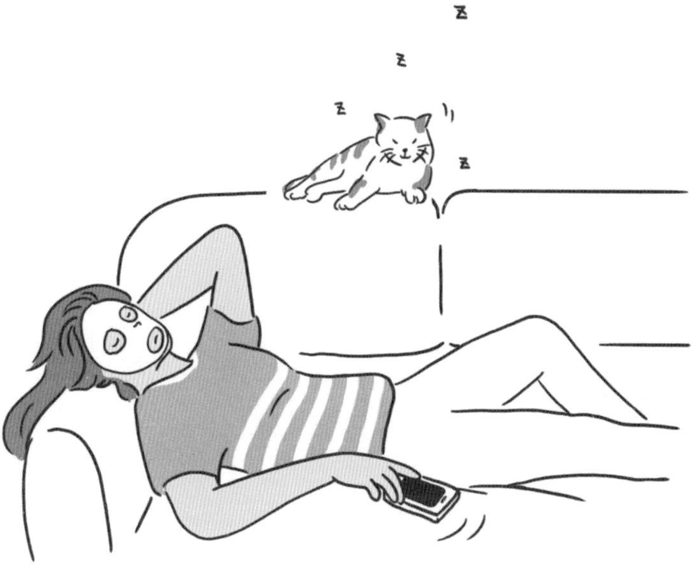
z
z
z
z

我為了購買K說預防落髮效果極佳的啤酒酵母而上網搜尋產品名稱，在瀏覽的時候，我再次實際感受到大數據的偉大。網路以我多次搜尋抗老化相關資訊的紀錄為基礎，蒐集了我所關心的資訊，經過分析後，向我端出最適合的抗老產品廣告。我心甘情願地點下它們秀出來的抗老產品廣告，彷彿在報答它們為了吸引我而閃爍光芒展現自己的努力。

那些模特兒神似新沙洞九樓整形外科診所的組長，身上完全看不出老化的痕跡。她們喊著死守青春的口號，努力宣傳自家產品。看到積極追求抗老的她們充滿自信地強力推薦，我毫不猶豫地將其他抗老產品和預防落髮的啤酒酵母一起加入購物車裡。

我不過就是多買了幾項產品而已，結帳金額一下子就超過了二十萬韓幣。我看著購物車，稍稍感到遲疑，心中似乎湧現了自我懷疑的想法。看到自己因為區區的法令紋而產生各種想法、心裡糾結不已，甚至還因此膽戰心驚，真的覺得很可笑。我或許也完全屈服在名為「外貌至上主義」的社會壓力之下了。

反正都會老，乾脆承認後順應自然就好，有必要做到這樣，活得這麼悲慘嗎？外表就僅僅是外表罷了，充實內在後有尊嚴地變老，這種心態不是比較好嗎？

然而，我忽視句句真實的內在聲音，最後還是按下了購買鍵。在完成結帳的視窗旁邊，顯示會讓人年輕十歲的肉毒桿菌和填充手術的特價廣告，正為了誘惑我而拚命努力，彷彿在預告這次的購物絕不是終點。

不管用什麼方法都還是要繼續抗爭嗎？等我變得年老時，就可以接受上了年紀的事實，擺脫這種情緒嗎？面對無法避開的老化宿命，究竟該怎麼應對？什麼才是正確的選擇？我覺得非常混亂。就算再過一些時間，我也很難找到解答。

每天看見逐漸變得陌生的身體，我勢必會被強烈的失落感籠罩，而且我絕對不會習慣那種痛苦。就算許多的抗老產品或微整形手術多少能將層層堆積起來的歲月沉澱物清掉運走，但若要消除已經堆得厚厚的時間痕跡，還是不夠用。或許我慘烈的掙扎，最後只會留下空虛，全都化為無有。

年輕無法永久長存，渴望無法永恆的事物，終究會迎來悲慘的後果。

然而，在追求抗老的社會中，那種要求我調整對老化的心態、內容過於粗糙的說教，並沒有打動我。很抱歉，那種安慰只不過是卑鄙的假象和偽善。我只不過想盡可能地死守，我只不過不想在流逝的時間奪走青春時，束手無策地遭受傷害罷了。

我根本就沒進步。

我僅僅是為了不受傷，

為了不淪為隨便的女人，

而一再地修改戰略，

但終究沒能脫離龐大的社會禁忌，

我只是存活下來罷了。

不成套的內衣

克制欲望的裝置

我直接穿上昨天穿過後丟在一旁的胸罩，然後把晾在曬衣架上、看起來還可以的內褲拿起來穿。上面是帶有格紋的藍色胸罩，下面搭了一件有點褪色的象牙色棉質內褲。不成套的內衣。雖然我知道可以搭成一套的藍色內褲，正整齊地收放在抽屜內側的某一個角落，但我沒有去找來穿。

當然，穿不成套的內衣不是什麼特別的事。除非內衣有數十套以上，不然每天要搭好一整套，是相當困難的事。再說了，我向來對看不到的地方不太花心思，一年三百六十五天，大概有多達三百一十一天都是穿不成套的內衣。然而，重點不是這個。關鍵在於，我今天穿不成套的內衣，有很大的成分是「故意的」。

其實我今天要跟之前推遲許久沒見面的弟弟P見面。最近我沒什麼能被稱為「曖昧」的事，也沒有能單戀的對象，但諷刺的是，那天已讀不回P之後，P還是會不時和我互傳訊息，保持聯繫，結果我開始對他產生了些許好感。雖然不能說我們在搞曖昧，但以

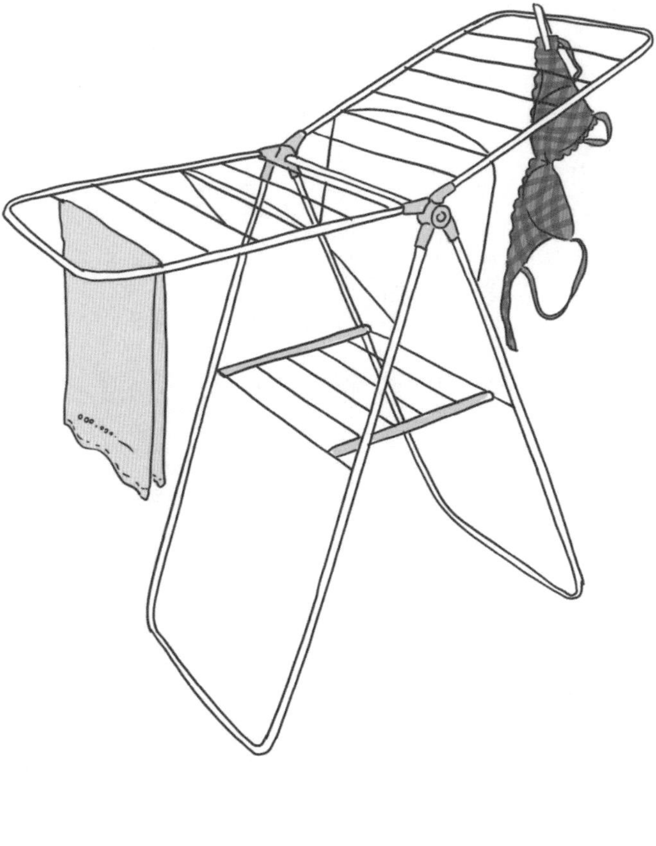

和認識的男人之間的曖昧關係來看，我們可以說是更靠近曖昧的那種，有發展可能的微妙關係。嗯，也就是說，今天穿的不成套內衣，正是在這種微妙的狀況中，我絕對需要的「裝置」。

男人與內衣，能理解這之中的關聯嗎？懂得察言觀色的人，可能會想到鄭梨賢《浪漫的愛與社會》[12]中的主角——琉璃。琉璃完美地適應父權主義的社會，她拋棄了浪漫的愛情，反而將純潔當作提升自己身分地位的武器，是個很狡猾的角色。在最後決定性的瞬間，可憐的琉璃為了反擊而穿上被視為最後防線的破爛內褲。

不過請大家別誤會我。我並不是想像琉璃一樣將純潔當作武器，或是把自己想得很高貴。那已經是十七年前的小說了。琉璃的登場對這世界投下了震撼彈，距今過了十七年。隨著歲月的流逝，性別觀念也進步了。現在因為發生關係而產生罪惡感，或是將純潔當作天下無敵武器的女人，已經所剩無幾；而且現在的女人也沒有笨到以為憑那種程度的戰略，就能提升自己的身分地位。

那麼，在鏡子前穿著不成套內衣站著的我，到底有什麼問題呢？問題在於，即使過了十幾年，在現今明顯讓男性和女性壁壘分明的社會中，賦予女性的舊時代價值依然有效。不對，或許還變得更高明，也更明顯。

我跟有好感但沒有交往的男性見面時，會穿不成套的內衣。為了不做出後悔的事，為了不被看成隨便的女人，這是我克制內在欲望的一種裝置。

「拜託，跟外面的衣服一起脫掉後丟到一旁就沒事了，不是嗎？我覺得妳那個方法沒效。」

我提到「克制欲望的理論」，強調必須區分「積極表現欲望來享受的時機」，和「雖然有些可惜但還是要克制的時機」。她們本來都默默點頭表示認同，但一聽到我提出的「裝置」後，馬上就提出了異議。她們說難道我覺得區區一個不成套內衣，就有可能克制性慾嗎？

K說：「妳以為在那種狀況下，對方還會在意『那種東西』嗎？」她嗤之以鼻的表情非常堅定。若不是她本人有經驗，大概不會有那麼強烈的自信。

「出門前跟媽媽報告妳要跟男人見面。」

「瘋了嗎？」

「少喝點酒最實在。」

12《浪漫的愛與社會》為小說家鄭梨賢踏入文壇之作。該小說描述主角琉璃為脫離父權主義的價值觀，反過來利用社會對女性的刻板印象，假裝純潔、軟弱、順從，藉此勾引有社會地位的男性。

「這個難道會比較簡單嗎？」

淨是些不像話的提議，全都是幫不上忙的戰略。雖然大部分造成失誤的原因都是酒，但我非常清楚自己絕對贏不過酒，我更清楚我不可能不喝酒。在與酒的對決中，我連一次都沒有贏過。尤其有好感的對象就在眼前時，酒喝起來總是非常甜。哪有辦法拒絕那帶有魔法的靈藥呢？

「所以我之前啊……」

那時，剛剛一直保持沉默的W張開了緊閉的雙唇。

「沒有除毛。」

什、什麼？W突然揮出的一擊，超出我腦袋所能負荷的強度，彷彿整個大腦都卡住，思緒暫時中斷了。大家一臉疑惑不解，同時又非常好奇W接下來要說什麼。W似乎察覺到我們的心思，繼續自信滿滿地說明她的裝置。

雖然欲望咕嚕咕嚕沸騰，但對那段關係還沒有確信，或是預想在隔天早晨，後悔勢必會席捲而來，每當那種時候，她就會想著扎人的腋下，把欲望給忍下來。她還要我們想想看，在火熱的氣氛之下，衣服一件件急著脫下來，露出了妳的裸體，當男人愛撫著妳身體的每個角落，然後在過程中把妳的腋下抬起來時，瞬間發現扎在肌膚上的黑漆漆毛髮。

「天啊！超級可怕，要瘋了。」

雖然所有人都一副像在W的發言中聽到不堪入耳的話似地罵了幾句，還搖搖頭表示強烈的反感，但我透過大家的眼神可以推測出，所有人的想法都和我一樣，那就是我們都覺得W的方法非常有道理。

「要設定雙重裝置，雙重裝置！」

我無法忘記。我大概一輩子都不會忘記。W用看小孩子的目光看著我，然後在最後認真地吐出那句話時，她那得意洋洋又非常可靠的表情。

糟糕，我瞬間被她說服而點了點頭。我只能對她的智慧充滿敬意。她說的是真的，那是來自長久人生經驗的「至理名言」。

我一邊重新回想那天的記憶，一邊將大衣的領子給拉緊，同時也想著藏在裡面的雙重裝置：不成套的內衣和不光滑的腋下。

你們問我八字都還沒有一撇，會不會準備得太超過了？很抱歉，我也希望是那樣。當然，我承認這些煩惱可能就只是一鍋泡菜鍋[13]的程度而已。然而，這絕對不是太超過或是不恰當的煩惱。

就算是這樣，我有必要特意設定裝置，這麼窩囊地跟對方見面嗎？如果是這樣，不見面還比較好。我這樣還能說是在現代社會中有自主權的女性嗎？不過，我也知道在我們的社會中，人們是怎麼看待忠於欲望的女人，特別是三十幾歲的女人。

我在等P的時候，心裡的情緒分成兩派，正互相爭執不休。不管是這一方還是那一方的意見，都非常有道理。

雖然心裡相當掙扎，但其實我已經決定站在其中一邊了。當我作為欲望的主體，忠於自己的本能時，將會得到什麼樣的回報？男人會不再對我感到好奇，反應也逐漸變得冷淡，而且還會像翻臉一樣突然改變態度。不論我再怎麼問心無愧且堂堂正正，對那個人來說我都已經不再是珍貴的存在。那時一定會有種遭受背叛的感覺。即使我年齡增長、經驗增加，每次都還是會因為那種反應而受傷。

這種程度只不過是「適合的戰略」罷了。為了平復漸漸浮現的羞愧感，我努力調整心態來安慰自己，不曉得這是自我合理化還是精神勝利法。

「喔，姊姊妳等很久嗎？」

為什麼不祥的預感總是很準確呢？雖然每年我們都會偶爾聯絡個一兩次，但我完全忘記我們最近一次的見面，幾乎已經是五六年前的事情。P那可愛又稚氣的臉蛋，就像神奇寶貝一樣，似乎進化了好幾個階段，而且本人看起來比他在KakaoTalk上那張讓人懷疑他是自拍白痴的大頭貼還要帥上許多。我對他的好感度和對今晚的不祥預感正同時大幅增加中。

「要不要去吃生魚片？姊姊不是喜歡燒酒嗎？」

長大後變得很不錯的年下男，能充分刺激我身體各個角落的戀愛細胞。雖然我能在他身上感受到與流逝的歲月成正比的穩重和成熟，但不會覺得他「老」。在同輩男性中常見的落髮症狀也沒發生在他身上，而且完全沒有「大叔」的感覺。我說他變得很不錯，指的不僅僅是外貌。雖然我不知道在這段期間，他經歷了多少事情，與多少人交往過，但總之我很確定，那些經驗都將他造就成一個更有魅力的男人。觸動我的細膩關心及風度都證明了這一點。

再加上回憶的力量。共享相同回憶的那種共鳴，一下子就拉近了我們之間的距離，長達七八年的空白期都不算什麼了，我們的話題多到不行，而且微妙的情感交流正以驚

13 韓國俗諺：「給年糕的人都還沒想好，你就自己煮泡菜鍋要配來吃了。」指面對尚未確定的事，卻一副已經篤定會成功的樣子。

人的速度在發展。將手肘放到桌上，稍微傾向對方的身體角度；停不下來的對話；搭配得很好的節奏以及時機恰當的笑話；不管聽到什麼都自然發出的嗤嗤笑聲。所有一切都促使綠燈亮起，這真是非常久違的感覺。燒酒果然很甜，我們很快就把酒喝完了。

「換個地方吧，有間我熟悉的店。」

我非常輕鬆又愉快地拿走帳單，先從座位上站了起來。

我們到了我曾經去過幾次、氣氛很好的居酒屋。P問我要不要喝清酒，我跟他說酒不該混著喝，然後點了剛剛喝過的同一款燒酒。喝其他種類的酒容易增加風險，一不小心就可能會喝得太醉。既然我無法節制不喝酒，這種方式也可以算是我的一個小小裝置。

就算換了地方，魔法的靈藥還是很甜，我們很快就喝了好幾輪，現在我已經感覺到醉意湧了上來。甜甜的酒、有魅力的男人、十分鐘前剛駛離的末班地鐵。P將手從桌上抬起來，拿掉黏在我頭髮上的某個東西，大概是剛剛吃下酒菜時沒注意到而黏上去的。

我感到慌張。不是因為丟臉，而是因為我察覺到近在眼前的危機。

繼續這樣下去，說不定會直接奔向危險的道路。不對，我現在覺得這樣或許更好。別考慮後果了，那又怎樣呢？現在開心就好啦！不對，不對。這不是任憑事情發展那種不負責任的態度，這是我自主且自發性的選擇。

但是那瞬間，有一個場景闖入我的腦中——人們鬧哄哄地討論著我的藍色胸罩和褪色內褲，以及沒除毛的腋下，整個亂成了一團，這個畫面在我腦中不停盤旋，對我解除理性武裝一事發出強烈的警告。

「我們走吧？」

到目前為止一直飄忽不定的不安情緒，終於化為具體的言語，清楚展現出實際的樣貌。「換個地方吧」和「我們走吧」這兩句話有明確的差異。尚未定下的路線、不確定的目的以及決定性的瞬間。我無論如何都想拖延的這瞬間，一點都不輕鬆或愉快。與猶豫不決地站著的我不同，P已經神速地結完帳了。他往前走，我也跟著往前。他輕輕地握住我的手。

我知道這個場景——男人不說目的地在哪裡，自然地朝某處走去，而我則跟在男人的後面。那個腳步實在太過自然，自然到實在問不出「要去哪裡」。雖然男人打算攔計程車，卻不問我是住在哪裡。

我知道我該說什麼話，也知道說出那句話的時間點有多麼重要，連一點點讓他說服我的時間都不能給。我不能相信的不是他，而是我體內湧現的欲望。

「我先搭計程車回家，今天很有趣，再跟你聯絡。」

正好那時有台計程車從旁邊經過，我攔下車子後，生怕被他抓著不放，車一停好我就把手抽出來並對他這麼說。雖然他的臉上似乎瞬間閃過了失望的神情，但我努力不去理會。成功了，適合的戰略——雙重裝置——真的奏效。我做到了。

喝酒後的隔天，我總會在某種不清楚的模糊狀態中睜開眼睛。「發生了什麼事？」這樣想著想著，前一天的事情就會以尚未整理的樣貌猛然浮現在腦中，強烈的真實感立刻襲來。「啊，對了。我喝了酒。」一意識到這點，我就會本能地尋找手機。顯示在手機螢幕上端的 KakaoTalk 貼圖，同時讓我感到期待和不安。

「**姊姊妳起床了嗎？趕快解酒吧！呵呵，下週六有約了嗎？我們要不要去看電影？**」

Yes！幸好。我因為他的一則訊息，感受到奇特的安心感。我內心深處有一瞬間也產生了可笑的擔心——煩惱他的自尊心有沒有受傷，那個傷口會不會太大，讓他埋怨我或者討厭我。然而，我這次守住的不是他的男性尊嚴，而是我身為人類的自尊心。當然我也沒有掉入後悔和羞愧的深淵中。

藍色格紋的胸罩搖搖欲墜地掛在衣架上。「謝謝你。這次就歸功於你吧！」我沒有被那時的氣氛動搖，而是按照之前擬定好的戰略行動，克制住了欲望，所以不會被當成「隨便的女人」，更進一步來說，我還得到了他的好感。堂堂正正地……

白痴！怎麼能沒自尊到這種地步？我竟然就為了這一點成果而把自己搞得這麼難看，在那邊發神經！但是如果我昨天沒忍住欲望，如果真的那麼做了……

搖搖欲墜地掛著的胸罩「啪」地一聲掉在地上。我把它撿起來後，脫下身上的內褲，把它們一起丟進洗衣籃裡。褪色的內褲已經舊到可以丟進專用垃圾袋裡，而不是洗衣籃了。萬一P看到這個……天啊，光是想像就覺得毛骨悚然。看來這真的是很不錯的裝置吧？

我才陸續想起W自信滿滿的表情和P難掩失望的神情時，接著就又突然想到穿著彈性鬆弛、褪色發黃的舊內褲的那個女人——琉璃；那個帶著偽善面具的狡猾戰略家琉璃；終究還是宣告失敗的可憐琉璃。我又再次覺得背脊寒毛直豎。不過如果那個女人很可憐，那麼我呢？

我和她沒什麼差別，只不過是沒把純潔當作武器而已。我何時擁有完全的性慾主權，何時站在主動的立場了？即使過了十幾年，世間的基本價值還是沒有改變。雖然人們都說他們欣賞勇敢的女性，但這個矛盾的社會依然認為有欲望的女性太特立獨行，這個社會永遠都無法擺脫眾多的標準和他人的觀點。我根本就沒進步。我僅僅是為了不受傷、為了不論為隨便的女人，而將十七年前那個女人的戰略加以修改。我終究沒能擺脫龐大的社會禁忌，我只是存活下來罷了。

若要有所突破，唯有徹底擺脫隱藏在體內的舊時代意識，才有可能做到。

我跟有好感但沒有交往的男性見面時，會穿不成套的內衣。為了不做出後悔的事，為了不被看成隨便的女人，這是我克制內在欲望的一種裝置。

雖然這樣做有點悲哀。

這一切的行為

能留下什麼呢？

這只不過是為了「讓自己變有用」的自我安慰，

或是為了擺脫「看起來很沒用」的不安，

而展開的無止境消耗戰。

自我成長

我們能從不安的世界中獲救嗎？

「誰要吃爆米花」用英文怎麼說？

K最近開始學中文，她同時還買了六個月的瑜伽課。這是每週五十二小時工時制所餽贈的休閒時間。我傳了一則很長的訊息給K，語氣中帶有關愛與擔心，質疑她「又學瑜伽，又學外語，會不會太逞強？這樣還有什麼時間跟男人見面？」結果她的回覆意外地簡潔。

「妳自己才要適可而止。」

從上週開始我也將每週三次的運動時間增加到每週五次。每週二和週四晚上我都躺在床上發呆，看一些內容不怎麼樣的YouTube影片，把時間給浪費掉了。我覺得這樣很可惜。我要不要運用這個時間去學壁球呢？還是要上健身房？我煩惱了一陣子後，決定要專注在一件事情上，於是便報名了每週五次的游泳課。

最近我勤勞到很驚人的證據可不只這一項。我這陣子著迷於YouTube上各領域名

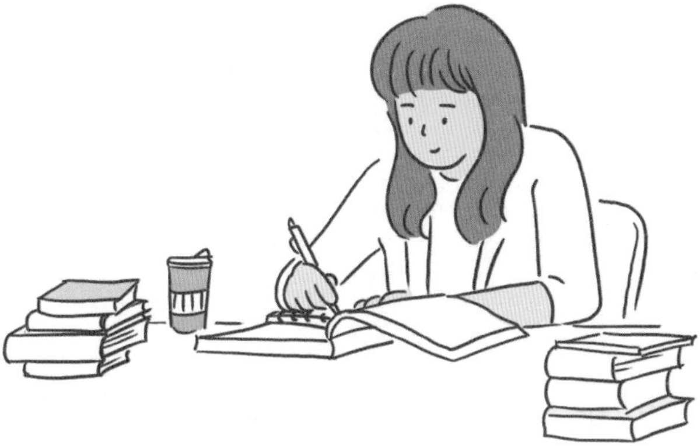

師的演講，總是趁搭地鐵上班的那一小時通勤時間觀看。我還試著上傳一小段讀書心得到社群平台上。充實的感覺在我體內日益茁壯。另外，我還順勢搜尋在週末舉辦的讀書會。雖然時間排得有點滿，但如果是一個月辦一次，我應該還可以參加，不成問題。我試著給這個有效率管理時間、致力於自我成長的三十三歲女性評價，做到這種程度，應該算是非常努力在過生活吧？

現在正是自我成長盛行的時代。

自我成長的書籍整齊地堆成一疊又一疊，氣勢驚人地占據書店入口的絕佳位置。網路上的新聞彷彿每天都在報導超努力的人們成功的神話。每節地鐵車廂內都可以看到宣傳成人教育的各種廣告，看著這些狀況，不得不承認自我成長確實是股在現代社會中穩定增加的風潮。在 Instagram 裡看見其他人的生活時可以察覺到，自我成長的風氣似乎已經快速侵入一般人的日常，占有一席之地。就連我身邊也很容易就能看見跟著那股潮流行動的現代人。

從念研究所開始，到參加各種研討會和會議、取得各種結業證書和職業證照，以及運動等等。還經常能看到有人開設 YouTube 頻道或出書。最近我甚至覺得要找個不忙碌的人還比較難。還有些人連看演唱會或旅行這類的休閒娛樂也盡全力去享受，或是費心經營 Instagram 的頁面，如果把這些也算進去，大家真的都非常為自我成長付出許多心力。

不論是運動、休閒或興趣，我也一天都不浪費，非常努力在過生活，我絕對不是無所事事的米蟲。就算沒能成為社會菁英，也是積極地活著。而在繁忙的生活中，我也才終於感受到安全感。最近，自我成長對我來說，就像一種不容質疑、是用來證明人類存在意義的行為。然而，我從一件非常瑣碎的事情開始，對這種再理所當然不過的日常萌生懷疑的想法。

當時我正在等二號線的地鐵。月台門上張貼的廣告今天特別吸引我的目光，那是我通勤時每天都會看到，但每次都會忽略的。內容是某個外國媒體人代言的英語學習廣告，那個人經常出現在電視節目中，大家都很熟悉。

「誰要吃爆米花」用英文怎麼說？

"Popcorn ______?"

咦？這看起來明明是很簡單的問題，但我完全不知道答案是什麼。

開頭不是「Would you like」嗎？不對，應該要是「Do you want to eat」才對，不是嗎？還是不對，「誰要吃」該怎麼用英文講？

頭腦全速運轉。在我絞盡腦汁的同時，列車已經進站了。我靠在車門上，小心翼翼地搜尋「誰要吃爆米花」，深怕被其他人看見。不曉得是不是很多人像我這樣，答案比預期的還更容易找到。

那是一個非常簡單的單字「anyone」。

當我嘴角正要淺淺上揚時，突然有股焦慮的情緒襲來。這又不是現在馬上就需要完成的重要事情，學會了不懂的東西，這樣就夠了。即使如此，還是有股莫名的慌張持續冒出來。我是不是應該報名英文會話課，而不是游泳？可笑的是，對無法回答正確英文答案的我來說，這件事正在把我導向另一個名為「語言」的自我成長的世界。這廣告的行銷策略成功了。

當然我的職業不需要擅長英文，我也不需要考取英文證書，但說不定去學學看也不錯。我的手指機械化地開始在網頁上搜尋，然後比較價格和課程的內容，看到一半時，我突然停下了手指的動作。

我現在在幹麼？

「anyone」導致的奇妙焦慮根源就在這裡。我只是很不安，擔心自己會被社會淘汰，所以無論如何都想掙脫。「過了三十歲後就會有安全感，變得更從容」這種話到底是誰說的？對一般的現代人來說，三十幾歲終究不是從容的時期。我的三十幾歲被人生主要課題的負擔重重壓住，而且面對不確定的未來，不安的情緒也高漲不下，這是和二十幾歲完全不一樣的時期。我努力運動，學習各式各樣的東西，連休閒生活都認真享受，在這樣充滿主動的人生背後，我經常被焦躁及不安等襲捲而來的情緒給淹沒，在裡頭奮力掙扎。

我將自己推向自我成長的世界，心想這或許是能讓我脫離不安世界的最後一塊浮木。我因此發現新的空缺，又再次用自我成長來填滿。即使現在沒有馬上需要、即使沒有任何人強迫我，我還是一直想到自己的不足，繼續訂下模糊的目標，持續努力。

什麼事都不做的休息時間就是「浪費掉」的時間，把躺平族視為魯蛇，這種隱約的社會氛圍壓迫著我。為了擁有安全感，比起享受從容的生活，我選擇了所謂自我成長的「茫然努力」，這能將我從不安的感覺中暫時解放出來。

某天，我甚至動用年假，請假參加在週五、六、日連續舉辦三天的知名演講。W看著這樣的我，說：

「喂，妳適可而止吧！那也是一種中毒。」

沒錯，說不定這是一種中毒。不只有酒精、賭博、遊戲中毒才會造成問題。若說用來逃避內心恐懼的方式是一種中毒的行為，那麼用努力的行為來消彌不安和憂鬱，也是一種中毒。成長中毒、學習中毒、努力中毒，還有自我成長中毒。

不要安於現狀，為了更好的未來「拚命努力吧」！學習更多，消費自我成長吧！社會高喊只要全力以赴就能擺脫不安，藉此激發人們內心深處的欲望，而且還在眾人眼前展示那些能幫助成長的各種事物。

我一下子就被迷惑了。是因為我對不穩定的現實和不確定的未來一直抱有擔心的想法嗎？不曉得恐懼是從何時開始自然而然地內化的。不斷自我逼迫，這說不定是在現代社會中一種變相的生存法則。在計較每件事是否有用的社會當中，哪怕只有一點也無妨，我努力尋找「我」這個人的用處，想盡辦法提升自己的競爭力和商品價值，只為了在沒有希望的社會中活下來而奮力掙扎。

事情怎麼會變成這樣？

雖然在冷酷又焦慮的世界中，我仍懷著一絲希望，相信自己能甩開恐懼，並將自我成長當作了不起的武器，緊抓著不放，但我抓得越緊就越不安。而諷刺的是，那份不安，又會再次轉化為我投身自我成長的動力，這一切都只是在重複滿足不了的努力和沒有終點的競賽。

「anyone」導致的忐忑，使我體會到這個離奇的現實——我在自我成長的世界裡有多麼努力又主動地在滾輪裡跑著，活得就像隻花栗鼠。

我在睡前習慣性按下YouTube的播放鍵，畫面正在播放時長十五秒的讀書會廣告。「讓世上變得更知性！」我本來已經放鬆的身體又緊張起來。我想起讓我感到焦慮的「誰要吃爆米花」，我想起站在堆積如山的自我成長書籍前，那種無法言喻的無助感。

整個社會都在催眠我，要努力並進步，這樣才會變得幸福，而且還恐嚇我，如果沒那麼做就會被淘汰，導致我更加不安。在我視線所及之處，幾乎都被自我成長的廣告給占領，他們自稱是解決問題的大師，不停對我洗腦，說我是個能力不足的人。如果我更努力，是不是就能消除不安？自我成長能把我從不安的心情中拯救出來嗎？

這一切的行為能留下什麼呢？這只不過是為了「讓自己變有用」的自我安慰，或是為了擺脫「看起來很沒用」的不安，而展開的無止境消耗戰。對一輩子活得像個學生的我來說，很難自己找到變幸福的方法，這說不定是理所當然的事。不過，有一點很明確，那就是能將我從不安的世界中拯救出來的，絕對不是反覆不停的自我成長。

我將視線從手機畫面上移開，今天書桌看起來特別有存在感。確定改制成每週五十二小時的工時後，我覺得或許會有用而買下了考證照的自學書籍，它們占據了書架的某個角落，看著讓人覺得心情沉重。那些書我看了幾頁啊？罪惡感又開始悄悄冒了出來。不過仔細一想，「取得工作與生活的平衡」也是為了過著像人樣的生活而衍生的概念，不是嗎？

「適可而止吧」，就像K所說的，或許有時「量力而為」才是正確的，我一邊這麼想，一邊閉上眼睛。突然覺得好累。我連自己已經筋疲力盡的事實都在逃避嗎？明天不要去游泳好了。我的身體現在需要的說不定就是「耍廢」。

當然，我不可能一瞬間就改變，可能又會馬上對不安的感覺投降，但就算我暫時不那麼積極主動，也不會發生任何事。

就如同我急於自我成長時，沒有發生任何極端的事情那般，我相信當我不那麼做時，也不會發生什麼大事。實際上，就算我不知道 anyone，就算我不去聽名師的演講，就算我休息了幾天沒運動，也不會發生任何令人害怕的事。

再怎麼了不起的演員，

也不可能一輩子都待在聚光燈下，

也沒有能參加兩次韓國小姐大賽的「真」小姐。

我承認我的時代已經結束了。

不管我心裡再怎麼不願意，

都還是要面帶優雅的微笑，

將王冠交給下一棒的選手。

聚光燈

從主角退位

「原來我也只是一個平凡的三十幾歲女性啊！」你們知道這種驚悚的體會如電流亂竄般通過全身上下的那種刺麻感覺嗎？當我發現再也無法阻擋老化和身體機能的退化時，也有這種感覺。不過最讓我感到驚悚的狀況，是像過氣演員那樣，發現已無法再扮演「主角」的時刻。等那可悲的事實充分刺激我全身各個角落的細胞後，我便沉浸在鬱悶的心情中，那個模樣大概就像在冰箱裡的蔬果箱中，因放置過久而失去水分，變得乾乾癟癟的蘋果。

「在人生的舞台上，我們每個人都是主角。」這句話實在太理所當然，所以反而沒有任何意義。精子和卵子接觸後，精子要突破數億分之一的競爭率，成為最終的勝利者，我才會誕生在世上。如果仔細計算，連中樂透的機率都會輕易被比下去。姑且不論是什麼類型的電視劇，這樣的我理當獲得主角的待遇，不是嗎？然而，世界可沒有那麼輕鬆簡單。而且在這社會中，主角、第二主角、配角和臨演似乎都被區分得很清楚。

要確認自己分配到什麼樣的角色，並不是太難的事。只要觀察那個角色有多麼靠近聚光燈，就能知道他是主角還是配角。被關心與注目，這是主角自然能享受到的與眾不同的待遇。人們賦予主角極為甜蜜的特權、對主角投注關心、認同主角，這一切主角都沒理由加以拒絕。因為只要誕生成為這個社會的一員，周遭的關心和認同就會是非常重要的事，有時甚至會成為一個人存在的理由。因此，現在我遇到的問題，簡單來說大概就是以下這樣：

三十年來，我都覺得自己是人生舞台上的主角，如果我突然發現自己被降級成配角的話會如何呢？（真的是這樣，這個狀況除了用「降級」，沒有更適合的形容詞）如果我在改編的作品中，被分配到扮演主角在職場中上司的角色呢？這真會丟臉到不符合洪珠妍這個名字。

我的履歷就算沒有很厲害，但也不是很差勁，大概位於中間的程度。而我的外貌就算沒有美到每天都被大家討論，也經常會聽到別人說「那個人說妳長得不錯耶」。雖然不能說是盡情享受了青春的「燦爛」，但我的程度至少可以說是享受了青春帶來的優勢。

然而，就像「年輕時不懂青春」的古老歌詞那般，當我意識到圍繞在我周遭的光芒，從某個瞬間起開始變得黑漆漆時，心裡才驚呼：「不會吧！之前那些光芒原來就是聚光燈？」那時我才在一片深深的黑暗中恍然大悟。

舉例來說，當我發現占有這舞台主角位置的人不是我，而是其他人時；當我察覺到聚光燈是打在隔壁組的J身上時；當我知道觀眾的視線全都投向那女人時；當我想起在不久之前的某段過往，我多少也享受過那些待遇的苦澀事實時，狀況正是如此。

J。

她是最近集眾男職員關心於一身、入社滿一年的二十幾歲職員。我承認她有黝黑又濃密的頭髮、明晰且白淨的皮膚，也承認她適度的撒嬌和溫柔的語氣足以讓男人們為之傾倒。然而，若根據眾多整形外科醫師所說的現代美女的標準客觀判斷時，五官的外型是我更勝一籌。我的眼睛更大、鼻子更高，臉蛋也是我的更白更修長。也就是說，J絕對不是典型的美人。不過，如果說有什麼是我絕對比不過她的。

唉，那就是這燦爛的青春光環。

完全感受不到人生滄桑的愉悅個性，能帶動氣氛的活潑能量。雖然她不是典型的美人，但不管怎麼樣，她還是擁有「清新感」這個關鍵的條件。她是獲得主角頭銜，站在強烈聚光燈下本公司人氣最旺的「萬人迷」。她是受大家歡迎的話題人物，這點不容置疑。再說，我不也製造了題目為「不是妳，而是妳的後輩」的小插曲？這則丟臉又難為情的小插曲，足以讓聽眾也替我感到羞恥。

我偶然在上班路上遇到我誤以為對我有好感的隔壁組朴小組長。我和他一起走到公司的途中，發現了一個驚人的事實，那就是他心裡在意的不是我而是J。他完全沒注意到站在一旁的我的表情，光是用帶有些許興奮的語氣輕聲地跟我說他和J的「戀愛傳聞」，任誰都看得出來他很開心，根本是在炫燿。

然而，就算掉入錯覺的泥淖有點丟臉，這種受歡迎的程度應該也不算什麼吧？不過就是從男人那裡得到點人氣罷了，有什麼好羨慕的？而且那也不全然是好事，只會被人說閒話，搞得很疲憊而已。難道我就沒經歷過嗎？我又不是不瞭解那種苦楚。

或許我一直都是像這樣努力假裝漠不關心、裝酷、自我安慰，並且持續否認。否認我對她的那些關心、超乎尋常的複雜心境，還有羨慕與妒忌交織的醜陋情緒。這種狀況，一直維持到上週公司替即將屆滿退休的上司舉辦退休紀念送別會時。

提到那個送別會的場合，表面上主要是替退休人員的離去感到惋惜，並對他過去付出的辛勞表達敬意，同時也給予祝福。只要做到這些，這場聚餐的目的就達成了。

不過，這當中還隱藏了一個特別的目的，那就是清楚地證明大家傾注在J身上的關心有多麼巨大。我看見照射在J身上的聚光燈有多麼強烈，而那個女人又有多麼常被放在話題的中心。在整場送別會中，我目擊到好幾個男人在幕後隱密操作的忙碌場景。那些場景如下：

・死守位置大作戰

死守J旁邊的位置，或者至少死守和她同桌的位置。他們可能自以為那是祕密戰略，但在我眼裡實在透明到很明顯。有人即使已先抵達聚餐地點，還是在門口徘徊，等到J抵達的那瞬間，才裝作時間剛好搭上的樣子，默默和J一起進場後，自然地坐到她隔壁的位置。運氣很差、坐得離J太遠的人，則是等現場氣氛開始炒熱後，才拿著杯子四處走動，和別人乾杯，然後再自然地靠近J坐的那一桌並長時間停留。

・不著痕跡地繞著J轉的對話內容

不管聊到什麼樣的話題，對話主題都會像迴力鏢一樣繞回J的身上。「哇～珠妍已經三十三歲了啊！J那妳幾歲了？」明明就是大家都知道的事情，還硬要把我當作促使他和J親近的媒介；又或是勉強和J產生共鳴，就算J沒講什麼特別的話，也大力稱讚她等等，甚至連她乾了一杯燒啤，都能讓他們覺得很有魅力，還發出「哇～」的讚歎聲。

他們為了找出和J的共通點而費力的模樣，我看了都覺得可悲。

・J的存在與聚餐生命力的關聯

本來聚餐現場的能量滿點、氣氛沸騰到不行，但J一離開座位，現場便瞬間失去生命力，猶如消氣的氣球。真是的，男人對年輕女性的關心實在可笑，一眼就被看穿。

「男人到底為什麼都那樣啊？哈　還記得以前騷擾我的那個人吧？哈哈　他現在為了和那女的講話，還裝模作樣咧！哈哈」

「幹麼看得那麼仔細？哈哈　妳是不是嫉妒那個女的？」

「喂，別搞笑了，我幹麼要嫉妒她？」

「那妳就別理他們了，那和妳有什麼關係啊？幹麼那麼在意？」

竟然說我是嫉妒人氣年輕女性的沒出息三十幾歲女性。不得不說這是種莫名熟悉、又老套且充滿惡意的刻板印象。然而，越是老套，越代表這種妒女的形象已經廣為人知，成了一種既定事實，如果沒特別注意，就會變成很糟糕的事。

我只不過是需要一個人和我聊聊那些男人為了討女人歡心而做出的幼稚舉動罷了，但我彷彿從K傳來的回覆「幹麼在意那種事情？」中，聽見她的內心話：「卑鄙的不是他們，是妳！」這不禁讓我瞬間火冒三丈。

「是在說什麼離譜的話啊？我為什麼要嫉妒？到底為什麼？喂，真的不是嫉妒好嗎！」這些說不出口的話在我心裡彼此碰撞，迸發出火花。

我為什麼會這麼生氣呢？脈搏快速地跳動，血液逆流衝上頭頂，其實我的內心的確不懷好意。

我經常會聽到人們說J的閒話，她不愧是公司裡人氣最高的。像是「聚餐時她會一直留到最後，而且還堅守在組長旁邊的位置」、「她都不跟那些看起來喜歡她的人劃清界線，就愛招風引蝶」、「在公司裡她不知道跟多少人搞過曖昧」等未經確認的八卦，我也以沉默表達認同。而「跟她的努力相比，她得到的待遇也太好了吧」、「她還以為業務上的疏失也可以利用自己的人氣矇混過去」等過度帶入私人情緒的評價，我也毫不吝惜地大力點頭。還有什麼能比「狐狸」這個詞彙更適合總結這一切的狀況呢？當其他人從口中吐出「她就像狐狸精」這句適合用於隱性詆毀的魔法句子時，我承認其實我覺得很痛快，同時還感受到一種近乎喜悅的心情。而且我最後甚至還徹底壓抑內心的理智，頂著一張撲克臉多說了一句尖銳的話：「要小心她。」

若捫心自問，怎麼能說這不是猜疑和妒忌呢？誠實點吧！我討厭那個女人獨占光環、無法容忍她霸占主角的位置不放。

該說就像是我的權利被侵犯了嗎？

坦白說，其實J所經歷的這些事情，就和過去幾年我所經歷過的沒什麼太大的差異。現在如果把我和J擺在一起進行人氣投票，想必大家都會毫不猶豫地把票投給她，但是如果召喚七年前，不對，就算召喚五年前的我，狀況也可能會有所不同。就像G-Dragon所唱的，我不管身在何處也絕不遜色。追求我的男同事也不算少。另外，雖然絕對不是出自我的意願，而且我也沒有刻意耍手段，但我確實比較輕易就能獲得業務上的幫助，而且我也因為努力而得到了更好的評價。

當然，過度的關心、被誇大的謠言和微妙的心理戰，有時也讓我覺得很辛苦，但那種痛苦我還能承擔，也還可以忍耐，因為不管怎麼說，這些都是我能享受的青春所帶來的特權。所以J正在享受的「豪華待遇」，也是我曾經享受過的。

社會的眼光對年輕女性特別苛刻且不正當，但事實上，從相反的角度來看，還有一個讓人不舒服的真相，那就是她們確實也因為年輕女性的身分，獲得了各種特別待遇和利益。即使我比任何人都清楚，硬要將對年齡的刻板印象巧妙套在女性身上是不恰當的，但我依然很嫉妒比我年輕的女人J。這或許是因為與在這社會上通用的武器——財力及社會地位——不同的是，對我這樣的普通人來說，年輕依然被當成強力且唯一的武器。說不定在我沒有意識到的時候，已不自覺地將那些豪華待遇視為理所當然。就算不是J，事情的發展也會一樣。只要那個女人被分配到扮演享有特別待遇的角色，那麼不管她是誰，我可能都會嫉妒她。同時，我依然渴望著已逝的青春，以及青春帶給我的特權。

這世界真是不公平。為什麼我的欲望沒辦法變得更成熟，又為什麼增長的年紀無法實現欲望呢？令人沮喪的是，不管我再怎麼抱怨世上的無情，在現在，在這個瞬間，時間還是無私地持續流逝。就算我為了不失去青春而將它緊握在手中，它終究還是會從我的掌心溜走。不過，人們否認年紀增長的宿命，使勁抓住青春的特權，不想失去的那模樣看起來又是如何呢？

我偶爾會看見昔日的明星們沉浸在回憶中的樣子。看見他們無法忘卻曾經燦爛的過往榮耀，不禁覺得比起逝去的青春，他們已然年華老去，卻仍無法面對現實，看起來反而更寒酸又卑微。「你還要假裝自己永遠都是粉絲的哥哥到什麼時候啊？拜託成熟點！那樣很難看耶！哥哥已經三十幾歲了，已經三十幾歲了啦！」我很想把這句話留言給依然執著於人氣、看起來莫名可憐的「以前的哥哥」。暗藏這種心情的人，應該不只有我吧？

我怎會預料到，這種哀痛的吶喊竟會像回音一樣反彈到我自己身上？

這麼一看，藝人的生活就像是把我們的生活誇大後的縮小版。我喜歡過的「哥哥」現在就算出專輯，也無法再站上作為人氣指標的歌謠節目「安可舞台」。另外，小時候曾經是我的偶像，被我護貝成書籤的女演員，也不再扮演浪漫愛情劇裡讓人心跳加速的女主角了。因為再怎麼否認自己上了年紀、再怎麼執著於青春時光，也無法違逆無情流逝的歲月。

不過值得慶幸的是，不管是風靡一時的藝人，還是像我這樣的平凡人，時間的流逝對每一個人都很公平，這個事實多少能帶給人些許安慰吧？

再怎麼了不起的演員，也不可能一輩子都待在聚光燈下。不可能有參加過兩次韓國小姐大賽的「真」小姐[14]。不管我心裡怎麼不情願，都還是面帶優雅的微笑，將王冠交給下一棒選手，優雅地讓出耀眼的主角位置。

雖然肯定不容易，但我決定要收起對J的妒忌，優雅地將光芒讓出去。總有一天，她也會面臨到人生公平的真理，脫離聚光燈的中心，將接力棒交給下一名選手吧！

即使受到眾人注目的華麗主角換了，人生的舞台依然沒有落幕。許多老演員之所以

14 在韓國小姐比賽中奪冠的佳麗被封為「真」小姐。

能被稱為「前輩」，繼續得到人們的尊敬和稱讚，就是因為即使他們從燦爛無比的年輕主角位置退下來，也沒有執著於主角光環，而是默默地、盡全力地扮演好自己的角色，藉此將在長年歲月中鍛煉出來的功力展現給大眾看。

突然覺得或許我也是一樣，走出聚光燈之後，我說不定能離開觀眾的視線，擔任比較自由的配角。放下欲望、接納失去、收起對特權的迷戀，這就是對現在的我來說很重要的課題，不是嗎？除此之外，萬事都會衰退的自然法則、世上沒有任何事能永恆不變的現實，這些我也會勇於面對，然後偶爾憶起我曾經也有一段發光的時期。如果只是偶爾回憶，想必不會有問題。

光芒退去後，

所有一切都變得朦朧又模糊的那時，

在大白天沒能看見的陌生風景

開始映入眼簾。

就像這樣，原本非常堅定的信心一旦動搖後，

之前沒能看見的情景

便開始慢慢進入我的視野中。

親愛的

稱呼我為「親愛的」人們

我敢自詡我看人的眼光非常好，能精準認出和我合得來的人。不曉得是出自不想變得孤單的人類本能，還是在社會中學來的能力，我從小就懂得選擇特定人物，和他們組成群體，並成為其中的一員，因此獲得了不會被孤立的特別待遇，同時也得到了安全感。這樣的特質最後發展成一種能力。

決定「選擇」和「不選擇」哪個人的那種感覺、那個feel，究竟是從哪裡來的呢？持續累積起來的經驗值可以證明，那當然是根據那個人的個性和愛好所形成的，像是圍繞在那人周遭的氣氛，以及他家庭的環境、外貌之類等標準來決定的。經過這個過程組合而成的團體成員，沒有人特別突出，全都很相似，但又各自稍微有些不同，這些最終會形成彼此之間穩固的和諧關係。應該可以說是「相似中的不同」或是「不同中的相似」的內在和諧。

雖然這樣比喻可能會有點突兀，不過如果舉個簡單的例子，這種狀況大概可以看作「雜菜」。看看冬粉、菠菜、木耳、洋蔥還有紅蘿蔔吧！這些材料組合在一起不是很搭嗎？往後這些人就會在各自的位置上，非常自然地形成一個和諧的群體，共享深刻的同志愛。

因此，我一直都覺得自己很難和模範生、過度內向以及年紀大的人培養友誼。他們與我八字不合。如果我是冬粉，他們就是在擁有米其林星星的法式餐廳裡的昂貴法式料理食材，或是大麥芽，又或是牛肚，如果這些都不是，那麼他們就是核桃。就算組合有所改變，但對我來說，菠菜、木耳、洋蔥和胡蘿蔔會一直都存在，而且我也覺得這很理所當然。

不過，令人惋惜的是，雜菜的友情往往不是很堅固。

隨著W也準備跟著Y踏入「有夫之婦」的世界，原本很穩定的友情確實很難再擁有以前那樣的威力。是從什麼時候開始的？在我們身處的世界裡，自然地產生了縫隙；是從什麼時候開始的？聯絡的頻率和對話的主題也自然漸行漸遠？這時我自然體會到一個人生道理——曾經以為永遠都會很堅固的友情，其實是在可能改變的關係中形成的。

基於這樣的理由，我近期最常見面且相處融洽的群體變成了「姊姊們」，而且還是平均年齡四十三歲以上的游泳課姊姊們，這絕對是非常有趣的事情。我原本堅信自己和她們絕對合不來。但現在我和她們形成了同一個群體，這是否正意味著我的歸屬，不對，是長久以來打造我世界的基礎，也到了產生變化的時期。

當然我不是一開始就能輕鬆地和她們混在一起。我活了三十幾年，已經被世上的各種偏見洗腦。我在潛意識裡相信那些與「年紀大的女人」有關的不舒服偏見，而這在與她們保持距離一事上，起了一定程度的作用。我相信的那些偏見，舉例來說，像是炫耀她們獨有的長久堅定情誼、會欺負新人、嫉妒年輕女子、有無禮的舉動等，都是一些我偶爾從令人畏懼的老派傳聞中聽來的駭人形象。

雖然我覺得自己可能對特定團體帶有嚴重偏見的這種狀況很不明智、雖然我真的不想使用厭惡他人的言語，但驚人的是，若單單以我所經歷的事情看來，還真的多少反映出傳聞的真實性。

我敢說游泳池絕對是個能充分顯現大齡女性權利的空間。如果有人懷疑在崇尚年輕的社會中，這世上有哪個地方是「年輕」這件事使不上力的，那麼我想向那些人強力地、非常強力地推薦游泳池這個場所。（特別是淋浴區）這個散發女性香氣的空間，因為那裡的實權人物就是中年的女性們。

第一天，我一進到更衣室就感覺有好幾雙眼睛立馬將我掃視一遍。我也在脫了衣服之後，快速看了一圈更衣室，真不知要說「果然」還是要說「嚇了一跳」，那裡大部分都是三十歲以上的中年女性。我比別人還敏銳且發達的感受正閃著信號燈，告訴我有危險。該死，慘了。不知道這地方會不會有和我合得來的人？初次接觸到的陌生世界，正在冒出一縷縷黑色氣息。

這黑色氣息的第一個實體，果然是「欺負新人」。

我完全被她們排擠在外。在這裡用「油」和「水」來比喻還不夠貼切，這大概就像是在電影《愛的空間》[15]中，劉智泰和金荷娜所經歷的那種神祕體驗，她們和我雖然身處相同的空間，卻是位在不同的時間。雖然她們彼此總是非常親密地交談，卻連一次都不曾與我對視，彷彿看不見我這個存在一樣。我感受到她們堅定的意志，她們連對我微微點個頭打招呼也不願意，所以為了要掩飾我的難為情，我也只得裝作沒看見她們。

在上課前還有空檔的時候，就算我想泡在熱水池中，先熱熱身體來暖身，在她們形成的團體和我之間，也猶如設下界限般讓我難以靠近。而在我鼓起勇氣走進池子裡時，曾經目擊過兩三次她們緊閉雙唇的模樣，不曉得那是偶然還是我的心理作用。在那之

15 又譯為《情迷步話機》出品於二〇〇〇年的韓國電影，劇中描述一對身處不同時空的男女，透過電話相識而交織出愛情故事。

後，我便很享受在沒人的時間跑去三溫暖，獨自一人流流汗。

在週末自主練習的時候，她們欺負新人的現象更為嚴重。我游了幾圈後，稍微靠著牆壁休息時，她們突然用力把我推到旁邊，一副「不要擋在那裡妨礙我游泳」的樣子。「大嬸，好好用講的就好，為什麼要用推的？」我看著她們逐漸遠離的屁股和有力的踢水動作，只能無奈地在心中吶喊。

接著是她們的無禮。她們所生活的世界，似乎容許魯莽的性騷擾言辭，她們在批評他人身材時，也毫不吝嗇。就連針對年輕女性談論「告別巔峰時期」和「變老」等話題的我，在這裡也是一下子就能拉低平均年齡的了不起的存在，所以想必我絕對有資格躺在她們的砧板上。

雖然每次有新會員加入時，我都會稍微聽到她們評論新人的身材，所以曾經合理地懷疑「我的身體」應該也會變成她們美味的下酒菜，但我做夢都沒想到她們會當面直接對我說。

不同於那些平常喜歡欺負新人的人，有位中年女性在第一次親切地靠近我時，就對初次見面的我說：「哇！妳胸部很漂亮耶！原本就這麼挺嗎？」這類的話想必她們私下也常說吧？我把讓人感覺不太舒服的內容拋在腦後，光是她願意跟我搭話就要感謝到掉眼淚了。我擠出一個淺淺的微笑，煩惱著該回答什麼時，她接著刺入我心中的話，竟然是：「乳頭也是原本就很大嗎？」我聽了差點沒叫出來。怎麼會再補上這句話呢？這種狀況真讓人難以置信。

握有實權的她們所營造的恐懼感就更不用說了。

雖然有人可能會覺得我的理由不夠充足，但我還是要提一下。有次我因為很在意被冷水凍得蒼白的嘴唇，所以在沖澡後，「稍微」，真的只塗了「一點點」有色的護唇膏，結果卻引發軒然大波。

「洗掉再進去！」

到底是從什麼時候開始用鷹眼盯著我看的？這句話猶如雷鳴般響徹了整個淋浴間，我差點就要嚇到噗通一聲往後跌坐在地上了。

「妳是想討好誰啊？還化妝？化妝？」

她緊接著吐出的兇狠言語，在我心裡插上了釘子。我才剛要從後腦勺被重擊的火辣衝擊中逃離，馬上就又有一股丟臉的感覺撲了上來。「妳是想討好誰」的這句話猶如一大群蜜蜂在我腦中飛來飛去般嗡嗡作響，連我的手指都在微微顫動。不曉得是不是大家都在看我，我感受到了很灼熱的視線。就算我們班的講師是一個年輕又帥氣男老師，我也只是塗個護唇膏而已，為什麼要在這麼多人面前讓我丟臉，難道我是犯了什麼重罪嗎？這真的是在實現這個世界的正義嗎？這也會變成她們閒聊的話題吧？一想到這會變成她們茶餘飯後的故事，我心中委屈又氣憤的情緒就難以消彌。

即使如此，既不溫順、敏感且脾氣暴躁的我，也不會輕易放過她們對他人品頭論足的無禮舉動。我盡可能地利用顏面肌肉做出不愉快的表情，或是無視她們的話，裝作沒聽見，就這樣我和她們之間的牆壁變得更加堅固。

總之我不僅透過這樣的經驗證實傳聞的真實性，還在半自動半強迫的狀況下，完全被她們孤立，最終成了那個世界的異類。我們毫無契合之處，難道還能期待和她們發展什麼友情嗎？她們和我的八字絕對不合。如果我是冬粉，那麼她們就是皺巴巴且硬邦邦的核桃。讓人完全沒有歸屬感的核桃，我根本不想加入她們。

當然，若說我身為一個異類，完全都不會孤單或不方便，那就是在說謊了，但很抱歉的是，這對我來說也不完全是很不愉快或煩惱的事。不對，諷刺的是，被排擠的生活反而替我帶來隱約的優越感。我與那些聚在一起欺負新人、塑造幼稚「大嬸文化」的人不同，我依然是會被人嫉妒的年輕女性，「我和妳們絕對不一樣的自信」正有力地支撐著我。

就算歸屬感是非常強烈且普遍的人類欲望，也別忘記還要加上一個前提——「那必須是符合自己追求標準的團體」。我絕不想歸屬於她們的群體。當時的她們對我來說帶有醜陋且負面的形象，而且還增強了我對「變老」的恐懼。

然而，如同一個信念的崩塌，往往是始於很瑣碎的事情那般，曾經非常堅定的想法產生變化時，也是從非常微小的平凡事件開始的。

大概是幾個月前的事情吧，我不該把很久沒有穿、正面有拉鍊的泳衣帶去上課的。因為拉鍊無法順利拉上，所以我使勁往上一拉，結果拉鍊頭就掉了。不幸的是，我沒辦法向任何人求援，只能自己拿著裝不上去的拉鍊頭，絞盡腦汁想辦法裝上去。不過果然還是不行。我感受到身處異鄉沒有朋友能求助的那種悲慘心情，然後默默地放棄了泳衣和游泳課，打算洗完澡後回家。當我這麼決定時，有聲音傳來：

「親愛的，要不要我把泳衣借妳？」

咦？叫我「親愛的」？

在平凡的日常中遇到奇蹟的瞬間，這種狀況我至今經歷過幾次呢？稱呼會決定關係。語氣輕鬆地稱呼某個不知道名字的人為「親愛的」，這稱呼當中帶有隱約的親密和好感，而且也包含了締結關係的可能性。令我驚訝的是，一個肉麻又輕挑的稱呼，使看似不可能倒塌的信心邊界逐漸變得模糊。

光芒退去後，所有一切都變得朦朧又模糊的那時，在大白天沒能看見的陌生風景開始映入眼簾。就像這樣，原本非常堅定的信心一旦動搖後，之前沒能看見的情景便開始慢慢進入我的視野中——一言不發地靠過來幫我解開泳衣上纏繞的線；默默將置物櫃鑰匙拿給不小心弄丟鑰匙而驚慌失措的我；當我為了防止泳鏡起霧，努力硬擠快用光的防霧劑時，從遠處大喊「把洗髮精抹在上面看看」。事實上，這些都不是全新的場景，而是一直都存在的情況。雖然我一直都有看到，但直到此時，我才清楚地意識到這些事。

我突然體會到，與其說是她們增強了我對「變老」這件事的恐懼，還不如說是我心中對變老的恐懼變成了偏見，導致我一直逃避她們內在的模樣。被關在幼稚又無趣的文化裡的人，或許不是她們而是我。

大概就是那時候，我整個人都被捲進她們的世界裡，猶如滴管把水都吸光那般。

沒想到有一天我會叫這些遠超過四十歲的女人們一聲姊姊。沒想到我會和她們一起喝酒，一起哈哈大笑地聊十九禁以上的四十九禁的話題。而且談論到和我穿同件泳裝的某個年輕漂亮女性的商業道德時，她們還會站在我這邊，替我憤憤不平。我真的沒想到我們會變成這麼特別的關係。

我們不像菠菜、紅蘿蔔、木耳這樣，一看就很合得來，她們也不是我憑感覺來決定的朋友人選，而且我之前還堅信我們絕對合不來。但我真的沒料到，我會和她們屬於同一個群體，彼此建立友誼，並且從她們身上獲得不一樣的安全感。在我不關心的世界、在「不同中的不同」裡，也可能會誕生出緊密的關係，我透過她們體會到了這個事實。

我透過她們體會到的，又豈止是超越年齡的友誼？反正變老的世界是我總有一天要踏入的，逐漸以正面的想法面對那個世界，正是我現在所經歷的驚人變化之一。即使從世界的中心退了出來，這個世界還是可以舒適又寬闊；即使不費力抓住青春，也能擁有自由的世界。我透過她們看見了這些。

雖然我無法對那些四十幾歲的姊姊們實話實說，但其實就算我有這些體會，也還是經常會感到傷心。當我看見旁邊有清新的二十幾歲青春女孩聚在一起時；當我認知到比起她們，我的位置跟姊姊們更靠近時；還有雖然有些可笑，但當人們將我從嫉妒和說閒話的對象中淘汰掉時，我會覺得難過；當我和中年女性待在一起也不尷尬時，我產生了危機感；當青春的世界慢慢遠離時，我感受到憂鬱。因為這些事物依舊束縛並壓抑著不滿足且不聰明的我。然而，在那個我害怕無比的世界裡所存在的多管閒事、嘮叨、過度關心、姊姊和「親愛的」稱呼等許多事，如今已經不再那麼惹人厭。因此，我是否終於具備能進入那個世界的資格了呢？雖然我還沒有勇氣能完全擁抱那個世界。

偏見變得模糊後，便開啟我新的視野，即使是從前曾見過的事物也能以新的眼光看待。放在冬粉上的核桃配料其實沒那麼奇怪，我現在正逐漸在體會中。

作者的話

連K都結婚了。讓人驚訝的是，W最先當媽媽。在我寫作的過程中，還有在我替文章收尾的過程中，也有許多事情正快速地進展。時間果然走得很確實，而且還越走越快。即使我已經知道這個事實，還是覺得很刺激，也很陌生。

我以為我的巔峰時期還能享受很久，我以為二十幾歲的青春還會持續濕潤且飽滿，沒想到不知不覺中，我已經三十三歲了。三十三歲是個很微妙的年紀，說我剛過三十歲，總覺得良心有點過意不去，但若說我接近三十五歲，又覺得太吃虧而難以忍受。

「又不是四十四歲，不過就三十三歲而已，到底有什麼好大驚小怪的？」

這種話我聽過很多次了。對某些人來說，變老可能就像是抵達百貨公司的門口後，朝向旋轉門走去那樣，可以自然地「就那樣走過去」。然而，對某些人來說，變老卻是比任何事都還讓他們敏感的事情，他們面對細微的變化時很脆弱，我也是屬於那種類型的人。

在流動的時間之下，必然會發生的「變老」現象，以及「變老」帶來的衰落和失去讓我混亂不已。是因為這樣嗎？過去我想著「三十三歲」時，腦中曾經浮現自己拼死抓住青春舞台的一角、垂死掙扎的模樣，又或是踩在從青春通往中年路上的細細高蹺上方，重心不穩而搖搖欲墜、踉蹌往前行的模樣。

如果你問我在寫完文章的此刻，是否終於能優雅地接受「三十三歲的生活」？那麼很可惜的是，我沒能做到。如果問我是否送走了不安的情緒，當然也沒有。

發現新長出來的白頭髮時，我的脈搏數還是會衝上最高值；上游泳課時，我的蛙式踢腿依然沒有進步；游泳課有新的年輕女性會員加入時，我還是會在意個好幾天並且變得憂鬱。現實中我的三十三歲，不僅和小時候所想像的完全不一樣，而且還一點都不酷，很慌亂又不安，有時甚至會覺得沮喪。

然而，就算我蛙式依然游得很糟，實力還是提升了許多，甚至晉級到姿勢矯正班。出乎意料的是，在游泳課三十歲以上的小聚會中，我成了固定班底，一次都不落地參加所有聚會。長新的白髮時，我也不再流淚，而是從容地跟髮廊預約染髮。我不想說「我成長了」這種老套的話，不過已經做到這種程度，應該可以說我現在比起「被推著走」，是更聰明地在「適應」當中。如果是這種程度，即使我還沒辦法安全抵達令人畏懼的「變老的世界」，至少也不會咕嚕咕嚕地滾下去後受傷骨折吧？沒錯，不會一直失去。這小小的成果也是三十三歲的人生吧！

我在寫作的過程中，並不想要寫「還很耀眼」、「依然青春」、「年紀只是個數字」這種無意義的美化字句。這些話對人生極其平凡的我來說，猶如空殼皮囊般虛幻，只不過是漂浮在空中、不切實際的內容罷了。比起那些，我希望一起走過青春的三十三歲的朋友們，可以拋下沉重的包袱，與我產生共鳴，但不要著急，而是能舒心地閱讀這本書中所描述一名無比平凡的三十三歲女性，她不知足且私密的日常。希望大家能帶著輕鬆的心情閱讀。

謝謝和我長得一模一樣的珠妍。雖然有時被關在黑漆漆的不安深淵裡，有時很混亂，有時又很絕望，但即使如此，多虧了洪珠妍的反省，在青春一閃而逝的那些時間裡，才不至於遭受太大的試煉，安然地度過。我覺得讓妳以「珠妍」的身分在書裡出場真的做得很好。

謝謝游泳課的姊姊們盡可能以舒適的方式將我引導到「變老」的世界中。最後，最感謝在我身邊陪伴我一起老去的K、W和Y。一切都是托妳們的福，

二〇二〇年夏天
徐妍珠

人生顧問426

三十三歲的逆襲：在不夠完美的人生裡，我允許自己軟弱卻依然認真生活

33의 3

作　者—徐妍珠
譯　者—張雅眉
主　編—郭香君
特約編輯—李雅蓁
行銷企畫—張瑋之
封面設計—Bianco Tsai
內頁設計—藍天圖物宣字社

編輯總監—蘇清霖
董 事 長—趙政岷
出 版 者—時報文化出版企業股份有限公司
一〇八〇一九臺北市和平西路三段二四〇號四樓
發行專線—（〇二）二三〇六六八四二
讀者服務專線—〇八〇〇二三一七〇五・（〇二）二三〇四七一〇三
讀者服務傳真—（〇二）二三〇四六八五八
郵撥—一九三四四七二四　時報文化出版公司
信箱—一〇八九九　台北華江橋郵局第九九信箱

時報悅讀網—http://www.readingtimes.com.tw
綠活線臉書—http://www.facebook.com/readingtimesgreenlife/
法律顧問—理律法律事務所　陳長文律師、李念祖律師
印　刷—勁達印刷有限公司
初版一刷—二〇二一年八月十三日
定　價—新臺幣四〇〇元

時報文化出版公司成立於一九七五年，並於一九九九年股票上櫃公開發行，
於二〇〇八年脫離中時集團非屬旺中，
以「尊重智慧與創意的文化事業」為信念。

三十三歲的逆襲：在不夠完美的人生裡，我允許自己軟弱卻依然認真生活／徐妍珠著；張雅眉譯. -- 初版. – 台北市：時報文化出版企業股份有限公司，2021.08｜280面；14.8×21公分. --（人生顧問；426）｜譯自：33의 3｜ISBN 978-957-13-9221-9（平裝）｜
1.成人心理學 2.自我實現 3.生活指導｜173.3｜110011331

33의 3
30+（A life of 33〔thirty three〕）

ISBN 978-957-13-9221-9
Printed in Taiwan.